全国高等中医药院校规划教材

中医特色护理精品系列

U0272964

中医护理基础

（供护理学专业用）

主　编

胡　慧（湖北中医药大学）　　　　石国凤（贵州中医药大学）

副主编（以姓氏笔画为序）

于　睿（辽宁中医药大学）　　　　韦衡秋（广西中医药大学第一附属医院）
刘晓松（黑龙江民族职业学院）　　李东雅（湖南中医药大学）
陈祖锟（云南中医药大学）　　　　秦元梅（河南中医药大学）

编　委（以姓氏笔画为序）

万　媛（武汉市中西医结合医院）　　王　丽（辽宁中医药大学）
尹永田（山东中医药大学）　　　　吴晨曦（成都中医药大学）
张　琳（云南中医药大学）　　　　张献文（贵州中医药大学）
周慧芳（湖北中医药大学）　　　　赵　勇（山西中医药大学）
康林之（江西中医药大学）　　　　嵇玲瑛（广州中医药大学第一附属医院）
潘亚兰（武汉市中西医结合医院）

学术秘书

周慧芳（兼）（湖北中医药大学）

中国中医药出版社

·北　京·

图书在版编目（CIP）数据

中医护理基础 / 胡慧，石国凤主编 . —北京：中国中医药出版社，2020.6（2022.4重印）

全国高等中医药院校规划教材 . 中医特色护理精品系列

ISBN 978 - 7 - 5132 - 5972 - 9

Ⅰ . ①中…　Ⅱ . ①胡…②石…　Ⅲ . ①中医学—护理学—中医学院—教材

Ⅳ . ① R248

中国版本图书馆 CIP 数据核字（2019）第 291734 号

中国中医药出版社出版

北京经济技术开发区科创十三街 31 号院二区 8 号楼

邮政编码　100176

传真　010-64405721

河北省武强县画业有限责任公司印刷

各地新华书店经销

开本 850×1168　1/16　印张 18.75　字数 460 千字

2020 年 6 月第 1 版　2022 年 4 月第 2 次印刷

书号　ISBN 978 - 7 - 5132 - 5972 - 9

定价　69.00 元

网址　www.cptcm.com

服 务 热 线　010-64405510

购 书 热 线　010-89535836

侵 权 打 假　010-64405753

微信服务号　zgzyycbs

微商城网址　https://kdt.im/LIdUGr

官 方 微 博　http://e.weibo.com/cptcm

天猫旗舰店网址　https://zgzyycbs.tmall.com

如有印装质量问题请与本社出版部联系（010-64405510）
版权专有　侵权必究

全国高等中医药院校规划教材

中医特色护理精品系列

丛书编委会

总主编

何清湖（湖南中医药大学）

编　委（以姓氏笔画为序）

石国凤（贵州中医药大学）

白建英（河北中医学院）

毕怀梅（云南中医药大学）

刘建军（江西中医药大学）

李　超（辽宁中医药大学）

李卫红（广西中医药大学）

杨英豪（河南中医药大学）

吴　彬（广西中医药大学）

宋　阳（广州中医药大学）

陈佩仪（广州中医药大学）

陈莉军（山东中医药大学）

陈偶英（湖南中医药大学）

罗尧岳（湖南中医药大学）

赵殿龙（山西中医药大学）

胡　慧（湖北中医药大学）

高　静（成都中医药大学）

葛　莉（福建中医药大学）

潘晓彦（湖南中医药大学）

前　言

2016 年，国家卫健委制定并印发了《全国护理事业发展规划（2016—2020 年）》，明确指出将大力开展中医护理人才培养，各高等中医药院校也在探索有中医特色的应用型护理人才培养方案，并在进行课程改革探索。2019 年 10 月，《中共中央国务院关于促进中医药传承创新发展的意见》出台，强调改革人才培养模式，强化中医思维培养，改革中医药院校教育，调整优化学科专业结构，强化中医药专业主体地位，充分发挥中医护理在养生保健、疾病治疗、慢病管理、康复促进、健康养老等方面的作用。为促进中医护理人才培养，推动具有中医特色的护理学专业课程与教材建设，中国中医药出版社组织编写本套"中医特色护理精品系列"，并纳入"全国高等中医药院校规划教材"体系。

本套教材共 5 册，分别为：

1.《中医护理导论》：包括中医药文化和哲学基础（护理相关）、中医生理观、中医病理观、中医诊察病证的方法（四诊及辨证基础）等。

2.《中医护理基础》：包括中医护理原则、中医护理健康评估、饮食药膳护理、用药护理（中药基础、常用中药、常用方剂）、腧穴、康复护理、养生等。

3.《中医护理技能》：包括 18 项常用中医护理技术、临床专科护理技术、中医护理技能综合训练等。突出操作技能，并配备部分教学视频。

4.《中医临证施护》：包括临床各科常见病的辨证施护等，并运用案例导入和分析，突出中医护理临床思维训练。

5.《中医健康管理》：包括中医健康管理概论、社区特殊人群（妇女、儿童、老年人）中医健康管理、中医亚健康管理、慢病中医健康管理等。突出全人、全生命周期、全过程的健康管理。

本套教材联合全国十余所中医药院校的资深中医护理教师共同编写，知识体系完整，紧密结合临床和行业政策，突出了中医护理理论、特色护理技术以及临床辨证施护思维，同时配备了相关数字化补充资源。

丛书编委会

2019 年 11 月

编写说明

《中医护理基础》为全国高等中医药院校规划教材"中医特色护理精品系列"之一，供护理学专业学生及临床护理工作者使用。

《中医护理基础》是中医护理理论连接临床实践的桥梁，学生通过前期《中医基础理论》《中医诊断学》《中药学》《方剂学》等中医知识的学习，对中医学的理论知识有了初步了解，构建了基本的中医思维框架。但由于中医课程学时较少，虽然已对中医理论体系、辩证思维等有了深入的认识，但是如果缺乏必要的生活及病证护理体验，加之知识背景和认识方式的差距，学习时难以全面深层次理解。因此，本教材编写的宗旨首先是夯实基础，强化学生对理论的认识；其次，注重知识的科学性、完整性、实用性和可操作性相结合，既优化整合，提纲挈领，突出重点，又重视创新精神与能力学习、共同发展等新思想、新理念。

教材从中医防治和护理原则、经络腧穴概要、一般护理、常用辨证施护方法、体质调护、运动养生与康复法、常用中医护理技术方面全面阐述中医护理的基本理论、知识、技能，培养学生对中医护理理论和概念的认知能力、思维能力、发现及解决问题的能力。根据中医学的思维方式，整体观念、辨证施护的原则以及宣传中医传统文化的宗旨组织教材，每章精选具有一定典型性和代表性内容的引例和例题，章前与节后呼应，一方面便于引导学生的学习，另一方面激发学生对同一案例不同角度的思考，让学生切身体会所学知识在专业工作中的作用。专业知识的认知是一个循序渐进过程，所以教材中对基础知识的阐述由浅入深，从易到难，循环往复，直至内化为学生自己的知识。

本教材共十二章，第一章绪论由胡慧编写，第二章中医护理的基本原则由陈祖锟编写，第三章经络腧穴概要由石国凤、赵勇编写，第四章病情观察由于睿编写，第五章生活起居护理由李东雅编写，第六章情志护理由秦元梅编写，第七章饮食护理由刘晓松、韦衡秋编写，第八章中药用药及护理由康林之、吴晨曦、周慧芳编写，第九章常用辨证施护方法由尹永田、张琳、王丽编写，第十章体质辨识与护理由张献文编写，第十一章传统运动养生法由嵇玲瑛编写，第十二章常用中医护理技术由潘亚兰、万媛编写，附录由韦衡秋编写。

本教材由主编负责统稿、终审，编写团队在编写过程中相互学习、切磋、促进、提高；案例审定得到临床中医专家的大力协助，在此一并表示衷心的感谢！

由于编者水平有限，不足之处请各院校师生和广大读者提出宝贵意见，以便进一步充实、提高。

《中医护理基础》编委会

2019 年 12 月

目录

扫一扫，看课件

第一章　绪　论

【学习目标】

识记：各历史阶段的著名医家、著作、观点及有关中医护理理论与技术。

理解：中医护理学的基本特点。

应用：能利用中医护理的基本理论指导人们树立正确的健康观念。

【案例导入】

王某，男，32岁，反复舌体溃疡、疼痛3月，再发4天。现患者舌体烧灼样疼痛，进食遇热、咸、辣等刺激时疼痛加剧，检查见舌尖、舌下黏膜处各有2～3mm椭圆形溃疡，中间凹陷，表面白色假膜覆盖，周围红肿。小便正常，大便稍干，舌红，苔薄黄，脉数。

思考：按照中医整体观念，如何分析该病证。

中医护理学与中医学、中药学、针灸推拿学等学科相同，是我国劳动人民长期以来与疾病斗争的经验总结，有着其独特的理论体系和技术，是一门既古老又年轻的学科。自从有了人类及疾病，就有了护理活动；而中医护理知识蕴藏于历代中医典籍之中，经后人不断整理、挖掘，相互交融与创新，伴随着中医学、西医学、护理学的发展，逐步系统化、规范化、科学化，进而形成为一门独立的学科。

中医护理基础是在中医药理论指导下，应用整体观念和辨证施护的理念，阐明中医护理学的基本方法和基本技能，指导临床护理、预防、养生、保健和康复的一门应用基础学科。

随着西医学模式和人们健康观念的转变，护理学的内涵也在不断发展变化，护理工作的范畴也从医院向社区全方位拓展，中医护理的优势不断显现，在促进人们健康中发挥着越来越大的作用。

第一节　中医护理学发展概况

中医护理学有着悠久的历史，其发展变化始终与中医学的发展休戚相关。中医护理的基础理论蕴藏在中医学理论当中，护理知识、护理技能散见于各医家的著作中，在历朝历代诸多医家经验的基础上，经过无数次临床实践检验而形成，并在实践中进一步发展与充实。

一、古代中医护理学发展（1840 年之前）

（一）原始社会时期——萌芽阶段（远古～前 21 世纪）

远古时期，我们的祖先就已劳动、生息、繁衍在中华大地上，他们在漫长的进化过程中与自然界的气候变化、野兽、疾病进行艰苦斗争，创造了原始文化，产生了医药护理的萌芽。

最初的原始人类为了避免狂风暴雨及野兽的袭击，过着"穴巢而居"的生活，以采摘植物的根、茎、果、叶和捕捉禽兽为食，用树叶遮体。在逐步的进化发展中，他们学会了把兽骨磨成"骨针"以缝兽皮制作衣服，开始种植五谷，发现和使用火来御寒、烧制食物、防野兽侵袭，不仅减少了外感风寒病、风湿病、肠胃病的发生，也让身体和大脑得到了比过去更多的营养，使人类的智力水平更迅速、完善的发展；他们披上兽皮、插上羽毛、戴上花朵，模仿某些动物跳跃或飞翔的姿势舞蹈，以示感谢神灵保佑他们有所收获，久而久之发现这些动作有舒筋健骨的作用，逐渐发展成为导引法。这些是原始人用以保护自身的简单措施，构成了人类最早的卫生保健。

原始社会人兽杂处，碰撞搏斗经常发生，而部落间的械斗也在所难免，且由于生产工具的原始，劳动中的伤害也时有发生，外伤较常见。受伤时，他们会到溪流中用水冲洗受伤部位，去掉血垢，防止感染；不慎骨折时，就用树枝固定；为了止血、止痛，会本能的用手指压迫或用野草、树叶捣烂、嚼烂后敷在伤口上，之后逐渐发现某些药物可以止血止痛、消肿，外治法就此起源。

原始人不知"树艺五谷"，只是采集野果、种子，挖取植物根茎，由于饥不择食，常误食某些有毒的植物，出现呕吐、腹泻，甚至昏迷、死亡等情况；有时候又发现某些植物可以缓解一些身体的不适症状，如误食了大黄会引起腹泻，食用瓜蒂、藜芦会导致呕吐，但有时也会因吃了某些植物使原有的腹泻或呕吐减轻或消除。经过无数次的尝试和长期的经验积累，逐渐认识、积累了一些植物药的知识。

旧石器时代，人们在病痛的时候，用石块本能地捶打痛处，发现有棱角的比较舒服。新石器时代，人们能够制出较精细的石器，这才有了适合医用的砭石，还用动物的骨骼和竹子，做成光滑细致的针具。原始人用火以后，在烘暖过程中，发现身体的某些病痛能够得到减轻，于是用兽皮或树皮包上热的石块或沙土，贴附在痛处，对受凉引起的腹痛及寒湿引起的关节痛有一定的缓解和治疗作用，这就是原始的热熨法。在热熨法的基础上，人们采用树枝或干草作燃料进行局部固定的温热刺激，治愈了更多的疾病，形成了灸法的雏形。

人类在与自然做斗争的过程中，不断适应环境，探索克服困难的方法，历经采集、石器、渔猎、农牧等各个漫长的时期，积累了丰富的生活经验和生产经验。由于长期群居，逐渐发展为最早的氏族家庭的形式。家庭是人类的生活中心，是生命生长发育的摇篮。出于母爱的本能，妇女们扶老携幼，操持家务，维护健康，照顾病残，如按摩、骨折固定、热石止血等都起源于家庭，这就是中医护理的萌芽。

（二）夏至春秋时期——起源阶段（前 21 世纪～前 475 年）

夏至春秋时期是我国奴隶社会时期。进入奴隶社会以后，社会生产力和科学文化得到了很大的发展，改善了人们的物质文化生活，同时也为医护知识的积累和提高创造了有利条件，如《周礼·天官》所记载医事制度中，医师（卫生行政官员）之下设有士、府、史、徒等专职人员，"徒"就兼有护理职能，负责看护患者。由于广大奴隶的辛勤劳动，产品日益增多，人们为了预防疾病，维护健康，对个人卫生、环境卫生、饮食卫生、精神卫生等已开始关注。

夏商两代的人们已有洗脸、洗手、洗脚、沐浴和洗涤食具等卫生习惯，并提出了"疾病，内外皆扫，彻裘衣，加新衣"的清洁措施。《礼记》记载到"头有疮则沐，身有疡则浴""初鸣，咸盥漱"，到了周代人们开始养成早晨盥洗、漱口的习惯，成为口腔护理的最早记载。

商周时期，人们对卫生预防的认识有所提高，开始有了改善环境卫生的措施。甲骨文中出现牛棚、猪圈等字样，提倡人畜分室而居，并有了关于室内外洒水、清扫、除虫的资料记载。《诗经》"洒扫穹室""洒扫庭内"，《管子》"当春三月……枥井易水，所以去兹毒也"，记载了当时人们已懂得通过洒扫居处、灭虫等措施保持环境整洁，并逐渐懂得了利用地下水，如修井和清洁井水。在春秋时期，人们对流行病学和传染病也有初步的认识。为了保护自身免受感染，人们有意识地远离和回避传染病原，这实际上已带有"隔离"防疫的含义，至少可视为后世"隔离"的端绪。《左传》有"国人逐瘈狗"，以防狂犬病的记载；并记有"土厚水深，居之不疾"和"土薄水浅……其恶易觏"，说明当时已知水、土等居住条件与人体健康有关。

《周礼·天官》有"以五味、五谷、五药养其病"及"凡疗疡，以五毒攻之，以五气养之，以五药疗之，以五味节之。凡药，以酸养骨，以辛养筋，以咸养脉，以甘养肉，以滑养窍"的记载。此处所说的"五味""五谷""五气"及"酸""辛""咸""甘""滑"等，皆是以五谷为主的粮食和各种味觉食物而言，反映了当时已不再把饮食看作单纯充饥保命之用，而是将其与调理滋养身体和医治疾病联系起来，这无疑为后世饮食护理的形成和发展奠定了基础。

《周礼》曰"喜、怒、哀、乐、爱、恶、欲之情，过则有伤"，认为太过的情志活动，会损伤人体脏腑功能，招致疾病。还指出"百病怒起""忧郁生疾"，意识到精神因素对人体发病的重要意义。

《礼记》《山海经》记载了一百余种药物，提到了防疫、防蛊、防皮肤病、防外科病、防脏腑病等；在药物的使用上，已采用内服、外用两大方法。另外，商代伊尹创制了汤液，标志着方剂的诞生。

到殷商时期，按摩成为民间最常用的医护手段之一。《枕中记·导引》记载："常以两手拭面，令人面有光泽，斑皱不生。"

这说明，我国早在距今 2500 多年前，就有了丰富的卫生保健知识，这在护理学的发展史上是弥足珍贵的。

（三）战国至东汉时期——初步形成阶段（前 475 ~ 220 年）

战国至东汉时期是中医学的兴盛时期，道家、墨家、儒家、阴阳家等不同学术流派百家争鸣的同时，中医学也有了很大的进步，出现了许多专业医生和医学专著。有关护理方面的知识散见于各医家的著作中。

1.《黄帝内经》《黄帝内经》奠定了中医护理学的基础。《黄帝内经》是我国现存最早的一部医学专著，成书于战国至秦汉时期，全面总结了秦汉以前的医学成就，实为历代医家经验的总结和汇编，不仅奠定了中医学的理论基础，同时也论述了中医护理的各个方面，如饮食起居的调理、情志养生护理、某些病证的护理要点及针灸、按摩、四时季节的护理技术等。

（1）生活起居护理。《素问·四气调神大论》曰："夫四时阴阳者万物之根本也，所以，圣人春夏养阳，秋冬养阴以从其根，故与万物沉浮生长之门。"提醒人们顺应四时气候，做好生活起居护理，以免疾病的发生。

（2）饮食护理。《素问·脏气法时论》指出："毒药攻邪，五谷为养，五果为助，五畜为益，五菜为充，气味合而服之，以补精益气。"《素问·痹论》记有"饮食自倍，肠胃乃伤"；《素问·宣明五气》篇也记载"五味所禁，辛走气，气病无多食辛；咸走血，血病无多食咸；苦走骨，骨病无多食苦；甘走肉，肉病无多食甘；酸走筋，筋病无多食酸。是谓五禁，无令多食"等，对饮食护理的具体内容及疾病的饮食宜忌做了较详细的论述。

（3）情志护理。《素问·上古天真论》曰："恬淡虚无，真气从之，精神内守，病安从来，是以志闲而少欲，心安而不惧。"告诫人们要清心寡欲，才能健康长寿，提出人有喜、怒、忧、思、悲、恐、惊七种精神状态，任何情绪刺激或情志过极，均会导致人体气血失调、气机不和，脏腑功能紊乱，诱发或加重疾病，如"怒则气上、喜则气缓、悲则气消、恐则气下、惊则气乱、思则气结"以及"怒伤肝，喜伤心，思伤脾，忧伤肺，恐伤肾"等。

（4）用药护理。《素问·脏气法时论》篇指出："肝苦急，急食甘以缓之……心苦缓，急食酸以收之……脾苦湿，急食苦以燥之……肺苦气上逆，急食苦以泄之……肾苦燥，急食辛以润之，开腠理，致津液，通气也。"以五行生克理论为依据，阐述五脏疾病用药护理。《灵枢·四时气》有关水肿病用药护理的记载："方饮无食，方食无饮，无食他食，百三十五日。"阐明水肿患者在服药利尿期间的注意事项，同时强调了水肿的饮食禁忌。

（5）病情观察。《素问·脉要精微论》载："中盛脏满，气盛伤恐者，声如从室中言，是中气之湿也。言而微，终日乃复言者，此夺气也。"通过观察呼吸频率和声音来判断中气的虚实，指出了病情观察的要点。《黄帝内经》在论述某些病的同时，还指出了护理要点。如《素问·五脏生成》篇云："五脏之气，故色见青如草兹者死，黄如枳实者死，黑如炲者死，赤如衃血者死，白如枯骨者死，此五色之见死也；青如翠羽者生，赤如鸡冠者生，黄如蟹腹者生，白如豕膏者生，黑如乌羽者生，此五色之见生也。"指出望色的要领是以滋润光滑、颜色鲜明而含蓄为有生气，若色枯槁不泽、晦暗无神则为败象，以此判断疾病的轻重和预后。

（6）中医传统疗法及护理技术。《黄帝内经》中记载了针灸、导引、推拿、热熨法等，至今临床仍常用。《素问·异法方宜论》云："北方者，天地所闭藏之域也，其地高陵居，风寒冰冽，其民乐野处而乳食，脏寒生满病，其治宜灸焫，故灸焫者，亦从北方来。"不仅提示了灸法的起源，还指出了它的适应证。《素问·举痛论》云："寒气客于背俞之脉，则脉泣，脉泣则血虚，血虚则痛。其俞注于心，故相引而痛。按之则热气至，热气至则痛止矣。"指出寒邪侵袭所致的疼痛可通过按摩推拿来缓解。

2.《伤寒杂病论》《伤寒杂病论》开创了辨证施护的先河。《伤寒杂病论》是汉代著名医家张仲景所著，经晋代太医令王叔和搜集整理而成现今的《伤寒论》与《金匮要略》。以六经辨伤寒，以脏腑论杂病，提出了包括理、法、方、药在内的辨证论治原则，使中医学的基本理论与临床实践紧密地结合起来。在形成中医辨证论治理论体系的同时，也为中医辨证施护开了先河。该书在服药护理、饮食护理、护理技术等方面增添了许多新的内容。

（1）服药护理。该书记载了大量方药的用药法，如桂枝汤方注"上五味，以水七升，微火煮取三升，去滓，适寒温，服一升，服已须臾，啜热稀粥一升余，已助药力，温覆令一时许，遍身漐漐微似有汗者益佳，不可令如水流漓，病必不除，若一服汗出病瘥，停后服，不必尽剂，若不汗，更服如前法……禁生冷、黏滑、肉面、五辛、酒酪、臭恶等物"，从煎药方法、服药方法、服药注意事项到观察药后反应、处理方法以及服药后的饮食禁忌等，都进行了十分具体的叙述。

（2）饮食护理。该书强调饮食的禁忌原则，《金匮要略》中有两篇专门讨论禽兽鱼虫、果实菜谷的禁忌问题，包括五脏病食忌、四时、冷热、妊娠及合食禁忌，明确提出饮食也应辨证，指出"所食之味，有与病相宜，有与身为害，若得宜则益体，害则成疾"。

（3）护理技术。该书有关护理技术的记载十分丰富。《伤寒论》中记载了对津枯肠燥，大便秘结者用蜜煎导而通之，或用猪胆汁灌肠以排出宿粪，是灌肠法的最早记载。另外，《金匮要略》记有治百合病的洗身法，治狐惑病的熏洗法、烟熏法、坐浴法，治咽痛的含咽法，以及点烙法、渍脚法、外渗法、灌耳法等。

《金匮要略·杂疗方》还详细记载了许多急救护理法，成为世界上最早开展急救护理的范例，如抢救自缢死、溺死、猝死等患者的具体操作过程："心下若微温者，徐徐抱解，不得截绳，上下安被卧之，一人以脚踏其两肩，手少挽其发，常弦弦勿纵之；一人以手按据胸上，数动之；一人摩捋臂胫，屈伸之"等，与现在的心肺复苏法相似。

3.《神农本草经》《神农本草经》详细阐述了用药护理。《神农本草经》是我国现存最早的一部药物学专著。全书共分三卷，共收载药物 365 种，根据药物性能、功效的不同，分为上、中、下三品。其在《序录》中简要地提出了"药有酸咸甘苦辛五味，又有寒热温凉四气及有毒无毒""疗寒以热药，疗热以寒药，饮食不消以吐下药……各随其所宜"等基本理论及用药原则；并总结了"药有君臣佐使""有单行者，有相须者，有相使者，有相畏者，有相恶者，有相反者，有相杀者"等药物配伍方法。制成各种剂型，要随药性而定。用毒药应从小剂量开始，随病情的发展而递增。服药时间应按病位所在确定在食前、食后或早晨、睡前服药。如此之类，对临床用药都有一定的指导意义。

4. 华佗 保健体操的奠基人。华佗是我国后汉三国时期的名医，精通内、外、妇、儿、针灸等，以外科著称。他首创酒服"麻沸散"，作为外科手术的麻醉剂行剖腹术。另外，他在古代气功导引的基础上，模仿虎、鹿、猿、熊、鸟等五种动物的活动姿态，创编了一套保健体操"五禽戏"。使头、身、腰、四肢等各个关节都得到活动，为预防保健以及康复护理提供了宝贵的经验。五禽戏一直流传至今，已成为人们强生健体的重要保健方式。

（四）魏晋南北朝至隋唐五代时期——发展阶段（220 ～ 960 年）

魏晋南北朝至隋唐五代时期，是中医护理理论与专科护理开始全面发展的时期。

1. 魏晋南北朝时期（220 ～ 581 年） 虽然经历了长期的战争，但中医学取得了长足的进步。

（1）《肘后备急方》集中医护理各科之大成。东晋葛洪所著《肘后备急方》集中医急救、传染病及内、外、妇、五官、精神、骨伤等各科之大成，书中广泛涉及了护理要求，如在"治卒大腹水病方"中记载了腹水患者的饮食要求："勿食盐，常食小豆饭，饮小豆汁，鲤鱼佳也。"另外还十分重视导引在养生保健中的实用价值，称之为养身的"大律"，祛病的"玄术"。《肘后备急方》"治寒热诸疟方"中记载："又方，青蒿一握。以水二升渍，绞取汁，尽服之。"正是这寥寥数语，启发了药学家屠呦呦改进提取方法，成功发现青蒿素，挽救了无数疟疾患者，获得 2015 年诺贝尔生理学或医学奖。

（2）《刘涓子鬼遗方》发展了中医外科护理。南北朝时期龚庆宣所著《刘涓子鬼遗方》是我国现存最早的一部外科专著，书中记载了许多外科病证护理，如对腹部外伤肠管脱出者，还纳时要注意保持环境清洁、安静，还应注意外敷药的干湿情况，干后即当更换。在"黄父痈疽论"中强调痈疽患者须"绝房室，慎风冷，勿自劳动"。

2. 隋唐五代时期（581～960年） 是封建社会的繁荣阶段，统治者直接参与医学专业的领导和组织，并且采取了一些促进医学发展的重大政策和措施。由于临床医学专科化的发展，使中医护理学得到进一步的充实和提高，总结了许多专科护理经验。

（1）《诸病源候论》论述了多种疾病的护理。隋代巢元方编撰的《诸病源候论》是我国最早的论述病因病机证候的专著，虽是阐述病源学，但是对多种疾病的护理也有了很多补充与发展：①对中风、淋证、温热病提倡以脉象来观察病情，认为脉直疾、脉疾而细、脉束牒牒等都是病情恶化的表现。②"金疮肠断候"介绍了外科肠吻合术后的饮食护理。指出："当作研米粥饮之，二十余日，稍作强糜食之，百日后，乃可进饭耳。饱食者，令人肠痛决漏。"可见当时已十分重视术后护理，在中医护理学方面有了一套较全面的论述。③"妇人妊娠病诸候"记录了北齐徐之才"十月养胎法"的内容，强调妇女妊娠期间，当注意饮食起居以及精神的调养。这对保护产妇和胎儿的身心健康，防止流产具有积极的作用。还介绍了乳痈的护理方法"手助捻去其汁，并令旁人助嗍引"，以使淤积的乳汁排出，而使乳痈消散。这一护理方法一直沿用至今。④书中首列"养小儿候"，认为"小儿始生，肌肤未成，不可暖衣，暖衣则令筋骨缓弱。宜时见风日，若都不见风日，则令肌肤脆软，便宜损伤"。在小儿保健方面则指出"凡天和暖无风云之时，令母将儿日中嬉戏，数见风日"，经常如此，可使孩子身体健康，耐受风寒，不易得病。

（2）《千金方》详细介绍了各科临证护理。孙思邈认为"人命至重，有贵千金，一方济之，德逾于此"，因而将自己的两部著作冠以"千金"，即《备急千金要方》和《千金翼方》。孙思邈在《千金方》中更加详细介绍了各科临证护理，涵盖了投药、食疗、婴幼儿护理保健等各方面内容：①医德。《千金方》中有"大医习业"和"大医精诚"两篇文章，对医德方面进行了论述，他强调对病者要不分贵贱、一视同仁；告诫医护人员治病要严肃认真、一丝不苟；待人要谦恭诚恳、助人为乐。不可以医术作为获取钱财的手段；要从患者的利益出发，在医疗作风上要有德有体、体表端庄，有高度的社会责任感，可谓开中国医德规范之先河。②妇产科护理。对妊娠期妇女，强调需"居处简静"，要"调心情，和性情，节嗜欲，庶事清净"，并提出孕妇应禁酒及冰浆等饮食禁忌。对于临产前的妇女告诫不能让不洁者进入产房，以保持产房的清洁；对产后指出"妇人产后百日以来，极须殷勤忧畏，勿纵心犯触，及即便行房"。③儿科护理。孙思邈在儿科临证护理上作出了巨大的贡献。对初生婴儿指出："先以绵裹指，拭儿口中及舌上青泥恶血……若不急拭，啼声一发，即入腹成百病。"此与现代护理首先要保持新生儿呼吸道通畅不谋而合。在喂养方面还指出："若不嗜食，勿强予之，强予之不消，复生疾病。"高度重视母乳喂养，认为乳母的饮食、精神状态、健康状态对小儿的身心发育有密切关系。④首创葱管导尿法。书中详细记载了用葱管导尿解除尿潴留的过程："以葱叶除尖头，纳阴茎孔中深三寸，微用口吹之，胞胀，津液大通即愈。"这一方法比1860年法国人发明的橡皮管导尿术要早1200多年，充分体现了古代中国人的智慧。⑤养生保健。孙思邈高度重视养生之道，在《千金方》中较系统地阐述了有关生活起居、饮食、情志、用药护理等方面的知识。提出："须先洞晓病源，知其所犯，以食治之，食疗不愈，然后命药。"把食疗放在药疗之上，而且书中各类疾病中，既有药疗方，又有食疗方。详细记载了服用丸、散、汤剂的注意事项及某些特殊药物的饮食禁忌。强调"少思、少念、少欲、少事、少语、少笑、少愁、少乐、少喜、少怒、少好、少恶行""莫忧思、莫大怒、莫悲愁、莫大惧"。

（3）《外台秘要》展现了传染病护理和实验观察法。唐代王焘的《外台秘要》是一部综合性的巨著，最为突出的贡献是对传染病的护理论述，提出禁止带菌人进入产房和"不得令家有死丧或污秽之人来探"等探视制度。对于临证护理中的病情观察也很有创见，如对黄疸病的观察曾指出"每夜小便里浸少许帛，各书记日，色渐退白则瘥"，即用白帛每夜浸在病者的小便里以染色，然后按日期顺序记录下来，对比每日帛上黄色之深浅，以此来判断病情的发展趋势，如果黄色渐退为白，则表示病愈。这一记载，可谓是世界上最早的实验观察法，也说明我国早在唐代就开始有了简单的护理记录。另外，还注意到了消渴患者的尿是甜的，并对消渴病治疗采取饮食疗法和生活起居禁忌的调护。

（4）《食疗本草》为最早的食疗专著。唐代孟诜的《食疗本草》书中收录了可供食用又兼有治疗作用的瓜果、蔬菜、米谷、鸟兽、虫鱼以及加工制品等200余种，系统总结了食疗之效，不仅内容丰富，而且大都切合实用，此书是一本食疗专著，对饮食护理的发展具有重要影响。

（5）《理伤续断方》为伤科临床护理提供了宝贵的经验。唐代蔺道人所著的《理伤续断方》是我国现存最早的一部中医骨伤科专著，记载了创伤的护理。如对开放性骨折的处理，在清理创口，骨折复位中尽量做到无菌要求，冲洗创口必用煮沸消毒过的"煎水"，缝合后用净的"绢片包之"，伤口"不可见火着水"，以免感染等。书中还涉及外科的冲洗、敷药、包扎、固定、换药等许多护理技术。

在隋唐五代时期，医学开始分科，设置太医署教授学生，规定了考试录用医生及政府主持编修医书，出现了不少总结性的医学著作，促进了护理的发展。一些护理技术如热熨、药贴、熏洗、水蛭吸脓法以及火罐拔脓法等也更加完善。

（五）宋金元时期——充实阶段（960～1368年）

宋金元时代是中医学史上的一个重要转折时期，造纸业、活字印刷术的发展，为医籍的整理、传播及研究创造了条件。这个时期，国家重视医药事业，宋政府设置了翰林医官院、御药院、尚药局等机构，金元政府有太医院等，还组织编撰了《太平圣惠方》《圣济总录》《太平惠民和剂局方》《开宝本草》《本草图经》等中医名著。医学百家争鸣、百花齐放，出现了影响较大的"金元四大家"，他们的理论主张与临证实践开创了医学发展的新局面。临证医学的分科更加精细，使中医护理学得到了全面发展。

1.《太平圣惠方》阐述了饵汤、助药、作息等护理方法 北宋王怀隐等编撰的《太平圣惠方》具体阐述了根据不同性质的药物，选择不同的服药时间："服饵之法，补泻之用，剂典之便，加减之宜，皆根据患者之实情，灵活变通，不得千篇一律。"并强调"药气"和"食气"的关系。

2.《妇人大全良方》对妇产科护理的贡献 南宋陈自明的《妇人大全良方》分篇论述了妊娠随月数服药及将息法、将护孕妇论、产前将护法、产后将护法、食忌及孕妇药忌等，对妊娠期妇女的饮食宜忌、用药禁忌、孕期保健知识、临产时的注意事项及产妇分娩之后的护理等进行了详细阐述，如"凡妇人妊娠之后以至临月，脏腑壅塞，关节不利，切不可多睡，须时时行步。不宜食黏硬难化之物，不可多饮酒，不可乱服汤药，亦不可妄行针灸。须宽神，减思虑，不得负重或登高涉险"至今对妇产科护理仍有临床指导意义。

3.《脾胃论》论述了脾胃内伤病的护理　"金元四大家"之一李杲所著《脾胃论》主张"内伤脾胃，百病由生"，提出了"安养心神，调治脾胃"的学术见解。并发挥了《黄帝内经》"有胃气则生，无胃气则死"的观点，他非常重视对脾胃的调养和护理，重视饮食、劳倦、情志的护理。

4.《格致余论》为生活、饮食护理内容提供了理论依据　金元四大家之一朱丹溪所著《格致余论》倡导"养生""节欲""茹淡"，指出"纵欲则失血伤津，寡欲能养血生津""多吃膏粱厚味，将有致疾伐命之毒"，为生活、饮食护理内容提供了理论依据。他认为情志过极，色欲过度，饮食厚味者，常可引起"阳常有余，阴常不足"，所谓"大怒则火起于肝，醉饱则火起于胃，房劳则火起于肾，悲哀动中则火起于肺，心有君火，自焚则死矣"。朱丹溪医术高明，医德高尚，在医学上独具一格，建立滋阴降火法则，被后世称为"养阴派"。

5.《卫济宝书》最早文字记载了外科手术器械的煮沸消毒法、灭菌贮藏法　东轩居士所著《卫济宝书》介绍了"五善七恶"之说，指出作为医护人员判断外科疾病善恶顺逆的标准。而且，在"打针法"中指出对所制的刀、钩等外科器械要用"桑白皮、紫藤香煮一周时，以紫藤香末藏之"，这是世界上对外科手术器械进行煮沸消毒，并用香料药粉作灭菌贮藏备用的最早文字记载。

6.《饮膳正要》是金元时期营养学和食疗治法的代表著作　金元时期蒙古族太医忽思慧所著《饮膳正要》收集了各种奇珍异馔、汤膏、煎药等238方，常用谷、肉、果菜230种，介绍了各种食物的性质、烹饪、饮食卫生要求以及它的食用、养生与医疗的关系，记载了养生避忌、妊娠食忌、乳母食忌、饮酒避忌等饮食护理内容。

7.《小儿药证直诀》《小儿病源方论》丰富了儿科护理　北宋著名儿科专家钱乙在《小儿药证直诀》中积极主张对婴儿某些疾病可以用浴体法将养，即每天给婴儿洗澡。南宋陈文忠在《小儿病源方论》提出养子真诀"背要暖，腹要暖，足膝要暖，头要凉""忍三分寒，吃七分饱"等。

（六）明清时期——成熟阶段（1368～1840年）

明清时期，中医护理学已进入了成熟阶段。中医护理在疾病的治疗康复、妇婴保健以及老年人的将养方面均占有相当重要的地位，在一些综合性著作及内、外、妇、儿、老年养生等专著中，均有丰富的记载，有的医著中还有专门论述护理的章节。如明代王肯堂《证治准绳·疡医》有专门一节"将护"；陈实功《外科正宗》有"调理须知"一节；清代袁昌龄《养生三要》有"病家须知"；而钱襄则有专著《侍疾要语》，被收入《棣香斋丛书》及《娄东杂著木集》中。

1.温病护理　温病是由温邪引起的以发热为主症的一类急性外感病的总称，因其发病急、传变快，并且有的还具有传染性（温病中具有强烈传染性和流行性的一类疾病，又称为"瘟疫"），因而严重危害人们健康，引起众多医家重视。明清时期，温病流行频繁，促进了温病学说的发展，无论在理法方药方面，还是在病情的观察和护理方面，都积累了丰富的经验，成为一大特色。

（1）明末吴又可所著《瘟疫论》专有"论食""论饮"及"调理法"三篇，详细论述了瘟疫患者的饮食护理。主张温病患者的饮食以清稀易消化为宜。如"时疫有首尾能食者，此邪不传胃，切不可绝其饮食，但不宜过食耳"，又如"大病之后，客邪新去，胃口方开，几微之气，所当接续，多与、早与、迟与，皆非所宜，宜先与粥饮，次糊饮，糜粥，循序渐进，先后勿失其时"还指出患者烦渴、大渴皆因内热、大热所致，故除药物清热解毒外，还需在护理上辅助降温解渴，如"大渴思饮，冰水冷饮，无论四时，皆可量与，但能饮一升，只与半升，宁使少顷再饮"，而对内热烦渴者，应给"梨汁、藕汁、蔗浆、西瓜可备不时之需"等，为温病的饮食护理提供了极为宝贵的经验。

（2）清代吴鞠通在《温病条辨·中焦》篇中，对热病的口腔护理有所记载："以新布蘸新汲凉水，再蘸薄荷细末，频擦舌上。"另记载"胃液干燥，外感已净者，牛乳饮主之"，针对流行性热病的不同病程和病情制定了十分具体而合理的饮食菜单。

（3）清代叶天士《温热论》创立了温病卫气营血辨证学说，并总结了察舌、验齿等，为中医临证护理中病情观察增添了新的内容。温病大多发病急，传变快，因此，细心观察病情的发展变化，准确推断愈后，及时作出有效的处理，对病情的控制起决定性的作用。叶氏在《温热论》中指出"舌白而薄者，外感风寒也……若白干薄者，肺津伤也""其热传营，舌色必绛""齿若光燥如石者，胃热盛也"等。《外感温热》指出"舌上生芒刺者，皆是上焦热极也，当用青布拭冷薄荷水揩之，即去者轻，旋即生者险矣"，提出了温病过程中要加强口腔护理，重视饮食护理，提出"食物自适者即胃喜为补"的观点，主张用质重味厚的血肉有情之品，如牛羊骨髓、猪脊髓、人乳、河车、羊肉、海参、羊肾等来填补体内精血。

2. 传染病的防疫隔离　随着温病的深入探讨，对于传染病的消毒、预防隔离等问题，明清时期在继承了汉、晋时期有关传染病预防知识的基础上，又提出了一些有效的措施，并有明确记载，如陈耕道在《疫痧草》中强调："家有疫痧人，吸收病人之毒而发病者为传染，兄发痧而预使弟服药，若弟发痧而使兄他居之为妙乎！"李时珍在《本草纲目》中对于"天行瘟疫"提出"取初病人的衣服，于甑上蒸过，则一家不染"，可谓是最简单的物理消毒法。清代熊立品在《治疫全书》中指出"当合阶延门，时气大发，瘟疫盛行，递相传染之际……勿近病人床榻、染具污秽；勿凭死者尸棺，触其臭恶；勿食病家食菜；勿拾死人衣物"等，也是隔离预防传染的有效方法。另外，清廷特设"查痘章京"一职，专查天花患者，并强令迁出四五十里以外居住，这些都是有效的隔离措施。

3. 痘接种术　天花是波及面广，危害重，流行史最长的烈性传染病。我国在4世纪时，文献上就已描述到天花这种病，当时称为"时行病"。明清时期已广泛而有效地应用人痘接种术预防天花。这种预防天花的措施，实为人工免疫法的先驱。

4. 养生保健护理　在明代，养生保健护理有了进一步的发展。《修龄要旨》是集气功、养生、保健、护理等内容的专书，阐述了四时调摄、起居调摄、四季却病、延年长生的重要性，并列举了十六段锦法、八段锦法、导引歌诀等；《寿世保元》则更系统论述了养生及老年护理的内容。另外，王孟英的《随息居饮食谱》是饮食调养与护理的专书；尤乘的《寿世青编》是养生保健的专书；清代钱襄的《侍疾要语》则是我国最早的中医护理专著，为中医护理学的发展作出了重大贡献。

5. 李时珍与《本草纲目》《本草纲目》丰富了世界医学宝库，不仅对药物学作了详细记载，同时对人体生理、病理、疾病症状、卫生预防及疾病护理方法等都进行了正确的叙述。

二、近代中医护理学发展（1840 ～ 1949 年）

1840 年鸦片战争后，我国逐步沦为半殖民地半封建社会，西方列强通过炮舰轰开清政府闭关自守的大门，作为列强推行文化侵略工具的西方医学在我国广泛流传和渗透，中西方文化出现了大碰撞。中医学理论的发展呈现出新旧并存的趋势，一是继承收集和整理前人的学术成果之路，二是出现了中西汇通和中医理论科学化的思潮。

（一）中医护理的发展

近百年来中医学的发展步履维艰，这时期的中医护理学，运用中医固有的各种护理知识和手段，由医生、徒弟、助手、患者及家属共同承担护理职责。在精神护理方面，《医药卫生录·服侍部》认为，患者对世事应淡然处之，不必过于计较，要努力做到逍遥自在，随缘度日，并在精神上善于自我调节、自我解脱，切忌事事烦恼，怨天尤人。在饮食护理方面，对患者的饮食宜忌极为重视，吴尚先于 1870 年刊行的《理瀹骈文》中说"饮食治法，如发散用姜、葱、蒜；热用椒、茴；凉用瓜、蔗、梨、藕；补用莲、芡、柿、乌鸡、羊肝、牛乳，以及盐、油、糖、蜜、酒、醋、茶水、糕粥之类，古皆疗疾，特有忌者当慎耳"，明确提出某些疾病对于一些饮食有禁忌，理当慎之。在疾病护理方面，《理瀹骈文·续增略言》里，专门讨论了中风后遗症的护理，书中写道："中风口眼㖞斜乃经络之病，用生瓜蒌汁和大麦面为饼，炙热熨心头（熨贴心口），此治本之法也。"值得注意的是，随着医护经验的积累和总结，特别是我国外治法专著《理瀹骈文》，总结和新创了数十余种中医外治法，不仅满足了当时医疗上"内病外治"的需要，同时也为中医护理提供了许多简便实用的操作技术。"如水肿，捣葱一斤坐身下，水从小便出""治痢用平胃散炒热敷脐上，冷则易之，又治久痢人虚或血崩肿者，不要用升药，用补中益气汤坐熏"，此外，还重申瘟疫时症患者，亟且隔离，分房别舍，健康人不得与之同住，亲朋亦不使入室，只留一二身体壮实者服侍患者，以阻断传染源，控制传染病的蔓延。该书还把个人日常卫生与保健、防病、除疾进一步联系起来。

（二）中医办学的发展

我国官办医学教育，一直是沿用太医院办学制，在民间则主要表现为师徒授受。鸦片战争后，清廷一些主张"自强求富"的官员，开办了"京师同文馆"，可谓近代最早的医学院，但究其内涵仍是太医院办学的延续。名医陈虬在浙江瑞安创办"利济医学堂"，除学习医籍外，兼修古今中西一切学术，堪称近代早期较有影响的医学校。戊戌变法后，废除八股取士，建校之风日起，在重庆、广州均有不同医校成立。虽然办学条件和规模都很有限，但其办学思想、经验、学制、教材、考试和实习制度及课程设置等方面，都为日后最终成立中医护校奠定了基础。

（三）创办中医院

近代处在中西医争论时期的中医界有识之士大胆尝试，艰苦创业，创办了不少中医院。如江苏孟河医家丁甘仁，在其门生余渭协助下，先后在上海办起了沪南、沪北广益中医院，一边医疗，一边从事临床教学。丁氏另一得意门生秦伯未，创办了中医疗养院，病床百余张，供中医学生临床实习；再如当时中医界名流李平书，除创办了神州医院和上海医院外，还在上海南京路兴建了粹华制药厂，可谓数千年来未有之创举。此外，还有神州医药总会创办的护南神州医院，由朱鸿寿出任院长的宝山县刘行乡中西普通医院，杨燧熙创办的镇江京江医院和清心医院，以及蔡章创建的江湾医院等，皆可称为中医界兴办医院的先驱。

（四）护士队伍的形式

鸦片战争后，随着西方列强文化侵略的逐步深入，帝国主义开始在我国各通商口岸和大都市开设了医院。最初这些医院里的护士全由外籍人士担任，后来各医院根据需要也招收少量中国学员，政府甚至个人在中国建立的医院、护士学校日益增多，据统计，1890～1915年仅教会院校就有23所，另有护士学校、药学校及助产学校36所。其中由各国教会合办的北京协和医科大学（1915年）和齐鲁大学医学院（1916～1917年）所附设的护士学校，在全国颇有影响。

三、现代中医护理学发展（1949年至今）

中医护理学经过了漫长的历史阶段，它始终以"继承而不泥古，发扬而不离其宗"的宗旨，随着中医理论的发展与传播而不断发展变化，体现出这门学科的严谨性、延续性、有效性和可操作性。

（一）中医护理的起步阶段

中华人民共和国成立后，党和政府高度重视中医药工作，制定了一系列促进中医药事业发展的政策，形成独特、完整的理论体系，系统地构建起中医药医疗、教育、科研机构，使中医药事业能够保持和发扬自己的特色。全国农村乡镇、城市街道迅速组织起数万个联合诊所，有的进而发展为中医医院或中医门诊部。到1960年，中医医院已从新成立初期的寥寥数所发展到330所，中医病床增至14199张。随着中医医院的成立，中医开始了医护分工，在一些综合性医院的中医病房和各中医院，护士已有了专门编制。20世纪50年代末期开始，中国先后在各省市建立了中医学院及中医药研究院，大力开展对中国传统医学的发掘、整理、继承、提高工作。伴随着这些中医护理发展的良好条件和机遇，中医护理教育体系也开始逐步建立。从1959年开始，一些省市开始举办中医护理的培训班和创办中等中医护士学校，培养中医护理人员。至此，中医护理发生了根本的变化，逐步成为一门独立的学科体系。

（二）中医护理的发展阶段

党的十一届三中全会后，中国进入了改革开放的新时期，中医护理又一次迎来了发展机遇。1982年《中华人民共和国宪法》写入了"发展现代医药和我国传统医药"，1991年又将"中西医并重"作为新时期卫生工作总方针之一。2014年，"中医护士"首次被国家职业分类大典收录，2017年7月，《中华人民共和国中医药法》正式实施，中医药有了国法的保障。这是我国首部全面、系统体现中医药特色的综合性法律，在中医药发展史上具有重要的里程碑意义。面对这一系列巨大的发展机遇，中医护理在高等教育、临床实践方面得到了长足的发展。

1.中医护理教育迅速崛起　从20世纪80年代中期开始，高等教育快速发展，北京、南京、湖北等中医院校开始了中医护理的高等教育，各个高校致力于中医护理人才培养的探索，不断改革教学方法、教学手段、课程设置、评价模式，开展师资队伍建设。到21世纪，全国各地高等中医院校又陆续开始招收护理研究生。截止到2017年，全国已有23所高等中医院校招收护理本科学生，17所院校招收硕士研究生。2017年，南京中医药大学获批中医院校中的第一个护理学博士点，经过30多年的迅速发展，中医护理教育体系逐渐完善。

2.中医护理临床迅速发展　近40年来，专科专病中医护理方案不断规范，中医护理技术在临床运用中不断普及与创新，中医护理在临床得到了广泛运用，护理人员中医护理服务能力明显提升，中医护理特色优势逐步凸显。

《中国护理事业发展规划纲要（2011—2015年）》强调要注重中医药技术在护理工作中的应用。国家中医药管理局在"十二五"期间，积极扶持中医护理学重点专科建设，2012年，"中医医院等级评审标准"要求每个科室开展中医护理技术项目不少于2项；2014年，"国家中医药管理局护理重点专科中期评估评分标准"要求全院开展中医护理技术项目不低于20项，科室开展中医护理技术项目≥6项，不断促进中医护理技术在临床中的应用，取得了良好的效果。普遍开展了艾灸、拔罐、耳穴贴压、中药熏蒸、经穴推拿、穴位敷贴、中药灌肠、中药热熨敷、中药涂药、刮痧等护理技术。

国家中医药管理局于2013年开始组织重点专科护理协作组不断推出特色优势病种中医护理方案，并在全国中医医疗机构推广实施。注重患者不同证候类型，选择临床最常见且护理可干预的症状，开展具有中医特色的护理措施，规范了临床专病中医护理流程，提高了中医护理效果，也提高了患者对中医护理的满意度。

护理人员充分挖掘中医护理理论，不断拓展中医特色专科护理服务，全面实施中医护理个体化健康教育，运用多种形式，如播放多媒体、利用实物模型讲解、发放健康教育手册、组织健康教育大课堂等方式，针对疾病种类、辨证分型、临床症状等，在生活起居、饮食调护、心理护理、康复运动等方面给予健康指导，实现了中医护理服务能力的全面提升。

目前，中医医疗资源快速增长，国家全面实施了基层中医药服务能力提升工程，中医馆、国医堂在基层医疗卫生机构得到普遍建设，96.93%的社区卫生服务中心、92.97%的乡镇卫生院、80.97%的社区卫生服务站和60.28%的村卫生室能够提供中医药服务。截至2017年9月，中医类诊所已达4.58万个。国家正在深入实施中医治未病健康工程，中医药健康管理服务纳入国家基本公共卫生服务项目。

3. 中医护理学科不断强大　在"十二五"期间，国家中医药管理局扩展了"中医护理学"重点学科建设单位，建立了中医护理重点专科培育项目，2015年启动了全国中医护理骨干人才培养项目，为中医护理学科的发展搭建了平台，创造了契机。

随着中医护理教育体系的不断完善，我国已逐步建立起一支稳定的中医护理专业队伍，主要包括从事中医护理教育的专职教师与临床医疗机构的中医护理人员。她们经过专业教育及多种形式的在职培训和临床实践，掌握了中医基础理论和基本技能，能对常见病进行辨证施护，涌现出了一批既有丰富临床经验，又有一定科研能力和管理水平的中医护理骨干，中医护理高层次人才培养已初具规模。

中医护理科研水平正在稳步提高，立项课题获得资助的级别越来越高，国家级项目越来越多。各中医护理教育机构和省、市级中医医院相继建立了许多中医护理研究团队，从不同角度开展中医护理科研工作。对中医护理内涵、概念、模式、临床护理、护理教育等进行了有益的探讨，如中医护理古代文献的整理、中医护理传统技术的规范化研究、中医护理质量标准体系的研究、专科专病中医护理研究、中医食疗在疾病护理中的应用、社区中医护理慢病管理、运动养生、中医护理教育体系，包括不同层次教育模式的建立、中医护理课程体系建设、师资队伍建设等方面研究均取得了可喜的成绩。全国各地相继出版了大量中医护理专著，发表了不少高品质的论文。1993年，中华护理学会在北京召开的首届护理科技进步奖颁奖会上，吕素英主编的《中医护理学》获一等奖，填补了中医护理科研成果的空白。

中医护理学术组织日渐完善，学术活动空前活跃。1984 年 6 月，中华护理学会在南京市召开首届中医、中西医结合护理学术会议，对中西医结合护理途径进行了有益的探讨，会上宣布成立中华护理学会中医、中西医结合护理专业委员会。2002 年，中华中医药学会中医护理分会、中国高等中医药教育学会护理研究会相继成立。2013 年 11 月，世界中医药学会联合会护理专业委员会成立，搭建了中医护理国际交流平台。

（三）中医护理的发展展望

1. 明确学科定位，不断完善、发展中医护理理论　中医护理人员应在不断规范专科专病中医护理方案、护理技术的基础上进行总结、分析，结合现代护理学的发展，借助现代技术，不断完善与创新中医护理理论。

2. 多途径建设、发展中医护理队伍

（1）发挥专科优势，探索"中医护士"的培养与考核体系。我国对于专科护士的概念、定位、准入资格、分级及使用方面的研究，已经取得了初步成效。但是"中医专科护士"的培养尚未真正起步，对该层次人才培养应该参照其他专科护士的培养，建立培训基地，规范培训过程，建立评价体系，保证培训质量；应实施专业认证并予以独立执业资格，从而使中医护理的优势得到充分发挥。同时，应尽快出台中医护理人员职称评审体系，逐步完善中医护理人才的梯队建设。

（2）夯实基础教育，探索"院校合作"模式，培养中医护理能力扎实的中医护理高级人才。中医院校的护理专业培养要明确定位，加强中医护理能力的培养，强化基本知识和基本技能的学习，为临床输送优秀的中医护理人才。医院与高校采用"订单式"联合培养中医护理专业硕士、博士研究生，把医院和学校的资源凝聚在一起，使培养目标、课程设置等更为明确，提升研究生中医护理的临床实践能力。

3. 促进中医护理技术逐步规范化、标准化　目前，中医护理技术逐步普及、推广，但中医护理技术操作流程尚缺乏科学统一的行业标准，应加强研究探讨，统一、规范操作流程。

4. 拓展护理服务领域，提升中医护理在社区延续性护理中的作用　随着医学模式的不断转变及社区护理体系的不断完善，中医护理学理论与技术在社区中的优势逐渐明显，中医护理在慢性疾病护理、养生保健、康复等方面将发挥越来越重要的作用。

第二节　中医护理学的基本特点

中医护理学的基本特点包括两个方面，一是整体观念，二是辨证施护。

一、整体观念

整体观念是中医学关于人体自身的完整性及人与自然、社会环境统一性的认识。人体是一个有机整体，构成人体的各个组成部分之间，在结构上不可分割，在功能上相互协调、相互为用，在病理上相互影响。人生活在自然和社会环境中，人体的生理功能和病理变化，必然受到自然环境、社会条件的影响。人类在能动地适应自然和改造自然的斗争中，维持着机体的正常生命活动。整体观念主要体现在下面三个方面。

（一）人体是一个有机的整体

中医学认为人体是一个充满矛盾，永恒运动的统一整体。以五脏为中心，通过经络的联系和沟通，将各脏腑、组织、器官及皮毛、筋肉、骨骼等联系成一个有机的整体，共同完成各项生理活动，如心与小肠相表里，主血脉和神志，其体合脉，其华在面，开窍于舌。心主血脉功能正常，则神清气爽，面色红润光泽，脉搏和缓有力。五脏又分别与喜、怒、忧、思、恐等情志活动有关，各种不同的情志活动，可以对不同的脏腑产生影响。在护理上，可以通过各脏腑与器官、肌肉、皮毛、筋脉、四肢百骸之间的关系，观察病情变化，找出所属脏腑之间的关系，有的放矢地进行护理。通过情志护理，可以调畅脏腑气机，有助于发挥各自的生理功能。

这种整体性同时也表现在病理上的相互影响，如脏腑功能失常，可以通过经络反映于体表、组织、器官；体表、组织、器官异常，也可通过经络影响所属的脏腑，脏与脏、脏与腑、腑与腑之间也可通过经络的联系而互相影响，如肝（阴）血不足，则会导致两目干涩、视物不清等症，因"肝开窍于目"；心火上炎，可出现口舌生疮或糜烂，因"心开窍于舌"；肝的疏泄功能失常，不仅会出现本脏的病变，而且会影响到脾胃的功能，出现脘腹胀满、不思饮食、腹痛腹泻等症。因此，五脏之中，一脏有病，可影响到他脏。护理患者时不能孤立地只看局部病证，单纯地进行对症处理，而要根据脏腑与组织器官之间的关系全面整体地护理患者，如给予莲子心泡茶饮，清心泻火，缓解口舌糜烂；通过情志护理，使肝气调畅，有助于脾胃功能的发挥。

（二）人与自然环境的统一性

1. 人与自然的统一　中医学历来十分重视人与自然环境的联系，包括人与季节、人与昼夜、人与环境的统一。季节、昼夜、地理环境等对人体的影响论述尤多，如《灵枢·邪客》中说："人与天地相应也。"自然界的任何变化，如时令的交替、气象的变迁、地理环境和生活环境的改变等均可使人体产生一定的生理和病理反应。人体为适应自然界的变化，在生理上必须做出适应性的调节，如一年间气候变化的规律是春温、夏热、秋凉、冬寒，在夏热之时，人体以出汗散热来适应，而天气寒冷时，人体为了保温，腠理就密闭而少汗，所以在护理上应注意，夏天人体腠理开泄，解表不可发汗太过，而冬令季节，则要注意保暖。昼夜的变化，对疾病也有一定的影响。由于阳气在白昼偏盛且趋于表，夜间偏衰而趋于里，故疾病在一日内呈现"旦慧、昼安、夕加、夜甚"的规律，为护理上加强夜间病情观察提供了依据。

2. 人与环境的和谐　地理环境是人类生存环境的要素之一，地域气候的差异，地理环境和生活习惯的不同，在一定程度上也影响着人体的生理活动和脏腑功能。一方水土养一方人，南方地区，地势低平，气候温暖而湿润，故要保持居室干燥通风，饮食有节，如成都人喜好吃麻辣火锅的饮食习惯，正是抵御潮湿侵袭的一种调节方法；北方地区，地势高而多山，气候寒冷干燥，人体的腠理多致密，故要多补水，多吃水果蔬菜，在起居护理方面要注意居住环境保持一定的温度和湿度。

（三）人与社会环境的统一性

人生活在纷纭复杂的社会环境中，其生命活动必然受到社会环境的影响。人与社会环境是统一且相互联系的。一般来说，良好的心理状态，和谐的社会环境，有力的社会支持，融洽的人际关系，可使人精神振奋，勇于进取，有利于身心健康；而不利的社会环境，可使人精神压抑，或紧张、恐惧，从而影响身心功能，危害身心健康。如家庭纠纷，邻里不和，亲人亡故，同事之间或上下级之间的关系紧张等，可破坏人体原有的生理和心理的协调与稳定，不仅易引发某些身心疾病，而且常使某些疾病如冠心病、高血压、糖尿病、肿瘤的病情加重或恶化，甚至导致死亡。故《素问·玉机真脏论》说："忧恐悲喜怒，令不得以其次，故令人有大病矣。"在护理工作中，不但要做好患者本身的护理，而且要在家庭、社区、社会等层面给予相应的护理指导，以创造一个和谐的社会环境。

二、辨证施护

辨证施护由辨证和施护两部分组成。证，又称证候，是疾病过程中某一阶段或某一类型的病理概括。所谓辨证就是将四诊（望、闻、问、切）所收集的有关病史、症状、体征，通过分析、综合，辨清疾病的原因、性质、部位及邪正关系，进而概括、判断为某种性质的证。施护，则是根据辨证的结果，确立相应的护理原则和方法，制定出护理计划和具体的护理措施，对患者实施护理。因此，辨证是决定施护的前提和依据；施护是与施治结合的解决疾病的重要手段，是辨证的最终目的之一，同时又是对辨证是否正确的检验。辨证施护是中医护理的精髓。

中医学认为"辨证"的"证"可以概括疾病的病因、部位、性质、临床表现、体征，以及致病因素和抗病能力等诸多因素的综合表现与分析的结果。辨证施护时，要正确看待病、证、症三者之间的关系。"病"是疾病的总称，而"证"是疾病发展过程中某一阶段的病理概括，因此"病"可以概括"证"，正如清代医家徐灵胎言："证之总者为之病，而一病总有数证。"而"症"指的是症状，如头痛、恶寒、咳嗽、呕吐等，所以通俗来说这三者的关系是疾病在其发生、发展过程中，由于受到外界环境，个体本身的生理、心理、社会因素的影响，会表现出不同的"证"，而不同的"证"还有不同的"症"状体现。辨证则着眼于"证"的分辨。中医认识和护理患者，既要辨病又要辨证，如初起表现为发热、恶寒、头身痛、脉浮的患者，初步印象为感冒，但由于致病的因素，机体反应性不同，又常表现为风寒感冒和风热感冒两种不同的证。所以，首先要辨清感冒是风寒证还是风热证，才能确定施护方法。辨证的过程则需"四诊合参"，如感冒除了以上症状外，还要进一步询问发热与恶寒孰轻孰重，通过舌诊观察苔薄白还是薄黄，脉诊得出脉象的浮紧与浮数，通过收集到的资料，综合分析，准确辨证为风寒感冒还是风热感冒，进而确定施护方法。风寒感冒，根据"寒者热之"的护理原则，采取避风寒、保暖的护理措施，室温宜偏高，饮食上给予豆豉汤、生姜、红糖等辛温解表之品。若属风热感冒者，则"热者寒之"，室温宜低，饮食绿豆汤、西瓜、苦瓜等清热生津性凉之品。

施护就是根据"证"来进行的。在护理工作中常常运用望、闻、问、切的方法，对患者病情进行周密的观察与全面的了解，再运用中医学理论分析辨别疾病的病因、病位的深浅和疾病的虚实等，并确立相应的护理措施，例如：同是咳嗽，但要辨析肺热或阴虚等不同证候，从而给予不同的护理方法，由于肺热津伤表现为发热、咳嗽、口渴的患者，可生吃各种梨，但若为干咳少痰肺阴虚的患者，则应用冰糖炖雪梨，以达养阴润肺之功效。

临床实践中指导辨证施护的辨证方法是多种多样的，通常有八纲辨证、脏腑辨证、卫气营血辨证等，只有在明确辨证的基础上，才能采取恰当的方法进行护理和治疗，促进康复。

【复习思考题】

1. 如何理解中医护理学整体观点和辨证施护？

2.《素问·四气调神大论》云："夫四时阴阳者万物之根本也，所以，圣人春夏养阳，秋冬养阴，以从其根，故与万物沉浮于生长之门。"对我们有什么启发？

扫一扫，知答案

扫一扫，看课件

第二章 中医护理的基本原则

【学习目标】

识记：常用的护理原则，护病求本、异病同护、三因制宜的中医护理原则。

理解：治未病、标本缓急、扶正祛邪、同病异护的中医护理原则。

应用：根据患者的不同病证，制定出各种不同的护理法则。

【案例导入】

王某，男，60岁，咳嗽痰鸣气喘间断发作10余年，加重伴呼吸困难两天。患者十多年前因受寒感冒出现咳嗽经久不愈，痰鸣气喘，每遇寒凉即发，反复发作。两天前因复感风寒，出现喘息咳逆，呼吸急促，胸部胀闷，痰多稀薄而带泡沫，色白质黏，伴有头痛，恶寒，发热，口不渴，无汗，咽痒；舌淡，苔薄白，脉浮紧。

思考：本病的"标""本"分别是什么？

中医护理原则是以中医整体观和辨证的基本理论为指导，以四诊所收集的主观、客观资料为依据，对患者进行全面的综合分析，根据患者不同的病证制定出各种不同的护理法则。护理原则是治则在护理学中的延伸，要符合治则的要求，常用的护理原则包括："治未病""扶正祛邪""护病求本""同病异护""异病同护""标本缓急""调整阴阳""三因制宜"等护理原则。

第一节 治未病

治未病，是指采取相应的措施，防止疾病的发生与发展，以维护人体的健康状态。治未病的概念最早出现于《黄帝内经》，《素问·四气调神大论》中提出："是故圣人不治已病治未病，不治已乱治未乱，此之谓也。夫病已成而后药之，乱已成而后治之，譬犹渴而穿井，斗而铸锥，不亦晚乎。"治未病的科学思想，要求人们顺应自然规律，建立正确的生活方式，有规律地安排生活起居饮食等，并调整心神情绪与身体相适应，以达到天人合一，形神统一，阴阳平衡，健康长寿之目的。

治，为治理管理的意思。治未病包括两个方面：未病先防和既病防变。未病先防，是在疾病发生之前的预防；既病防变，是在疾病发生以后要积极进行治疗，使疾病早日痊愈。而护理工作在治未病中占有重要的地位。

NOTE

一、未病先防

护理工作立足未病先防，即在未病之时做好预防工作，防止疾病的发生。疾病的发生关系到正邪两个方面：正气不足是疾病发生的根本原因，邪气是发病的重要条件。因此，未病先防应从以下两方面着手。

（一）增强体质，增强正气

《素问遗篇·刺法论》说："正气存内，邪不可干。"正气强，则抗病力强；正气弱，抗病力亦弱。正气的盛衰与先天禀赋有关，但与后天的饮食、锻炼、精神情志等因素也有着密切的关系。故应注意从先、后天两方面采取措施，预防疾病的发生。护理内容包括：养生保精、情志调理、饮食调理、起居调理及药物调理等。

1. 顾护先天，养生保精　肾中精气的盛衰与人体生长发育及衰老程度有着直接的关系。首先父母要注意护肾保精，优生优育。肾精充足，则小儿生长发育旺盛，体健少病；而肾精亏虚，则表现为生长发育迟缓，体弱多病。另一方面，肾的精气充足，则精神旺盛，身体健康，寿命延长；反之，则精神疲惫，体弱多病，寿命短夭。因此，应节制房事，护肾保精，根据体质进行食疗保肾和药物调补，以使精气充盛，身体健康。

2. 重视后天，全面调护

（1）调摄情志，锻炼形体。中医护理学认为情志活动与人体的生理、病理变化有密切关系，突然、强烈的或反复、持续的精神刺激可使人体气机逆乱，气血阴阳失调或使正气内夺、抗病能力降低而发病。而心情舒畅，精神愉快，则气机调畅，气血平和，正气充足，机体康健。故《素问·上古天真论》曰："恬淡虚无，真气从之，精神内守，病安从来。"同时，中医护理学认为经常锻炼身体，能够增强体质，提高抗病能力，促进健康。创立了"导引""吐纳""五禽戏""八段锦""太极拳"等健身方法。身体锻炼时，应运动适度，因人而异，循序渐进，持之以恒；动静结合，动以养形，静以养神，形神兼备。

（2）调理饮食，顾护脾胃。脾胃为后天之本，气血生化之源，要注意调理饮食，提倡"饮食有节"。"节"指节度与节制，是要求饮食有规律，即定时定量，不过饥过饱，不过冷过热，不暴饮暴食，食物种类与调配合理，不偏嗜等。若饮食不节或不足，则影响脾胃化生气血的功能，致气血生化乏源，抗病能力下降，产生诸多疾病。

（3）起居有常，劳逸适度。起居有常，合理作息，就能保养神气，使人体精力充沛，保持身心健康。生活规律，顺应自然；《素问·四气调神大论》提出：春季和夏季要夜卧早起，秋季要早卧早起，冬季要早卧晚起。运动需适度，量力而为之，应"形劳而不倦"（《素问·上古天真论》）。若生活没有规律，过劳或过逸，皆可使气血失调或耗损，疾病由此而发生。《素问·宣明五气》篇有"五劳所伤"之说，"久视伤血，久卧伤气，久坐伤肉，久立伤骨，久行伤筋"。

（二）顺应四时，避邪防害

病邪是导致疾病发生的重要原因，未病先防除了要增强体质，提高机体的抗病能力外，还应注意预防邪气的侵害。避邪防病提倡"虚邪贼风，避之有时"（《素问·上古天真论》）；对"五疫之至，皆相染易"应"避其毒气"（《素问·刺法论》）。要顺应四季气候变化，根据四时气候的自然变化规律进行调摄，春夏养阳、秋冬养阴，冬天应注意防寒保暖、夏天要防暑降温。在反常气候或遇到传染病流行时，更要避之有时；注意患者的消毒隔离，防止污染。

此外，药物预防及人工免疫也是防止病邪侵害的重要方法。早在 16 世纪，我国就发明了人痘接种法预防天花，成为世界医学"人工免疫法"的先驱。药物能增强机体体质，提高抗邪能力，预防某些疾病的发生。在《素问遗篇·刺法论》中，就有"小金丹……服十粒，无疫干也"的记载。近年来，应用中药预防疾病越来越受到人们的重视，如用板蓝根、大青叶等预防感冒，大蒜预防肠道疾病，茵陈、山栀预防肝炎等。

二、既病防变

既病防变是在发生疾病以后要早期诊断、早期治疗，防止疾病的发展与传变。护理工作的重点是观察病情变化，给予适宜的护理。

（一）早期诊治

疾病的发展和演变有一个过程，往往是由表入里，由浅入深，逐步加重。疾病初期，病情较轻，正气未衰，较易治愈，给予积极治疗护理有利于机体痊愈。如治疗不及时，病邪就会由表入里，疾病也会由轻而重。如《素问·阴阳应象大论》中说："故邪风之至，疾如风雨，故善治者治皮毛，其次治肌肤，其次治筋脉，其次治六腑，其次治五脏。治五脏者，半死半生也。"因此，护理人员要加强观察，通过患者出现的症状、体征及其有关情况的综合分析，为医生早期诊断、及时治疗提供可靠的依据，并采取适当措施，防止疾病的发展。

（二）控制传变

控制传变是指根据不同疾病的传变途径与发展规律，诊断疾病发展过程中可能出现病情加重的趋势和已经发生的先兆症状，采取措施先安未受邪之地，以防止疾病的进一步发展和传变。如《金匮要略》所言"见肝之病，知肝传脾，当先实脾"，说明肝病未及脾时，在治疗和护理上要注意调理脾胃，给予一些健脾之品，以振中土，使脾气旺盛不受邪侵，则可防止肝病传脾。此外，既病防变的另一个目的是防止传染性疾病的传播。

第二节　扶正祛邪

疾病的过程，从邪正关系来说，是正气与邪气相争的过程。不论何种疾病，尽管有千变万化的临床表现，但总不外乎邪正斗争的形式，也即"邪正相搏"。邪胜于正则病进，正胜于邪则病退。《素问遗篇·刺法论》曰"正气存内，邪不可干""邪之所凑，其气必虚"，说明中医认识到疾病的发生，是以正气的内虚为根本，而以病邪外侵为条件。因此，护理的根本目标就是要改变正邪双方力量的对比，扶助正气，祛除邪气，促进疾病向好的方向转化。

一、扶正与祛邪单独使用

扶正：适用于纯虚证、真虚假实证、正虚邪不盛等以正虚为矛盾主要方面的病证。如气虚、阳虚的患者，应采取补气、补阳的护理方法；阴虚、血虚的患者，应采取滋阴、补血的护理方法。

祛邪：适用于纯实证、真实假虚证、邪盛正不虚等以邪盛为矛盾主要方面的病证，如：邪在肌表，宜发汗解表；食积胀满，宜消导；实热证，宜清热泻火；瘀血证，宜活血化瘀；痰饮证，宜祛痰蠲饮等。

二、扶正与祛邪合并使用

扶正与祛邪合并使用，即攻补兼施，适用于正虚邪实病证。两者同时兼用则扶正不留邪，祛邪又不会伤正。具体应用时，要分清以正虚为主，还是以邪实为主。

扶正兼祛邪：即以扶正为主，佐以祛邪。适用于以正虚为主（或正虚较急重）的虚实夹杂证。

祛邪兼扶正：即以祛邪为主，佐以扶正。适用于以邪实为主（或邪盛较急重）的虚实夹杂证。

三、扶正与祛邪先后使用

扶正与祛邪先后使用，主要适用于正虚且邪盛，但又不适于扶正与祛邪同时使用的虚实错杂证。

先祛邪后扶正：即先攻后补。适用于邪盛正虚，但正气尚能耐攻，或同时兼顾扶正反会助邪的病证。如瘀血所致的崩漏证，瘀血不去，则崩漏难止，故应先活血祛瘀，然后补血。

先扶正后祛邪：即先补后攻。适用于正虚邪实，以正虚为主的病证。正气过于虚弱，不耐攻邪，或若兼攻邪，恐更伤正气者，宜先扶正而后祛邪。如某些虫积患者，因正气太虚弱，不宜驱虫，应先健脾以扶正，使正气得到一定恢复之时，然后再驱虫消积。

第三节　护病求本

护病求本是指在护理患者时必须从复杂多变的疾病现象中，去分析、归纳疾病的本质所在，针对疾病的本质进行护理，这是辨证施护的根本原则。在一般情况下，多数疾病的临床表现与它的本质是一致的，但也有些疾病出现某些和本质相矛盾，甚至相反的临床表现，即在证候上出现假象。因此，针对疾病的现象（包括假象）而言，就有正护与反护的不同。

一、正护法

正护是逆其证候性质而护的一种常用护理原则，又称逆护法。如寒邪所致的寒证，其病的现象和本质均为寒，在护理上应保暖散寒，室温宜偏高，安排在向阳的房间；中药应温热服；饮食可给温热属性的羊肉、鳝鱼、龙眼等食物，忌生冷性凉食品。而热证患者，则应采取与上述护法相反的原则。即所谓"热者寒之""寒者热之"的护理法则。同样，如"虚则补之"，取补虚护理法；"实则泻之"取攻下护理法，均为正护法。

二、反护法

反护是顺从疾病假象的一种护理方法，在疾病的临床表现和它的本质不相一致情况下使用，主要有"热因热用""寒因寒用""塞因塞用""通因通用"等护理方法。

（一）热因热用

热因热用指用温热法护理临床表现为假热证候病证的方法。《伤寒论》云："少阴病下利清谷，里寒外热，手足厥逆，脉微欲绝，身反不恶寒，其人面色赤。"下利清谷，手足厥逆，乃阳虚寒盛之象；格阳于外，则见反不恶寒，面色赤，此谓"戴阳证"，其本质为阳虚寒盛的真寒假热证。护理上应顺从其假象，采取"热因热用"的护则，用温热法治其真寒，假热便自然消失；给予温热药物，温热食物及热性饮料，并注意保暖等。

（二）寒因寒用

寒因寒用指用寒凉法护理临床表现为假寒证候的病证的方法，如热厥证，因阳盛于内，格阴于外，出现四肢厥冷，脉沉的症状，很似寒证，但同时又有壮热心烦，口渴喜冷饮，小便短赤，大便干结等热象，其本质为里热盛极的真热假寒证。护理上应顺从其假象，采取"寒因寒用"的护则，用寒凉法治其真热，假寒便自然消失；给予寒性药物煎汤凉服，清凉饮料，穿衣宜稍少，室温宜偏凉等。

（三）塞因塞用

塞因塞用指用补塞法护理具有虚性闭塞症状病证的方法，如脾虚患者，出现脘腹胀满，时胀时减，不拒按，纳呆，舌质淡，脉虚无力等症状；虽有脘腹胀满的实证表现，而无水湿、食积留滞之症。其本质上是气虚致实的真虚假实证。护理上应顺从其假象，采取"塞因塞用"的护则，用补益法治其真虚，给予补益的药物及食物，使脾气健运则腹胀自消。

（四）通因通用

通因通用指用通利法护理具有实性通泻症状病证的方法，如食滞出现腹泻，泻下不畅，热结旁流；其腹泻非脾虚的表现，其本质上是积滞伤食的真实假虚证。护理上应顺从其假象，采取"通因通用"的护则，用消导泻下法以去其滞，不能用止泻药，应控制饮食，并给予消食、通便、润肠的食物及药物。

以上诸反护法，主要是针对疾病所反应于外的现象或症状而言，虽然与正护相反，具体措施各有不同，但都是针对疾病所反映的本质而采取的护理法则。

另外，在服药护理上的反佐法，前人也往往将其列为反治的范畴。服药方法上的反佐法，是汤药内服的反佐法，指疾病发展到阴阳格拒的严重阶段，对大寒、大热证的治疗如果单纯以热治其真寒，以寒治其真热，常会发生药物下咽即吐的格拒现象，治疗效果往往不佳。故在服药方法上，采用反佐服药护理方法，以起到诱导作用，即热证用寒凉药治疗，采用温服的方法；寒证用温热药治疗，采用凉服的方法。可见，反佐法与反护法在概念内涵上是不同的。

第四节　同病异护与异病同护

"同病异护"和"异病同护"是中医护病的两大方法，体现了中医辨证施护的特点。中医护病，有其独特之处，不着眼于病的异同，而着眼于证的区别。证是机体在疾病发展过程中的某一阶段的病理概括，它包括了病变的部位、原因、性质，以及邪正关系，反映出疾病发展过程中某一阶段的病理变化的本质，因而它比症状更全面、更深刻、更正确地揭示了疾病的本质。相同的证，可用相同的护理方法，不同的证，则用不同的护理方法。中医的一种病包括几种不同的证；同时，不同的病在其发展过程中可以出现同一种证。护理时要在辨证施护原则的指导下，采用"同病异护"和"异病同护"的方法处理之。

一、同病异护

一般情况下，相同的病，应该用相同的护法，但由于发病的时间、地区以及病因、患者机体反应性不同，或疾病处在不同的发展阶段，同一种病可出现不同的证候，从而护法亦各异，如感冒，因感受不同邪气，有风寒感冒与风热感冒的不同，故要用不同的方法护理。风寒感冒因感受风寒之邪所致，护理应采用辛温解表的方法，宜室温偏暖，中药热服，药后饮热饮料，以助药力，盖衣被使其周身微微汗出，食生姜、葱白等辛散之品等。而风热感冒因感受风热之邪所致，护理应采用辛凉解表的方法，宜室内通风凉爽，中药温服，多食蔬菜水果等。可见，同是感冒病，由于其证候不同，而护理的方法也不一样。

二、异病同护

一般情况下，异病异症应该用不同的护法，但有时几种不同的病，如具有同一证候，也可以用同一种护理方法，这就是"异病同护"，如脱肛、子宫脱垂、内伤发热是三种疾病，但它们均为中气不足证候时，都可用补中益气的方法来进行护理，安排温暖向阳的房间，注意休息，防止受寒，食甘温补气之品，空腹热服健脾益气之剂等，从而达到补益中气之效。可见，虽然疾病不同，但是证候相同，护理的方法也相同。

第五节　标本缓急

标，即指现象。本，即指本质。"标"与"本"是相对而言的，用以说明病变过程中各种矛盾的主次关系。一般而言，本是疾病的主要矛盾，标是疾病的次要矛盾。在不同情况下标与本有不同的含义，并随疾病发展变化的具体情况而定，如以正邪而言，正气为本，邪气为标；以病因和症状而论，病因为本，症状为标；以病变部位来分，内脏为本，体表为标；以发病先后来说，旧病、原发病为本，新病、继发病为标等。

临床上病情千变万化，只有充分收集疾病各方面的信息，并在中医基础理论的指导下，进行综合分析，才能准确地判断疾病的标本情况，找出疾病的根本原因，并针对其"本"确立恰当的护理方法。如同为发热症状，可有外感、内伤的不同，而内伤发热又可由气郁、瘀血、气虚、血虚、阴虚等多种原因所致，因而护理方法各不相同。掌握疾病的标本，就能分清主次，抓住护理的关键，有利于从复杂的疾病矛盾中找出和处理其主要矛盾或矛盾的主要方面。因为，在复杂多变的病证中，有标本主次的不同。所以，在护理上应了解疾病的全过程，进行综合分析，才能透过现象看到本质，抓住护理的关键，采取"急则护标""缓则护本"及"标本同护"的护理原则。

一、急则护其标

急则护其标指标病危急的情况下，若不及时护理其标病，患者会有很大痛苦，甚至危及患者生命，或影响本病的总体护理，故采取先护标病的方法。例如，大出血的患者，无论何种原因引起的出血，均应采取止血的紧急措施，即先止血以护标，待止血之后，病情稳定，再寻找和消除出血原因以护本。一般临床遇到属标病危急的类似问题时，都采用急则护标的方法。急则护标的最终目的，是为了创造护本的条件，更好地护本。

二、缓则护其本

缓则护其本是指在病情缓和，暂无危急症状的情况下，针对疾病根本的护理方法。如虚劳内伤的气虚发热，发热是标，气虚是本，在发热不甚，症状不急时，护理上不采用一般的降温法治其标，而应采用益气护本法，给予相应的饮食调护、服药护理、情志护理、体育锻炼等，使气虚平复，发热症状就可缓解。因标病根源于本病，本病得治，标病自然会随之而除。

在临床上，"缓则护本"与"急则护标"是相对而言的，应根据疾病的主次矛盾变化而变化。

三、标本同护

标病本病同时俱急，在时间、条件上又不允许单一护标或单一护本时，可采取标本同护法，以提高疗效，缩短病程。如肾不纳气的喘证，症见：喘促日久，动则喘甚，呼多吸少，气不得续，形瘦神疲，跗肿，汗出肢冷，面青唇紫，舌淡苔白或黑润，脉微细或沉弱。病之本为肾气虚，病之标为肺失肃降，两者俱急，可采取益肾纳气与肃肺平喘同时并举的护理方法，给予患者绝对卧床休息，取半坐卧位或端坐位，保暖防寒，中药汤剂久煎，空腹或饭前温服，益气补肾，低盐饮食，忌蟹、虾等发物的护理，而达到标本同护的目的。

总之，由于病证的变化，有轻重缓急先后主次之不同，在辨证施护中，要分清标与本，抓住主要矛盾，从而决定标本护法的先后与缓急，单治与同治，以便及时合理地进行护理。

第六节　调整阴阳

调整阴阳，是指纠正疾病过程中机体阴阳的偏盛偏衰，损其有余而补其不足，恢复和重建人体阴阳的相对平衡。

疾病的发生，从根本上说即是阴阳的相对平衡遭到破坏，出现偏盛偏衰的结果。因此，调整阴阳，补偏救弊，恢复阴阳的相对平衡，促进阴平阳秘，是临床护治疾病的根本法则之一。

一、损其有余

损其有余，又称损其偏盛，是指阴或阳的一方偏盛有余的病证，应当用"实则泻之"的方法来治疗护理。阳偏盛表现出的阳盛而阴相对未虚的实热证，应采用"热者寒之"清泻阳热的方法治疗护理；如病室宜通风、室温偏凉，中药宜凉服或微温服；宜食苦菜、白萝卜、竹笋、绿豆、西瓜、梨等清热生津之品等。而阴偏盛，表现出的阴盛而阳相对未虚的实寒证，则采用温散阴寒的方法进行治疗护理。

二、补其不足

补其不足，又称补其偏衰，是指阴或阳偏衰不足的病证，应当用"虚则补之"的方法来治疗护理。对阴虚无以制阳则阳亢的虚热证，采用滋阴的方法以制约阳亢，又称为"阳病治阴""壮水之主，以制阳光"。对阳虚无以制阴则阴盛的虚寒证，采用扶阳的方法以消退阴盛，又称为"阴病治阳""益火之源，以消阴翳"。

若属阴阳两虚，则应阴阳双补。因阴阳是互根互用的，故阴阳偏衰亦可互损，故在治疗阴阳偏衰的病证时，应注意"阳中求阴"或"阴中求阳"；即在补阴时适当配用补阳药，补阳时适当配用补阴药。阴阳可相互转化，如由实转虚，则应补其不足；若系因虚致实者，又当损益兼用。

第七节　三因制宜

三因制宜是指因时、因地、因人制宜的原则，即根据时令气候、地理环境、患者体质强弱、年龄、性别、情志、饮食嗜好等不同，制定出适宜的护理方案。因：根据；制：制定；宜：适宜的原则、措施。由于季节气候、地域环境，以及患者个体的性别、年龄、体质、生活习惯等因素，对于疾病的发生、发展、变化与转归，都存在着不同程度的影响。护理上要考虑这些具体因素，区别对待。要学会全面看问题，除了掌握一般护理原则外，还要根据具体情况进行具体分析，掌握每一个患者每一个疾病的特性，要知常达变，灵活运用。

一、因时制宜

根据不同季节气候特点来确定护理的原则，称为因时制宜。四时气候变化，对人体生理病理有一定影响，而反常的气候则更是诱发疾病的重要条件。如夏季气候炎热，腠理疏泄，对患风寒感冒者不能过用辛温，以免过汗而亡阳伤津；护理时要注意观察出汗情况，服解表剂不宜过多、过久，中病即止，多饮水。冬季气候寒冷，腠理密固，对患风寒感冒者，可用重剂辛温药，使风寒之邪从汗而解；护理时要注意保暖防风，室温宜偏暖，解表剂热服，服药后饮热饮、覆盖被，以助汗出等。

因时制宜，还应注意昼夜间的阴阳寒温变化。一般疾病都是昼轻夜重，此因夜间阴盛阳衰，人体抗病功能减弱，从而使病邪乘机侵害机体。在护理患者时，应尤其注意夜间的病情变化。另外，有些慢性疾病，常常在气候剧变或季节交换的时候发作或加重，如哮喘、痹证、中风等。护理时则应在气候出现变化或季节交换之前采取预防措施，防止疾病发作或加重。

二、因地制宜

运用地理环境与生活习惯的特点来确定临床护理的原则，称因地制宜。不同地区，有不同的地理特点，其环境、气候、生活习俗、生活条件等也各不相同，因而人的生理活动和病理变化的特点也不尽相同。如西北地高气寒，病多风寒，护理上要慎用寒凉之法，多用辛温法；东南地低温热多雨，病多温热、湿热，护理上要慎用温热助湿之法，多用清凉与化湿法。

三、因人制宜

　　根据患者的不同年龄、性别、职业、生活习性、体质强弱、文化修养以及精神状态的特点，采取不同的护理方法，称为因人制宜。如对素体阳虚者，应注意避寒保暖，予以滋补温热食物，忌食生冷之品；素体阴虚而内热之体，居室要清凉，通风要良好，给予养阴生津食品，忌食辛辣香燥之品。胖人多湿，易生痰，应给予健脾燥湿食物，忌食油腻甜食；瘦人多血虚，应给予血肉有情之品，忌食燥火伤津食物。在药量上，成人用量大于儿童；在同一条件下，不同体质的人患同样疾病，男、女、老、少用量也不尽相同。老年人脏腑功能减退，气血衰少，患病多虚证或虚实夹杂，应注意扶正补虚；有实邪须攻者，药量亦需慎重，以免伤正。小儿生机旺盛，但脏腑娇嫩，气血未充，易寒易热，易虚易实，病情变化较快，故治疗小儿病，忌投峻攻，慎用补益，药量宜轻。即所谓"老人慎泻，少年慎补"。强壮的人，耐受攻伐，泻实清热，用药量宜稍大；虚弱之体，不耐攻伐，清热泻实，药量宜稍轻。而妇女有经、带、胎、产的生理与病理变化，在护理中都应予以注意。如妊娠期，当慎用或禁用峻下、破血、滑利、走窜和有毒药品；产后疾病要考虑气血亏虚及恶露等情况。

　　三因制宜的三个环节是密切相关而不可分割的，因时因地制宜强调了护理与天时地利的关系。因人制宜强调了不应孤立地只看病证，还应重视不同人体的不同特征。三因制宜的原则，充分体现了中医学的整体观念，反映了辨证施护在实际应用中的原则性和灵活性。因此，在临床护理中，只有全面、系统地看问题，具体情况做具体分析，因时、因地、因人制宜，确定正确的护理原则和方法，才能取得理想的效果。

【复习思考题】

　　1.案例分析题：

　　杨某，男，15岁，自幼偏食，经常性的饮食不调，两年来常觉头晕，神疲乏力，心慌气短，四肢倦怠，多梦，夜寐不安；近1周因复习迎考而头晕加重。请结合学过的中医护理原则，思考如何进行有效护理。

　　2.请试述"扶正祛邪"与"调整阴阳"的联系。

扫一扫，知答案

NOTE

扫一扫，看课件

第三章   经络腧穴概要

【学习目标】

识记：1. 经络、奇经八脉的概念和组成。

2. 十二经脉的走形、分布规律及表里络属关系。

3. 腧穴的分类及定位方法。

4. 常用十四经穴及经外奇穴的定位及主治。

理解：1. 十二经脉的交接流注规律。

2. 奇经八脉的作用、十二经脉附属部分及十五络脉。

3. 腧穴的概念、作用及特定穴。

4. 常用十四经穴及经外奇穴的操作方法。

应用：1. 正确运用腧穴定位方法。

2. 根据患者疾病的性质、主症、部位确定经络和常用腧穴进行治疗和护理；运用腧穴解决临床常见的护理问题。

【案例导入】

王某，女，40岁，两天前出现头项痛、后背疼痛发紧，骨节烦疼、恶风汗出，微恶寒、咳嗽、咯痰稀薄、色白，鼻塞、流清涕等症状，脉浮，舌苔白。自服感冒药后未见明显好转，遂来中医院就诊，医生诊断：感冒，外感风寒证型，予后背部足太阳膀胱经走罐，背俞穴闪罐及留罐，手太阴肺经顺经刮痧，列缺穴针刺泻法、少商穴放血针刺兼以中药处方，患者治疗后第二天症状明显缓解。

思考：请根据经络知识判断，患者的治疗经络是属于经脉还是络脉？是正经还是奇经？列缺、少商穴属于特定穴吗？是什么特定穴？

第一节   经络总论

一、经络的概念及组成

（一）经络的概念

经络是经脉和络脉的总称，是人体内运行气血的通道。经与络纵横交错，遍布于全身。经指经脉，有路径的含义，经脉贯通上下，沟通内外，是经络系统的主干；络指络脉，有网络的含义，为经脉别出的分支，较经脉细小。《灵枢·脉度》载："经脉为里，支而横者为络，络之别者为孙。"经络密切联系周身组织和器官，具有联系脏腑、沟通内外、运行气血、协调阴阳、抗御病邪、反映病证、传导感应、调整虚实等重要作用。

（二）经络的组成

经络系统由经脉和络脉组成（图 3–1）。其中经脉包括十二经脉、奇经八脉以及附属于十二经脉的十二经别、十二经筋、十二皮部；络脉包括十五络脉、浮络、孙络等。

二、十二经脉

十二经脉，即手三阴经（手太阴肺经、手厥阴心包经、手少阴心经）、手三阳经（手阳明大肠经、手少阳三焦经、手太阳小肠经）、足三阳经（足阳明胃经、足少阳胆经、足太阳膀胱经）、足三阴经（足太阴脾经、足厥阴肝经、足少阴肾经）的总称，是经络系统的主体，故又称为"十二正经"。

（一）十二经脉的命名

十二经脉的名称由手足、阴阳、脏腑三部分组成，是古人根据阴阳消长所衍化的三阴三阳，结合经脉循行于上肢和下肢的特点，以及经脉与脏腑相属的关系而确定的。

1. 手足　表示经脉在上下肢分布的不同，循行于上肢的为手经，循行于下肢的为足经。

2. 阴阳　表示经脉的阴阳属性及阴阳之气的盛衰。循行于肢体内侧的经脉为阴经，循行于肢体外侧的经脉为阳经。根据阴阳之气的盛衰，分为三阴三阳，阳气最盛为阳明，其次为太阳，再次为少阳；阴气最盛为太阴，其次为少阴，再次为厥阴。

3. 脏腑　表示经脉的脏腑属性，如心经表示该经脉属心脏，胆经表示该经脉属胆腑。且脏腑也有阴阳属性，脏属阴，腑属阳，因此，属脏的经脉为阴经，属腑的经脉为阳经。

（二）十二经脉的分布规律

十二经脉左右对称地分布于头面、躯干和四肢，纵贯全身。《灵枢·海论》记载："夫十二经脉者，内属于腑脏，外络于肢节。"

1. 内行部分　是指经脉进入胸腹腔内的部分，没有穴位分布，称为"无穴通路"，其作用主要是联属相关的脏腑及组织器官。

2. 外行部分　是指经脉循行分布于四肢、躯干及头面的部分，有穴位分布，称为"有穴通路"，是经脉的主要路线，一般是经穴图和经穴模型所标识的内容。

3. 体表分布规律

（1）四肢部：以正立姿势，两臂下垂，拇指向前的体位为标准。上肢的外侧是手三阳经，下肢的外侧是足三阳经。手足三阳经在四肢的排列是阳明在前，少阳在中，太阳在后。手三阴经在上肢的排列是太阴在前、厥阴在中、少阴在后。足三阴经在小腿下半部及足背的排列是厥阴在前、太阴在中、少阴在后，至内踝上 8 寸处足厥阴经与足太阴经交叉后，足厥阴经分布规律为太阴在前，厥阴在中，少阴在后。

（2）头面部：手足三阳经均到达头面，故称"头为诸阳之会"。其分布特点是：阳明经分布于面部、前额部；太阳经分布于面颊、后头及枕项部；少阳经分布于耳颞部；足厥阴经循行至颠顶部。其分布规律是：阳明在前，少阳在侧，太阳在后，厥阴在颠顶。

（3）躯干部：手三阴经均从胸部行于腋下；手三阳经行于肩颈部和肩胛部；足三阴经均行于胸腹面；足三阳经则是阳明经行于前（胸腹面）、少阳经行于中（外侧面）、太阳经行于后（背面）。行于腹面的经脉，正中线为任脉，自内向外的顺序依次为足少阴肾经、足阳明胃经、足太阴脾经和足厥阴肝经；行于腰背面的经脉，正中线为督脉，其外旁开 1.5 寸和 3 寸分别为足太阳膀胱经的两条支脉；足少阳胆经则缩行于躯干的胁肋部位。足少阳胆经的循行并不在腰背部，而是胁肋部位。

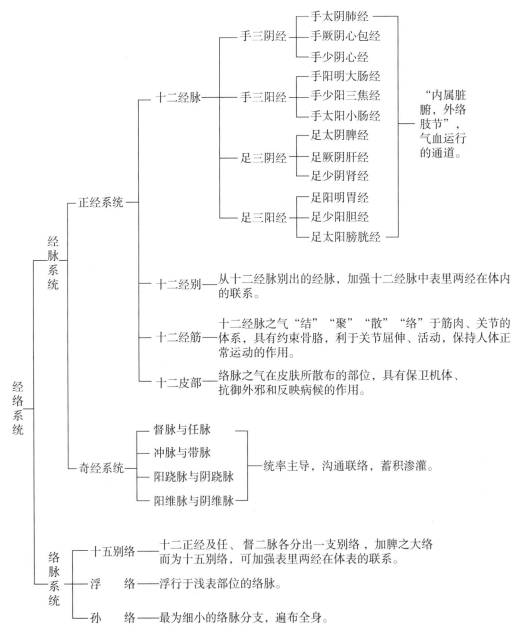

图 3-1　经络系统组成示意图

（三）十二经脉表里属络关系

十二经脉"内属于府藏，外络于肢节"，在体内与脏腑有明确的属络关系。其中阴经属脏络腑主里，阳经属腑络脏主表。手太阴肺经属肺络大肠，手阳明大肠经属大肠络肺；足阳明胃经属胃络脾，足太阴脾经属脾络胃；手少阴心经属心络小肠，手太阳小肠经属小肠络心，足太阳膀胱经属膀胱络肾，足少阴肾经属肾络膀胱；手厥阴心包经属心包络三焦，手少阳三焦经属三焦络心包；足少阳胆经属胆络肝，足厥阴肝经属肝络胆。

十二经脉除与脏腑有着密切的联系外，相互之间也存在着表里配对关系。《素问·血气形志》篇提出："足太阳与少阴为表里，少阳与厥阴为表里，阳明与太阴为表里，是为足阴阳也。手太阳与少阴为表里，少阳与厥阴为表里，阳明与太阴为表里，是为手之阴阳也。"即手太阴肺经与手阳明大肠经相表里，足阳明胃经与足太阴脾经相表里，手少阴心经与手太阳小肠经相表里，足太阳膀胱经与足少阴肾经相表里，手厥阴心包经与手少阳三焦经相表里，足少阳胆经与足厥阴肝经相表里。互为表里的经脉在生理上密切联系，病变时相互影响，治疗时相互为用。

（四）十二经脉循行与交接规律

1. 十二经脉的循行走向 手三阴经从胸走手，手三阳经从手走头，足三阳经从头走足，足三阴经从足走腹（胸）。正如《灵枢·逆顺肥瘦》所载："手之三阴，从藏走手；手之三阳，从手走头；足之三阳，从头走足；足之三阴，从足走腹。"

2. 十二经脉的交接规律

（1）相表里的阴经与阳经在四肢末端交接。①手太阴肺经在手食指与手阳明大肠经交接；②手少阴心经在手小指与手太阳小肠经交接；③手厥阴心包经在手环指与手少阳三焦经交接；④足阳明胃经在足大趾与足太阴脾经交接；⑤足太阳膀胱经在足小趾与足少阴肾经交接；⑥足少阳胆经在足大趾外端与足厥阴肝经交接。

（2）同名的阳经与阳经在头面部交接。①手阳明大肠经和足阳明胃经交接于鼻旁（迎香）；②手太阳小肠经与足太阳膀胱经在目内眦交接（睛明）；③手少阳三焦经与足少阳胆经交接于目外眦（瞳子髎）。

（3）相互衔接的阴经与阴经在胸中交接（图3-2）。①足太阴脾经与手少阴心经交接于心中；②足少阴肾经与手厥阴心包经交接于胸中；③足厥阴肝经与手太阴肺经交接于肺中。

（五）十二经脉气血流注规律

十二经脉的气血流注顺序有一定的规律。经脉运行气血，而气血是通过中焦受纳、腐熟水谷、化生水谷精微而产生，故十二经脉气血源于中焦。中焦所化生的气血，必先上注于肺，才能流注十二经脉，以营养五脏六腑、四肢百骸，故十二经脉以肺经为首。由肺经逐经相传，形成周而复始、如环无端的循环流注系统，将气血周流全身，使人体不断地得到营养而维持各组织器官的功能活动。具体的流注次序是：气血流注始于手太阴肺经，然后交手阳明大肠经，再交足阳明胃经、足太阴脾经，继交手少阴心经、手太阳小肠经、足太阳膀胱经、足少阴肾经、手厥阴心包经、手少阳三焦经、足少阳胆经、足厥阴肝经，自肝经上注肺，再返回至肺经，重新再循环，周而复始。正如《灵枢·卫气》载："阴阳相随，外内相贯，如环之无端。"

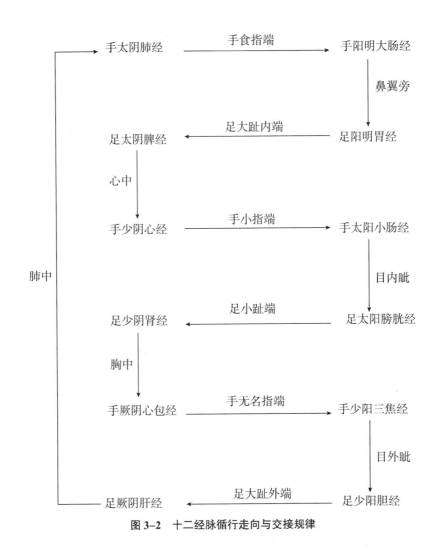

图 3-2　十二经脉循行走向与交接规律

三、奇经八脉

奇经八脉即别道奇行的经脉，有督脉、任脉、冲脉、带脉、阴维脉、阳维脉、阴跷脉、阳跷脉共 8 条，故称为奇经八脉。

（一）奇经八脉的命名与分布概况

奇经之"奇"有两个含义，一读为 qí，指奇特、奇异、不同于一般的意思。奇经八脉与十二正经不同，既不直属脏腑，除任、督二脉外又无专属穴位，且"别道奇行"，故称"奇经"。一读为 jī，单也，即奇经没有表里配合关系。

八脉中督、任、冲皆起于胞中，同出会阴，称为"一源三歧"。其中，督脉之"督"有总督之意，行于腰背正中，上至头面，总督全身阳经经气，称"阳脉之海"。任脉之"任"有妊养的意思，循行于腹胸正中，上抵颏部，调节全身阴经经气，称"阴脉之海"。冲脉之"冲"为要冲，与足少阴肾经相并上行，循行于腹部两侧，环绕口唇，可涵蓄调节十二经气血，称"十二经脉之海"，又称"血海"。带脉之"带"为腰带，起于胁下，绕行腰间一周，约束了纵行躯干部的诸条经脉。维脉之"维"，有维系、主持之意。阴维脉起于小腿内侧，沿腿股内侧上行，至咽喉与任脉会合。阳维脉起于足跗外侧，沿腿膝外侧上行，至项后与督脉相会。跷脉之"跷"有足跟之意，阴跷脉起于足跟内侧，随足少阴经上行，至目内眦与阳跷脉会合。阳跷脉起于足跟外侧，伴足太阳经上行，至目内眦与阴跷脉会合，再沿足太阳经上额，于项后会合足少阳经。

（二）奇经八脉的作用与临床意义

奇经八脉交错地循行分布于十二经之间，其作用主要体现在：

（1）统帅、主导作用。奇经八脉将部位相近、功能相似的经脉联系起来，达到统帅有关经脉气血、协调阴阳的作用。如阳维脉主一身之表，阴维脉主一身之里，具有维系一身阴经和阳经的作用。阴阳跷脉主肢体两侧的阴阳，调节下肢运动与司眼睑开合。

（2）沟通、联络作用。奇经八脉在循行分布过程中与其他各经相互交会沟通，加强了十二经脉之间的相互联系。如手足三阳经共会督脉于大椎，任脉关元、中极穴为足三阴经之交会，冲脉加强了足阳明与足少阴二经之间的联系，带脉横绕腰腹，联系着纵行于躯干的各条经脉等。

（3）蓄积、渗灌的调节作用。奇经八脉纵横交错循行于十二经脉之间，当十二经脉和脏腑之气旺盛时，奇经加以储蓄；当十二经脉生理功能需要时，奇经又能渗灌和供应。正如《难经·二十八难》所说："比于圣人图设沟渠，沟渠满溢，流于深湖，故圣人不复拘通也。而人脉隆盛，入于八脉而不环周，故十二经亦不能拘之。"

四、十二经脉附属部分

（一）十二经别

1.定义　是十二正经离、入、出、合的别行部分，是正经别行深入体腔的支脉。

2.特点　具有离、入、出、合的循行特点。

（1）"离"指从四肢肘、膝关节以上的正经别出；

（2）"入"指进入体腔与相关脏腑联系；

（3）"出"指在头项部浅出于体表；

（4）"合"指在头项部阳经经别合于本经经脉，阴经经别则合于其相表里的阳经经脉，形成"六合"。

3.作用

（1）补充了十二正经循行的不足；

（2）加强了十二经脉中表里经脉在体内的联系；

（3）加强了十二经脉对头面的联系，突出了头面部的重要性；

（4）扩大了手足三阴经穴位的治疗范围。

（二）十二经筋

1.定义　十二经脉之气濡养筋肉、骨节的体系，是附属于十二经脉的筋膜系统。

2.特点

（1）从四肢末端向心性走行；

（2）遇关节骨骼则结或聚，遇躯干则布或散；

（3）行于体表，不入内脏；

（4）有刚筋、柔筋的分布特点；

（5）结聚特点：手三阴经筋结于贲（胸）；手三阳经筋结于角（头）；足三阳经筋结于烦

（面）；足三阴经筋结于阴器（腹）。

3.作用   约束骨骼，屈伸关节，维持人体正常运动功能。

（三）十二皮部

1.定义   十二皮部是十二经脉功能活动反映于体表的部位，也是络脉之气散布之所在。

2.特点   是十二经脉在体表皮肤上的分属部分。

3.作用   是机体的卫外屏障，有保卫机体，抗御外邪和反映病证的作用。

五、十五络脉

1.定义   十二经脉和任、督二脉各自别出一络，加上脾之大络，总计15条，称为十五络脉。

2.命名   分别以其发出处的腧穴命名。

3.分布

（1）十二经脉的别络均从本经四肢肘、膝关节以下的络穴分支，走向其相表里经脉。

（2）任脉的别络从鸠尾分出以后散布于腹部。

（3）督脉的别络从长强分出后散布于头、背。

（4）脾之大络从大包分出散布于胸胁。

4.作用

（1）四肢部的络脉主要是沟通表里两经的经气，补充十二经脉循行之不足。

（2）躯干部的别络主要是沟通了腹、背和全身的经气，起到了渗灌气血濡养全身的作用。

第二节   腧穴总论

一、腧穴的概念

腧穴是人体脏腑经络之气血输注于体表的特殊部位。"腧"又作"俞"，通"输"，有输注、转输的意思；"穴"原意为"土室"，引申指孔隙、空窍、凹陷处。腧穴在《黄帝内经》中又有"节""会""气穴""气府""骨空"等名称；《针灸甲乙经》称"孔穴"，《太平圣惠方》称"穴道"，《铜人腧穴针灸图经》通称"腧穴"，《神灸经纶》则称为"穴位"。

腧穴是疾病的反应处，与脏腑、经络有密切关系。《素问·气府论》篇将腧穴解释为"脉气所发"。《灵枢·九针十二原》说："节之交，三百六十五会……所言节者，神气之所游行出入也，非皮肉筋骨也。"《灵枢·小针解》作了解释："节之交，三百六十五会者，络脉之渗灌诸节者也。"腧穴归于经络，经络属于脏腑，故腧穴与脏腑脉气相通。《素问·调经论》篇曰："五脏之道，皆出于经隧，以行血气。"《灵枢·海论》曰："夫十二经脉者，内属于腑脏，外络于肢节。"明确指出了脏腑、经络、腧穴之间的关系。《千金翼方·针灸下》进一步指出："凡孔穴者，是经络所行往来处，引气远入抽病也。"说明如果在体表的穴位上施以针或灸，就能够"引气远入"而治疗病证。脏腑病变又可从经络反映到相应的腧穴。

二、腧穴的分类

腧穴一般分为经穴、奇穴和阿是穴三类。

（一）十四经穴

凡归属于十二经脉和任脉、督脉的腧穴，亦即归属于十四经的穴位，总称"十四经穴"，简称"经穴"。经穴都有具体的穴名和固定的位置，分布在十四经循行路线上，有明确的针灸主治证。2006 年颁布的中华人民共和国国家标准《经穴部位》将印堂归于督脉，经穴总数加至 362 个。

（二）奇穴

凡未归入十四经穴范围，而有具体的位置和名称的经验效穴，统称"经外奇穴"，简称"奇穴"。奇穴是"阿是穴"基础上发展起来的，这类腧穴的主治范围比较单一，多数对某些病证有特殊疗效，如百劳穴治瘰疬、四缝穴治小儿疳积等。

历代文献有关奇穴的记载很多，如《备急千金要方》载有奇穴 187 个，均散见于各类病证的治疗篇中。但这时没有"奇穴"这一称法，只因其取穴法不同于经穴，都把它算成奇穴。奇穴的分布较为分散，有的在十四经循行路线上；有的虽不在十四经循行路线上，但却与经络系统有着密切联系；有的奇穴并不是指一个穴位，而是多个穴位的组合，如十宣、八邪、八风、华佗夹脊等；有些虽名为奇穴，但实际上就是经穴，如胞门、子户实际就是水道穴，四花就是胆俞、膈俞四穴，灸痨穴就是心俞二穴。

（三）阿是穴

阿是穴又称天应穴、不定穴等，通常是指该处既不是经穴，又不是奇穴，只是按压痛点取穴。这类穴既无具体名称，又无固定位置，而是以压痛或其他反应点作为施术部位。这种取穴法，出自《黄帝内经》之"以痛为输"。《素问·缪刺论》："疾按之应手如痛，刺之。"《素问·骨空论》说："切之坚痛如筋者灸之。"

三、腧穴的作用

通过针刺、艾灸、按摩等对腧穴的刺激可以达到通其经脉，调其气血，使阴阳归于平衡，脏腑和调，从而达到扶正祛邪的目的。腧穴的主治作用有以下三个方面的特点。

（一）近治作用

近治作用，又称局部作用，这是经穴、奇穴和阿是穴共有的主治作用特点，即腧穴都能治疗其所在部位及邻近组织、器官的病证，如眼区的睛明、承泣、四白各穴，均能治眼病；耳区的听宫、听会、翳风、耳门诸穴均能治疗耳病；胃部的中脘、建里、梁门等穴，均能治疗胃病。邻近作用还可包括较宽的范围。

（二）远治作用

远治作用，又称循经作用，是指腧穴具有治疗本经循行所到达的远隔部位的脏腑、组织器官病证的作用，即"经脉所过，主治所及"。十四经穴，尤其是十二经脉在四肢肘膝关节以下的经穴，远治作用尤为突出。如合谷穴，不仅能治上肢病证，而且能治颈部和头面部病证；足三里穴不但能治下肢病证，而且能治胃肠以及更高部位的病证。

（三）特殊作用

除了近治和远治作用外，腧穴还具有双向调整、整体调整和相对的特异治疗作用。很多腧穴都有双向调整作用，如针刺天枢泄泻时能止泻，便秘时则能通便；心动过速时针刺内关能减慢心率，心动过缓时针刺则可加快心率。有些穴位还能调治全身性的病证，这在手足阳明经穴和任督脉经穴中更为多见，如合谷、曲池、大椎可治外感发热；足三里、关元、膏肓具有增强人体防卫和免疫功能的作用。有些穴位的治疗作用还具有相对的特异性，如至阴穴可矫正胎位、阑尾穴可治阑尾炎等。

四、特定穴

十四经中具有特殊性能和治疗作用并有特定称号的腧穴，称为特定穴。因其作用不同，分布的部位不同而有不同的名称。五输穴、原穴、络穴、郄穴、下合穴、八脉交会穴分布在四肢部；背俞穴、募穴分布于躯干部；八会穴、交会穴散布于四肢及躯干。

（一）五输穴

十二经脉分布在肘膝关节以下，从四肢末梢向肘膝方向排列的五个特定腧穴，依次命名为"井、荥、输、经、合"，合称"五输穴"。五输穴以水流大小的不同名称命名，比喻各经脉的脉气自四肢末端向上，像水流一样由小到大、由浅入深。"井"，意为谷井，喻作山谷之泉，是水之源头，即"所出为井"，井穴分布在指或趾末端，是经气所出的部位；"荥"，意为小水，喻作刚出的水流尚微，萦迂未成大流，即"所溜为荥"，分布于掌指或跖趾关节之前，是经气开始流动的部位；"输"，有输注之意，喻作水流由小到大，由浅渐深，即"所注为输"，输穴分布于掌指或跖趾关节之后，是经气渐盛，由此注彼的部位；"经"，意为水流宽大，畅通无阻，即"所行为经"，经穴多位于腕、踝关节以上，是经气正盛运行经过的部位；"合"，有汇合之意，喻作江河之水汇合入湖海，即"所入为合"，合穴位于肘膝关节附近，是经气由此深入，进而汇合于脏腑的部位。五输穴与五行相配，故又有"五行输"之称（表3-1、表3-2）。

表3-1   六阴经五输穴及与五行配属表

六阴经		井（木）	荥（火）	输（土）	经（金）	合（水）
手三阴	肺（金）	少商	鱼际	太渊	经渠	尺泽
	心包（相火）	中冲	劳宫	大陵	间使	曲泽
	心（火）	少冲	少府	神门	灵道	少海
足三阴	脾（土）	隐白	大都	太白	商丘	阴陵泉
	肝（木）	大敦	行间	太冲	中封	曲泉
	肾（水）	涌泉	然谷	太溪	复溜	阴谷

表3-2   六阳经五输穴及与五行配属表

六阳经		井（金）	荥（水）	输（木）	经（火）	合（土）
手三阳	大肠（金）	商阳	二间	三间	阳溪	曲池
	三焦（相火）	关冲	液门	中渚	支沟	天井
	小肠（火）	少泽	前谷	后溪	阳谷	小海

续表

六阳经		井（金）	荥（水）	输（木）	经（火）	合（土）
足三阳	胃（土）	历兑	内庭	陷谷	解溪	足三里
	胆（木）	窍阴	侠溪	足临泣	阳辅	阳陵泉
	膀胱（水）	至阴	通谷	束谷	昆仑	委中

（二）原穴

原穴是脏腑原气输注、经过和留止于十二经脉四肢部的腧穴，又称"十二原"，分布于十二经脉腕踝关节附近。原穴能直接反映脏腑原气的变化情况，因此在临床上可帮助诊断和治疗脏腑疾病（表3-3）。

表 3-3　十二经原穴表

手三阴（原穴）			足三阴（原穴）		
肺经	心包经	心经	脾经	肝经	肾经
太渊	大陵	神门	太白	太冲	太溪
手三阳（原穴）			足三阳（原穴）		
小肠经	三焦经	大肠经	膀胱经	胆经	胃经
腕骨	阳池	合谷	京骨	丘墟	冲阳

（三）络穴

十五络脉从经脉分出的部位各有一个腧穴，称为络穴。十二经脉的络穴多位于四肢肘、膝关节以下，加上任脉络穴"鸠尾"位于"上腹部"，督脉络穴"长强"位于"尾骶部"，脾之大络"大包"位于"胸胁部"，共十五穴，故又称"十五络穴"（表3-4）。

表 3-4　十五络穴表

手三阴（络穴）			足三阴（络穴）		
肺经	心包经	心经	脾经	肝经	肾经
列缺	内关	通里	公孙	蠡沟	大钟
手三阳（络穴）			足三阳（络穴）		
小肠经	三焦经	大肠经	膀胱经	胆经	胃经
支正	外关	偏历	飞扬	光明	丰隆

（四）郄穴

郄穴是各经脉在四肢部经气深聚的部位。十二经脉和奇经八脉中的阴跷、阳跷、阴维、阳维脉各有一个郄穴，合为十六郄穴，除胃经的梁丘之外，都分布于四肢肘、膝关节以下。郄穴擅长治疗本经循行部位及所属脏腑的急性病证。阴经郄穴多治血证，阳经郄穴多治急性疼痛（表3-5）。

表 3-5　十六郄穴表

阴维脉		阳维脉		阴跷脉	阳跷脉
筑宾		阳交		交信	跗阳
手三阴（郄穴）				足三阴（郄穴）	
肺经	心包经	心经	脾经	肝经	肾经
孔最	郄门	阴郄	地机	中都	水泉
手三阳（郄穴）				足三阳（郄穴）	
小肠经	三焦经	大肠经	膀胱经	胆经	胃经
养老	会宗	温溜	金门	外丘	梁丘

（五）八脉交会穴

八脉交会穴是十二经脉与奇经八脉相通的八个腧穴。又称"交经八穴""八脉八穴""流注八穴"，均位于腕踝部的上下。八脉交会穴既可以治疗本经及奇经八脉的病变，也可以治疗所相通奇经八脉的病证（表 3-6）。

表 3-6　八脉交会穴表

经属	八穴	通八脉	会合部位
足太阴	公孙	冲脉	胃、心、胸
手厥阴	内关	阴维	
手少阳	外关	阳维	目外眦、颊、颈、耳后、肩
足少阳	足临泣	带脉	
手太阳	后溪	督脉	目内眦、项、耳、肩胛
足太阳	申脉	阳跷	
手太阴	列缺	任脉	胸、肺、膈、喉咙
足少阴	照海	阴跷	

（六）下合穴

下合穴是六腑之气下合于下肢足三阳经的六个腧穴，又称"六腑下合穴"，主要分布于下肢膝关节附近。下合穴共有六个，其中胃、胆、膀胱三腑的下合穴位于本经，即本经五输穴中的合穴；大肠、小肠的下合穴同位于胃经，三焦的下合穴位于膀胱经。下合穴以治疗腑病为主，《素问·咳论》云"治府者治其合"（表 3-7）。

表 3-7　下合穴表

小肠经	三焦经	大肠经	膀胱经	胆经	胃经
下巨虚	委阳	上巨虚	委中	阳陵泉	足三里

（七）背腧穴

背腧穴是脏腑之气输注于背腰部的腧穴。六脏六腑各有一个背腧穴，共十二个。背腧穴均位于背腰部足太阳膀胱经第 1 侧线上，大体依脏腑位置的高低而上下排列，并分别冠以脏腑之名。背腧穴能治疗相应的脏腑疾病及与疾病相关的神志病和相关的器官病（表3-8）。

表3-8 背腧穴表

平胸椎棘突下缘						
3	4	5	9	10	11	12
肺俞	厥阴俞	心俞	肝俞	胆俞	脾俞	胃俞
平腰椎棘突下缘			平骶后孔			
1	2	4	1		2	
三焦俞	肾俞	大肠俞	小肠俞		膀胱俞	

（八）募穴

募穴脏腑之气汇聚于胸腹部的腧穴，又称"腹募穴"。六脏六腑各有一个募穴，共十二个。募穴均位于胸腹部有关经脉上，其位置与其相关脏腑所处部位相对应。募穴多用于治疗六腑疾病（表3-9）。

表3-9 募穴表

手三阴（募穴）			足三阴（募穴）		
肺经	心包经	心经	脾经	肝经	肾经
中府	膻中	巨阙	章门	期门	京门
手三阳（募穴）			足三阳（募穴）		
小肠经	三焦经	大肠经	膀胱经	胆经	胃经
关元	石门	天枢	中极	日月	中脘

（九）八会穴

八会穴是脏、腑、气、血、筋、脉、骨、髓等精气汇聚的八个腧穴。分布于躯干部和四肢部，分别治疗脏、腑、气、血、筋、脉、骨、髓等方面的病证（表3-10）。

表3-10 八会穴表

脏会	腑会	气会	血会	筋会	脉会	骨会	髓会
章门	中脘	膻中	膈俞	阳陵泉	太渊	大杼	悬钟

（十）交会穴

交会穴是指两经或两经以上的经脉相交会合的腧穴，多分布于头面及躯干部，一般阳经多与阳经相交，阴经多与阴经相交，可以治疗本经及相交经脉的病变。

五、腧穴的定位方法

腧穴定位法又称取穴法，是指确定腧穴位置的基本方法。确定腧穴位置，要以体表标志为主要依据；在距离标志较远的部位，则于两标志之间折合一定的比例寸，即"骨度分寸"，用此"寸"表示上下、左右的距离；取穴时，用手指比量这种距离，则有手指"同身寸"的应用。临床上常用的腧穴定位法有体表标志定位法、骨度分寸定位法、手指同身寸定位法和简便取穴定位法。

（一）体表标志定位法

体表标志定位法是以人体的各种体表标志为依据来确定穴位位置的方法，又称自然标定位法。体表标志主要指分布于全身体表的骨性标志和肌性标志，可分为固定标志和活动标志两类。

1. 固定标志　是指利用五官、毛发、爪甲、乳头、脐窝和骨节凸起、凹陷及肌肉隆起等固定标志来取穴的方法。如鼻尖取素髎，两眉中间取印堂，两乳中间取膻中，脐旁 2 寸取天枢，锁骨肩峰端与肩胛冈分歧处取巨骨，胸骨下端与肋软骨分歧处取中庭等。此外，肩胛冈平第 3 胸椎棘突，肩胛骨下角平第 7 胸椎棘突，髂嵴平第 4 腰椎棘突。

2. 活动标志　是指利用关节、肌肉、皮肤随活动而出现的孔隙、凹陷、皱纹等活动标志来取穴的方法。如耳门、听宫、听会等应张口取穴；下关应闭口取穴；曲池宜屈肘于横纹头处取之；外展上臂时肩峰前下方的凹陷中取肩髃；取阳溪穴时应将拇指翘起，当拇长、短伸肌腱之间的凹陷中取之；取养老穴时，应正坐屈肘，掌心向胸，当尺骨茎突桡侧骨缝中取之。

人体体表标志，尤其是固定标志的位置恒定不变，用这些标志定穴是准确性最高的取穴方法，故此法是确定腧穴位置的主要依据。但由于全身腧穴中分布于体表标志处的仅限于部分穴位，故此法也有一定的局限性。

（二）骨度分寸定位法

骨度分寸法古称"骨度法"，即以骨节为主要标志量周身各部的长短，并依其尺寸按比例折算作为定穴的标准。《太素·骨度》记载："以此为定分，立经脉，并取空穴。"分部折寸以被取穴者本人的身材为依据。此法的记载，最早见于《灵枢·骨度》篇，其所测量的人体高度为七尺五寸，其横度（两臂外展，两手平伸，以中指端为准）也是七尺五寸。取用时，将设定的骨节两端之间的长度折成为一定的等份，每一等份为一寸。不论男女老幼、肥瘦高矮，一概以此标准折量作为量取腧穴的依据。

骨度分寸法通常是以体表标志为基准，测量全身各部的长度或宽度，实际上是体表标志定位法应用的扩大，可补充体表标志定位法的局限性，是临床常用、适用穴位多、准确性较高的腧穴定位法（表 3-11 ～表 3-13）。

表 3-11　骨度分寸法（前面观）

部位	起止点	骨度	度量	说明
头部	前两额头角（头维）之间	9寸	横寸	头前部横向
胸腹部	天突（胸骨上窝）至歧骨（胸剑联合）	9寸	直寸	1.胸部与肋部取穴直寸，一般根据肋骨计算，每一肋骨折作1寸6分 2."天突"指穴名的部位
	歧骨（胸剑联合中点）至脐中	8寸		
	脐中至横骨上廉（耻骨联合上缘）	8寸		
	两乳头之间	8寸	横寸	胸腹部取穴的横寸，可根据两乳头之间的距离折量。女性可用左右缺盆穴之间的宽度来代替两乳头之间的横寸

续表

部位	起止点	骨度	度量	说明
上肢部	腋前、后纹头（腋前皱襞）至肘横纹	9寸	直寸	用于手三阴、手三阳经的骨度分寸
	肘横纹（平肘尖）至腕掌（背）横纹	12寸		
下肢部	耻骨联合上缘至股骨内上髁上缘	18寸	直寸	用于足三阴经的骨度分寸
	胫骨内侧髁下方至内踝尖	13寸		
	股骨大转子至腘横纹	19寸	直寸	1. 用于足三阴经的骨度分寸 2. "膝中"的水平线：前面相当于犊鼻穴，后面相当于委中穴
	股骨内上髁上缘至胫骨内侧髁下	3寸		
	腘横纹到外踝尖	16寸		

表 3-12　骨度分寸法（后面观）

部位	起止点	骨度	度量	说明
头部	耳后两完骨（乳突）之间	9寸	横寸	用于量头部的横寸
背腰部	肩胛骨内缘至后正中线	3寸	横寸	背部腧穴根据脊椎定穴。一般临床取穴，肩胛骨下角相当第7（胸）椎，髂嵴相当第16椎（第4腰椎棘突）
	肩峰缘至后正中线	8寸		
下肢部	臀沟至腘横纹	14寸	直寸	
	腘横纹至外踝尖	16寸		

表 3-13　骨度分寸法（侧面观）

部位	起止点	骨度	度量	说明
头部	前发际正中至后发际正中	12寸	直寸	头部纵向
	眉间（印堂）至前发际正中	3寸	直寸	头前部纵向
	第7颈椎棘突下（大椎）至后发际正中	3寸	直寸	后项部纵向
	眉间（印堂）至第7颈椎棘突下（大椎）	18寸	直寸	头部纵向
侧胸部	腋窝顶点至第十一肋游离端（章门）	12寸	直寸	
下肢部	腘横纹到外踝尖	16寸	直寸	

（三）手指同身寸定位法

手指同身寸定位法是指以被取穴者本人的手指为尺寸折量标准来量取穴位的定位方法，又称手指比量法和指寸法。此法常用中指同身寸、拇指同身寸和横指同身寸三种。

1. 中指同身寸　中指同身寸是以被取穴者中指屈曲时中节桡侧两端纹头之间的距离为 1 寸（图 3-3）。具体取穴时，应当在骨度分寸法的基础上，参照被取穴者自身的手指进行比量，并结合一些简单的体表标志取穴方法，以确定腧穴定位。

2. 拇指同身寸　拇指同身寸是以被取穴者拇指指骨间关节之宽度为 1 寸（图 3-3）。与中指同身寸比较，拇指同身寸标志清晰，应用方便，故是指寸法中较为常用的一种。

3. 横指同身寸　横指同身寸是当被取穴者第 2～5 指并拢时中指近侧指骨间关节横纹水平的四指宽度为 3 寸（图 3-3）。四横指为一夫，合 3 寸，故此法又称"一夫法"，横指同身寸也是指寸法中较为常用的一种。

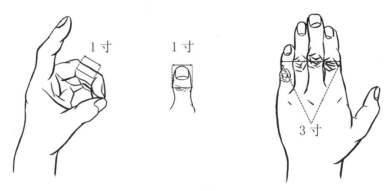

图 3-3　手指同身寸

（四）简便取穴法

简便取穴法是一种简便易行的腧穴定位方法。常用的简便取穴方法有：两手伸开，于虎口交叉，当示指端处取列缺；半握拳，当中指端所指处取劳宫；两手自然下垂，于中指端处取风市；垂肩屈肘于平肘尖处取章门；两耳角直上连线中点取百会等。

第三节　十四经脉及常用腧穴

一、十四经穴

1. 手太阴肺经

本经从胸走手，起于中焦，向下络大肠，再返回沿贲门，通过膈肌，入属于肺，从肺系（气管、喉咙）横出腋下，下循上臂内侧，行于手少阴、手厥阴经之前，下过肘中，沿前臂内侧桡骨下缘，进入寸口（桡动脉搏动处），上行于大鱼际部，沿其边际，出大指末端，止于少商。

其支脉，从腕后走向食指桡侧，出其末端。

本经左右各 11 穴（图 3-4），胸前外上部分布 2 穴，上肢掌面桡侧分布 9 穴。主治肺系病证及经脉循行部位的其他病证。常用腧穴的定位、主治和操作方法见表 3-14。

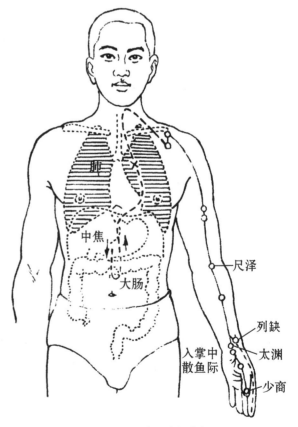

图 3-4　手太阴肺经腧穴

表 3-14　手太阴肺经常用腧穴

穴位	定位	主治	操作
尺泽	在肘横纹上，肱二头肌腱桡侧凹陷中	咳嗽，气喘，咯血，咽喉肿痛；干呕，泄泻；肘臂痛	直刺 0.8～1.2 寸，或点刺出血；可灸；一指禅推法，点、按、揉法
列缺	腕掌侧远端横纹上 1.5 寸 简便取穴：两手虎口自然平直交叉，一手食指按在另一手桡骨茎突上，指尖下凹陷处	咳嗽，气喘，咯血，咽喉肿痛；齿痛，头痛，项强；手腕痛	向上斜刺 0.3～0.5 寸；可灸；一指禅推法，点、按、揉法
太渊	桡骨茎突与舟状骨之间，拇长展肌腱尺侧凹陷中	咳嗽，气喘，咯血，咽喉肿痛；腕臂痛	避开桡动脉，直刺 0.3～0.5 寸；可灸；一指禅推法，点、按、揉法
少商	拇指末节桡侧，指甲根角侧上方 0.1 寸	咳嗽，咽喉肿痛，鼻衄；小儿惊狂；手指挛痛	浅刺 0.1 寸，或点刺出血；可灸；掐法

2. 手阳明大肠经

本经从手走头，起于食指末端（商阳），沿食指桡侧缘，行至第 1、2 掌骨间，继入两筋（指拇长伸肌腱与拇短伸肌腱）之中，沿前臂桡侧，入肘外侧，行上臂外侧前边，上肩，至肩峰前侧，上至颈部（大椎），下入锁骨上窝（缺盆），络肺，过横膈，下属大肠。

其支脉，从锁骨上窝（缺盆）部上行颈部两旁，至面颊，入下齿，出而夹口旁，交人中，左脉向右，右脉向左，上止鼻孔旁，止于迎香。

本经左右各 20 穴（图 3-5），上肢背面桡侧分布 14 穴，肩、颈和面部分布 6 穴。主治胃肠病、头面五官病、热病、神志病及经脉循行部位的其他病证。常用腧穴的定位、主治和操作方法见表 3-15。

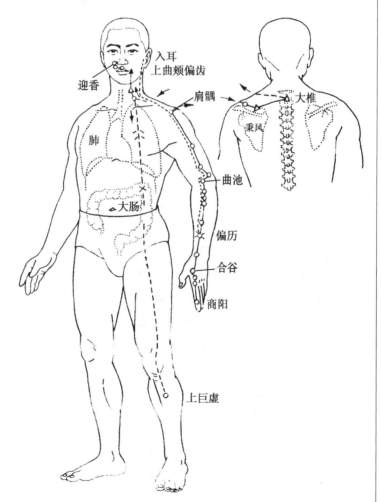

图 3-5　手阳明大肠经腧穴

NOTE

表 3-15　手阳明大肠经常用腧穴

穴位	定位	主治	操作
合谷	第 2 掌骨桡侧的中点处 简便取穴：以一手的拇指指间关节横纹，放在另一手拇指、食指之间的指蹼缘上，当拇指尖下是穴，又名虎口	头痛，目赤肿痛，齿痛，咽喉肿痛，鼻衄，耳聋，口眼㖞斜，口噤，热病，多汗，无汗，痛经，经闭，滞产；中风失语，上肢不遂	直刺 0.5～1 寸；可灸；一指禅推法，点、按、揉法
曲池	尺泽与肱骨外上髁连线的中点	咽喉肿痛，齿痛，目疾；瘾疹，湿疹，瘰疬；热病，惊痫；手臂肿痛，上肢不遂	直刺 1～1.5 寸；可灸；一指禅推法，点、按、揉法
肩髃	肩峰外侧前缘与肱骨大结节两骨间凹陷中简便取穴：屈臂外展，肩峰外侧缘出现前后两个凹陷，前下方的凹陷即是本穴	风疹；上肢不遂，肩臂疼痛	直刺或向下斜刺 0.8～1.5 寸，肩周炎宜向肩关节直刺，上肢不遂宜向三角肌方向斜刺；可灸；一指禅推法，点、按、揉法
迎香	鼻翼外缘中点旁，鼻唇沟中	鼻塞，鼻渊，衄血；口㖞，面肿	平刺或斜刺 0.3～0.5 寸；不宜灸；一指禅推法，点、按、揉法

3. 足阳明胃经

本经从头走足，起于鼻，与足太阳经交于鼻根部，向下沿鼻外侧，入上齿中，出而夹口旁，环口唇，向下交承浆穴；返回沿下颌出面颈动脉（大迎），至下颌角（颊车），上耳前，经颧弓上（上关），沿发际，至前额。

其支脉，从大迎前向下，经颈动脉部（人迎），沿喉咙，入缺盆，下行至横膈，属胃，络脾。

其主干，从缺盆向下，经乳内缘，下至脐旁，入气街。

其支脉，从胃口（幽门）向下，沿腹里，至气街与主干相会，继而下行经髀关穴，抵伏兔穴，至膝髌中，经胫骨前外缘下至足背，入中趾内侧。

其支脉，从膝下三寸处分出，入中趾外侧。

其支脉，从足背分出，入大趾次趾间，出大趾末端。

本经左右各 45 穴（图 3-6），头面及颈部分布 12 穴，胸腹部分布 18 穴，下肢前外侧面及足部分布 15 穴。主治胃肠病、头面五官病、热病、神志病及经脉循行部位的其他病证。常用腧穴的定位、主治和操作方法见表 3-16。

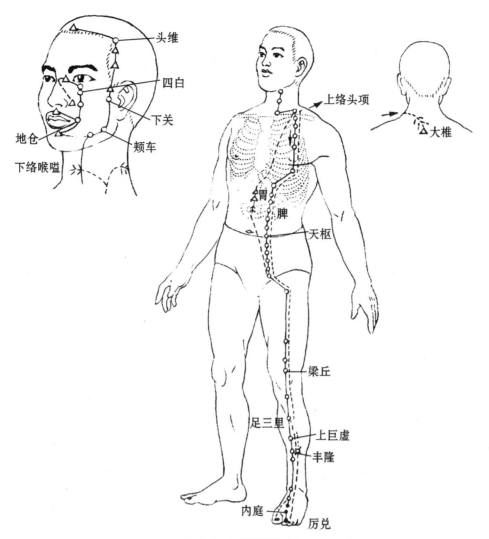

图 3-6 足阳明胃经腧穴

表 3-16 足阳明胃经常用腧穴

穴位	定位	主治	操作
四白	眶下孔处	目赤肿痛，迎风流泪，目翳，眼睑瞤动；面痛，面肌抽搐，口眼㖞斜；头痛，眩晕	直刺或微向上斜刺 0.3～0.5 寸，不可深刺，以免伤及眼球，不可过度提插捻转；禁灸；点、按、揉法
地仓	口角旁开 0.4 寸（指寸）	口眼㖞斜，语言謇涩，流涎	斜刺或平刺 0.5～0.8 寸，可向颊车穴透刺；可灸；点、按、揉法
颊车	下颌角前上方一横指（中指）简便取穴：沿下颌角角平分线上一横指，闭口咬紧牙齿时咬肌隆起，放松时按之有凹陷	齿痛，颊肿，口眼㖞斜，口噤	直刺 0.3～0.5 寸，或平刺 0.5～1 寸；可向地仓透刺；可灸；点、按、揉法
下关	颧弓下缘中央与下颌切迹之间凹陷中，闭口取穴	齿痛，面肿，口眼㖞斜，下颌关节脱位；耳聋，耳鸣	直刺 0.5～1 寸，留针时不可做张口动作，以免折针；可灸；点、按、揉法

续表

穴位	定位	主治	操作
头维	额角发际直上 0.5 寸，头正中线旁开 4.5 寸	头痛，目痛，流泪，目视不明，眼睑瞤动	平刺 0.5～0.8 寸；不宜灸，按、揉法
天枢	横平脐，前正中线旁开 2 寸	腹痛，腹胀，泄泻，肠鸣，便秘；月经不调，痛经	直刺 1～1.5 寸；可灸；一指禅推法，点、按、揉法
梁丘	髌底上 2 寸，股外侧肌与股直肌肌腱之间	胃痛；乳痛，乳痈；膝肿痛，下肢不遂	直刺 1～1.5 寸；可灸；一指禅推法，点、按、揉法
足三里	犊鼻下 3 寸，胫骨前缘外一横指处（中指），犊鼻与解溪连线上	胃痛，呕吐，呃逆，噎膈，腹胀，腹痛，泄泻，肠鸣，便秘；热病，癫狂；乳痈；膝足肿痛；虚劳诸证，为强壮保健要穴	直刺 1～2 寸；可灸，强壮保健温灸法；一指禅推法，点、按、揉法
上巨虚	犊鼻下 6 寸，犊鼻与解溪连线上	腹痛，泄泻，便秘，肠鸣，肠痈；下肢痿痹	直刺 1～1.5 寸；可灸；一指禅推法，点、按、揉法
丰隆	在外踝上 8 寸，距胫骨前缘外二横指（中指） 简便取穴：犊鼻与解溪连线中点，条口外一横指处	腹痛，腹胀，便秘；咳嗽，哮喘，咽喉肿痛，胸痛；眩晕，头痛，癫狂；下肢痿痹	直刺 1～1.5 寸；可灸；一指禅推法，点、按、揉法
内庭	足背第 2、3 趾间，趾蹼缘后方赤白肉际处	腹胀，泄泻，食欲不振；齿痛，咽喉肿痛，鼻衄，口眼㖞斜；热病；足背肿痛	直刺或斜刺 0.5～1 寸；可灸；点、按、揉法

4. 足太阴脾经

本经从足走胸，起于大趾内侧端部（隐白），沿其内侧赤白肉际，经核骨（第 1 跖趾关节内侧）后，上内踝前缘，入小腿腓肠肌内，行胫骨后，交足厥阴肝经之前，上膝股内侧前缘，入腹部，属脾，络胃，上膈肌，夹食管旁，至舌根部，散布舌下。

其支脉，从胃部分出，上过膈肌，入心中。

本经左右各 21 个穴（图 3-7），下肢内侧面分布 11 穴，侧胸腹部分布 10 穴。主治脾胃病、前阴病、妇科病及经脉循行部位的其他病证。常用腧穴的定位、主治和操作方法见表 3-17。

表 3-17　足太阴脾经常用腧穴

穴位	定位	主治	操作
公孙	第 1 跖骨底的前下缘赤白肉际处	胃痛，呕吐，腹痛，腹胀，腹泻，痢疾；心烦，失眠，狂证	直刺 0.6～1 寸；可灸；点、按、揉法
三阴交	内踝尖上 3 寸，胫骨内侧面后缘	腹胀，肠鸣，泄泻；月经不调，崩漏，带下，阴挺，不孕，滞产；遗精，阳痿，遗尿，小便不利，疝气；下肢痿痹	直刺 1～1.5 寸；孕妇禁针；可灸；一指禅推法，点、按、揉法
阴陵泉	胫骨内侧髁下缘与胫骨内侧缘之间的凹陷中	腹胀，泄泻，痛经，月经不调，小便不利，遗尿，遗精；膝痛；水肿	直刺 1～2 寸；可灸；一指禅推法，点、按、揉法
血海	髌骨底内侧端上 2 寸，股内侧肌隆起处 简便取穴：患者屈膝，医者以左手掌心按于患者右膝髌骨上缘，二至五指向上伸直，拇指约呈 45°斜置，拇指尖下即是此穴	月经不调，崩漏，经闭；风疹，湿疹	直刺 1～1.5 寸；可灸；点、按、揉法

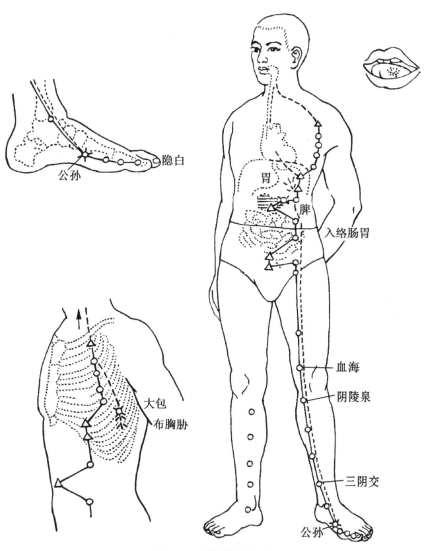

图 3-7　足太阴脾经腧穴

5. 手少阴心经

本经从胸走手，起于心中，出属心系，下过膈肌，络小肠。其支脉，从心系夹食道上行，系目系。

其主干，从心系上行至肺，横行出于腋下，沿上臂内侧后缘，行于手太阴、手厥阴经之后，过肘内，沿前臂内侧后缘行至掌后豌豆骨，入掌内后缘，沿小指桡侧至其端。

本经左右各 9 穴（图 3-8），腋窝下分布 1 穴，上肢尺侧掌面分布 8 穴。主治心、胸、神志病及经脉循行部位的其他病证。常用腧穴的定位、主治和操作方法见表 3-18。

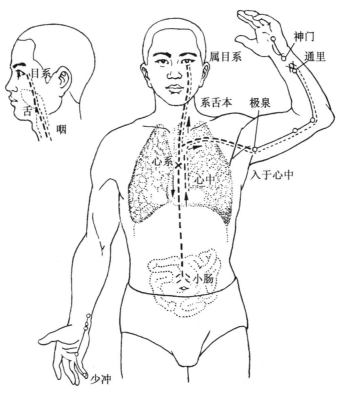

图 3-8 手少阴心经腧穴

表 3-18 手少阴心经常用腧穴

穴位	定位	主治	操作
极泉	腋窝正中，腋动脉搏动处	心痛，心悸；胁痛，肩臂痛；瘰疬	避开腋动脉，直刺或斜刺 0.3～0.5 寸；不灸；按、揉、掐法
通里	腕掌侧远端横纹上 1 寸，尺侧腕屈肌腱的桡侧缘	心悸，心痛；咽喉疼痛，暴喑；腕臂痛	直刺 0.3～0.5 寸，不宜深刺，以免伤及血管和神经，留针时不可做屈腕动作；可灸；点、按、揉法
神门	腕掌远端横纹尺侧端，尺侧腕屈肌腱的桡侧缘	心痛，心烦，惊悸；痴呆，健忘，失眠，癫狂，惊痫	直刺 0.3～0.5 寸；可灸；点、按、揉法

6. 手太阳小肠经

本经从手走头，起于小指末端（少泽），沿手掌尺侧上至腕，出于尺骨小头，沿尺骨下缘上行至肘内侧尺骨鹰嘴与肱骨内上髁之间，后沿臂外后侧至肩关节，绕肩胛骨，至肩上，入缺盆，络心，沿食管过膈肌，至胃，属小肠。

其支脉，从缺盆沿颈部上行至面颊，达外眼角，向后入耳。

其支脉，从面颊分出，经鼻部上至内眼角。

本经左右各 19 穴（图 3-9），腕掌部分布 6 穴，肩臂部分布 9 穴，面颈部分布 4 穴。主治头面五官疾病、热病、神志病及经脉循行部位的其他病证。常用腧穴的定位、主治和操作方法见表 3-19。

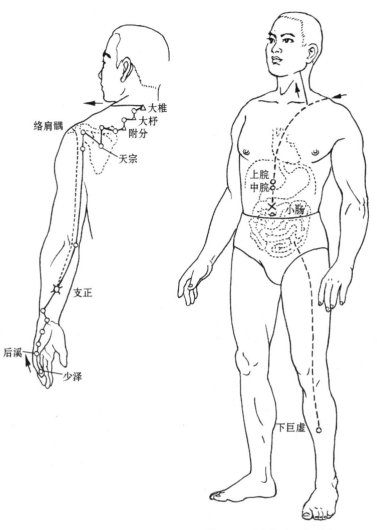
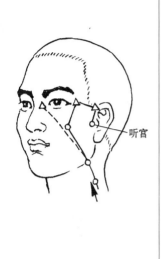

图 3-9 手太阳小肠经腧穴

表 3-19 手太阳小肠经常用腧穴

穴位	定位	主治	操作
少泽	小指末节尺侧，指甲根角侧上方 0.1 寸	乳痈，产后缺乳；目翳，咽喉肿痛；热病，昏迷；肩臂外后侧痛	浅刺 0.1 寸或点刺放血，孕妇慎用；可灸；掐法
后溪	第 5 掌指关节尺侧近端赤白肉际凹陷中	头项强痛，肘臂痛；耳聋，目赤，鼻衄；癫狂痫证；疟疾	直刺 0.5～1 寸，手指挛痛可透刺合谷穴；可灸；点、按、揉法
天宗	肩胛冈中点与肩胛下角连线上 1/3 与下 2/3 交点凹陷处	肩臂疼痛；气喘，乳痈	直刺或斜刺 0.5～1 寸，遇到阻力不可强行进针；可灸；一指禅推法，点、按、揉法
听宫	耳屏正中与下颌骨髁状突之间凹陷中	耳鸣，耳聋，聤耳；癫狂痫证	张口直刺 0.5～1 寸，留针时保持一定张口姿势；可灸；点、按、揉法

7. 足太阳膀胱经

本经从头走足，起于内眼角（睛明），过额部，交头顶部。

其支脉，从头顶至耳上方。

NOTE

　　其主干，从头顶内行络脑，出而沿颈部下行，沿肩胛内侧脊柱两旁，至腰中，络肾，属膀胱。

　　其支脉，从腰中沿脊柱两旁下行，穿臀部，至腘窝中。

　　其支脉，从肩胛左右分别下行，穿脊旁肌肉，沿其两侧下行，至髋关节，行大腿外侧后缘合于腘窝，下穿腓肠肌，出外踝后方，沿第5跖骨粗隆至小趾外侧。

　　本经左右各67穴（图3-10），头项部分布10穴，腰背部分布39穴，下肢后外侧分布18穴，主治脏腑病、神志病、头面五官病及经脉循行部位的其他病证。常用腧穴的定位、主治和操作方法见表3-20。

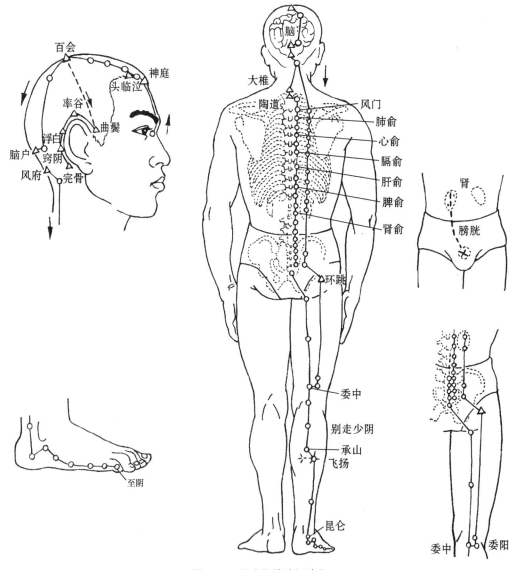

图3-10　足太阳膀胱经腧穴

表 3-20 足太阳膀胱经常用腧穴

穴位	定位	主治	操作
风门	第 2 胸椎棘突下，后正中线旁开 1.5 寸	感冒，咳嗽，发热；头项强痛，胸背痛	斜刺 0.5～0.8 寸；可灸；一指禅推法，点、按、揉法
肺俞	第 3 胸椎棘突下，后正中线旁开 1.5 寸	咳嗽，气喘，咯血，潮热，盗汗；背痛	斜刺 0.5～0.8 寸；可灸；一指禅推法，点、按、揉、弹拨法
心俞	第 5 胸椎棘突下，后正中线旁开 1.5 寸	心痛，惊悸，失眠，健忘，癫痫；咳嗽，咯血；盗汗，梦遗	斜刺 0.5～0.8 寸；可灸；一指禅推法，点、按、揉、弹拨法
膈俞	第 7 胸椎棘突下，后正中线旁开 1.5 寸	呕吐，呃逆，吐血；气喘	斜刺 0.5～0.8 寸；可灸；一指禅推法，点、按、揉、弹拨法
肝俞	第 9 胸椎棘突下，后正中线旁开 1.5 寸	胁痛，黄疸；目赤，目视不明，夜盲，流泪；癫狂痫证	斜刺 0.5～0.8 寸；可灸；一指禅推法，点、按、揉、弹拨法
脾俞	第 11 胸椎棘突下，后正中线旁开 1.5 寸	腹胀，纳呆，呕吐，泄泻；水肿，黄疸	斜刺 0.5～0.8 寸；可灸；一指禅推法，点、按、揉、弹拨法
肾俞	第 2 腰椎棘突下，后正中线旁开 1.5 寸	耳鸣，耳聋，腰痛，遗精，遗尿，阳痿，早泄；月经不调，带下，不孕	斜刺 0.5～1 寸；可灸；一指禅推法，点、按、揉、弹拨法
委中	腘横纹中点处	腹满，小便不利，遗尿；腰背痛，半身不遂，下肢痿痹	直刺 1～1.5 寸，或三棱针点刺腘静脉放血；可灸；一指禅推法，点、按、揉、拿法
承山	腓肠肌两肌腹与肌腱交角处	腰背痛，小腿拘急疼痛；痔疾，便秘	直刺 1～2 寸；可灸；点、按、揉、拿法
昆仑	外踝尖与跟腱之间的凹陷中	腰背痛，足跟痛；头痛，项强，目眩，鼻衄；滞产，癫痫	直刺 0.5～0.8 寸；孕妇禁用，经期慎用；可灸；一指禅推法，点、按、揉法
至阴	足小趾末节外侧，趾甲根角侧后 0.1 寸	胎位不正，滞产；头痛，目痛，鼻塞，鼻衄	浅刺 0.1 寸；胎位不正用灸法；掐、点、按法

8. 足少阴肾经

本经从足走胸，起于足小趾之下，斜过足心，出舟骨粗隆下，沿内踝后，入足跟，上行小腿内，出腘窝内侧，沿大腿内侧后缘，穿脊柱，属肾，络膀胱。

其主干，从肾上贯肝过膈，上行入肺，沿喉咙，夹舌根旁。

其支者，从肺出而络心，注胸中。

本经左右各 27 穴（图 3-11），下肢内侧面分布 10 穴，胸腹部第一侧线分布 17 穴。主治头面五官病证、妇科病、前阴病及经脉循行部位的其他病证。常用腧穴的定位、主治和操作方法见表 3-21。

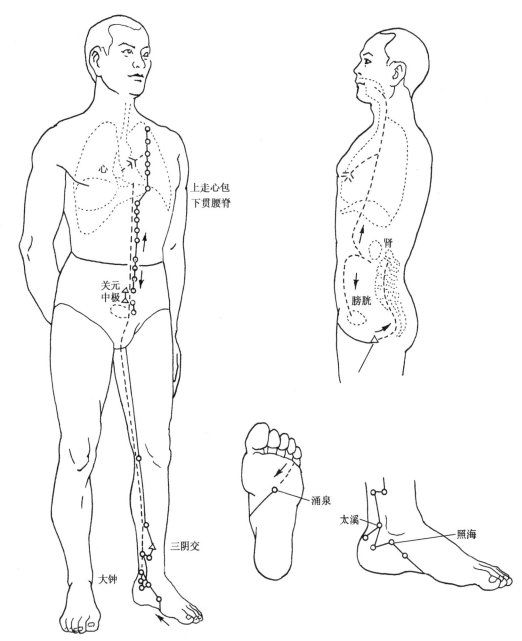

图 3-11　足少阴肾经腧穴

表 3-21　足少阴肾经常用腧穴

穴位	定位	主治	操作
涌泉	屈足卷趾时足心最凹陷中；约当足底第 2、3 跖蹼缘与足跟连线的前 1/3 与后 2/3 交点处	发热，中暑，昏厥，小儿惊风；头痛、头晕、目眩；咽喉肿痛，咳嗽，气喘；便秘，小便不利；足心热；急救要穴之一	直刺 0.5～1 寸；可灸；一指禅推法，按、揉法
太溪	内踝尖与跟腱之间的凹陷处	咳嗽，气喘，咯血，胸痛；咽喉肿痛，齿痛；遗精，阳痿，月经不调；消渴，便秘；腰背痛，下肢冷痛	直刺 0.5～1 寸；可灸；一指禅推法，点、按、揉法
照海	内踝尖下 1 寸，内踝下缘边际凹陷中	失眠，癫痫；咽喉干痛，目赤肿痛；月经不调，带下，阴挺，小便频数，癃闭	直刺 0.5～0.8 寸；可灸；点、按、揉法

9. 手厥阴心包经

本经从胸走手，起于胸中，浅出而属心包，下膈肌，络上、中、下三焦。

其支脉，沿胸出胁部，至腋下三寸处向上达腋下，沿上臂内侧，行于手太阴、手少阴经之间，入肘中，沿前臂下行于桡侧腕屈肌腱与掌长肌腱之间，入掌中，沿中指行其末端。

其支脉，从掌中分出，沿无名指出其末端。

本经左右各 9 穴（图 3-12），胸前外上部分布 1 穴，上肢内侧分布 8 穴。主治心胸病、神志病、胃腑病及经脉循行部位的其他病证。常用腧穴的定位、主治和操作方法见表 3-22。

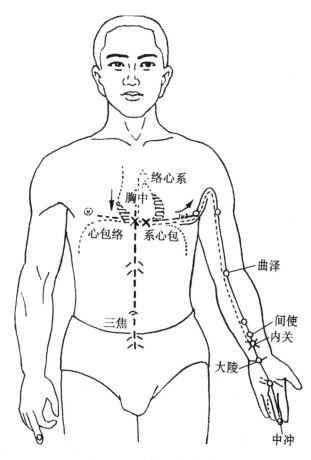

图 3-12　手厥阴心包经腧穴

表 3-22　手厥阴心包经常用腧穴

穴位	定位	主治	操作
曲泽	肘横纹上，肱二头肌腱的尺侧缘凹陷中	心痛，心悸，善惊；胃痛，呕吐，吐血；中暑；肘臂挛痛	直刺 1～1.5 寸，或点刺出血；可灸；一指禅推法，点、按、揉法
间使	腕掌侧远端横纹上 3 寸，掌长肌腱与桡侧腕屈肌腱之间	心痛，心悸，心烦；胃痛，呕吐；热病，疟疾；癫狂痫证	直刺 0.5～1 寸；可灸；一指禅推法，点、按、揉法
内关	腕掌侧远端横纹上 2 寸，掌长肌腱与桡侧腕屈肌腱之间	心痛，心悸，胸闷；胃痛，呕吐，呃逆；肘臂挛痛；癫狂痫证	直刺 0.5～1 寸；可灸；一指禅推法，点、按、揉法
大陵	腕掌侧远端横纹中，掌长肌腱与桡侧腕屈肌腱之间	心痛，心悸；胃痛，呕吐；胸胁痛；手臂痛；癫狂痫证	直刺 0.3～0.5 寸；可灸；一指禅推法，点、按、揉法
中冲	中指末端最高点	中风昏迷，舌强不语；昏厥，小儿惊风；热病，中暑	浅刺 0.1 寸，或点刺出血；掐、点、按、揉法

10. 手少阳三焦经

本经从手走头，起于无名指末端（关冲），上行小指无名指之间，沿手背至腕部，出于前臂外侧尺骨、桡骨之间，向上穿肘尖，行上臂外侧，过肩部，交出足少阳经的后面，继入缺盆，分布膻中，散络心包，过膈肌，遍属上、中、下三焦。

其支脉，从膻中上行，出缺盆，沿项部，系耳后，直上出耳上方，下行面颊，至目下。

其支脉，从耳后入耳中，出耳前，经上关前，交面颊，至外眼角。

本经腧穴，左右各23穴（图3-13），上肢外侧分布13穴，侧头及项肩部分布10穴。主治头面五官病、热病及经脉循行部位的其他病证。常用腧穴的定位、主治和操作方法见表3-23。

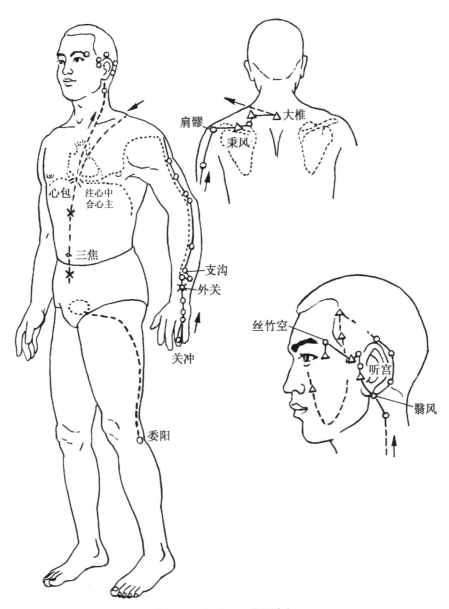

图3-13　手少阳三焦经腧穴

表 3-23 手少阳三焦经常用腧穴

穴位	定位	主治	操作
外关	腕背侧远端横纹上2寸，尺骨与桡骨间隙中点	耳鸣，耳聋，热病；瘰疬；胸胁痛，上肢痿痹	直刺0.5～1寸；可灸；一指禅推法，点、按、揉法
支沟	腕背侧远端横纹上3寸，尺骨与桡骨间隙中点	耳鸣，耳聋，暴喑；热病；瘰疬；便秘；胸胁痛	直刺0.5～1寸；可灸；一指禅推法，点、按、揉法
肩髎	肩峰角与肱骨大结节两骨间凹陷中 简便取穴：当臂外展时，肩峰外侧缘前后端呈现两个凹陷，前一较深凹陷为肩髃，后一凹陷即为本穴	臂痛，肩重不举	向肩关节直刺1～1.5寸；可灸；一指禅推法，点、按、揉法
翳风	乳突下端前方凹陷中	耳鸣，耳聋；口眼㖞斜，颊肿，口噤；瘰疬	直刺0.5～1寸；可灸；一指禅推法，点、按、揉法
丝竹空	眉梢的凹陷中	目赤肿痛，眼睑䁾动，目上视；头痛，眩晕；癫痫	平刺0.3～0.5寸；禁灸；一指禅推法，点、按、揉法

11. 足少阳胆经

本经从头走足，起于外眼角（瞳子髎），上行至额角，下行耳后，沿颈，行手少阳三焦经之前，至肩上，交出手少阳三焦经后，进入缺盆。

其直脉，从耳后，入耳中，出行于耳前，至外眼角后。

其支脉，从外眼角分出，下向大迎，合手少阳三焦经于眼下；下经颊车行颈部，合于缺盆。继而下行胸中，过膈肌，络肝，属胆，沿胁里，出气街（腹股沟动脉处），绕阴毛边际，横行入髋关节部。

其主干，从缺盆下至腋部，沿侧胸，过季胁，下合髋关节。继向下沿大腿外侧，出膝外侧，下行腓骨小头前，直下至腓骨下段，出外踝之前，沿足背进入4、5趾之间。

其支脉，从足背出，行第1、2跖骨之间，出于大趾末端，回转过趾甲，出于趾背丛毛。

本经左右各44穴（图3-14），外侧面分布15穴，髋、侧腹、侧胸部分布8穴，头面、项、肩部分布21穴。主治头面五官疾病、肝胆病、热病、神志病及经脉循行部位的其他病证。常用腧穴的定位、主治和操作方法见表3-24。

表 3-24 足少阳胆经常用腧穴

穴位	定位	主治	操作
阳白	目正视，眉上1寸，瞳孔直上	头痛；目赤肿痛，目痒，目翳	平刺0.5～0.8寸；可灸；一指禅推法，点、按、揉法
风池	枕骨之下，胸锁乳突肌上端与斜方肌上端之间凹陷中，平风府穴	耳聋，耳鸣，目赤肿痛，鼻衄，鼻塞；头痛，眩晕，中风，癫狂痫证；发热；颈项强痛	针尖微下，向鼻尖方向斜刺0.8～1.2寸，或平刺透风府穴，深部中间为延髓，必须严格掌握针刺的角度及深度；可灸；一指禅推法，点、按、揉法
肩井	第7颈椎棘突（大椎）与肩峰最外侧点连线的中点	头痛，眩晕；乳痈，乳少，滞产；瘰疬；颈项强痛，肩背疼痛，上肢不遂	直刺0.3～0.5寸，内有肺尖，慎不可深刺，孕妇禁针；可灸；一指禅推法，点、按、揉法

NOTE

续表

穴位	定位	主治	操作
环跳	股骨大转子最凸点与骶管裂孔连线的外 1/3 与内 2/3 交点处	腰胯疼痛，半身不遂，下肢痿痹	直刺 2～3 寸；可灸；一指禅推法，点、按、揉法
阳陵泉	腓骨小头前下方凹陷中	黄疸，胁痛，口苦，呕吐，吞酸；下肢痿痹，膝肿痛	直刺 1～1.5 寸；可灸；一指禅推法，点、按、揉法
悬钟	外踝尖上 3 寸，腓骨前缘	胸胁满痛；半身不遂，下肢痿痹	直刺 0.5～0.8 寸；可灸；一指禅推法，点、按、揉法

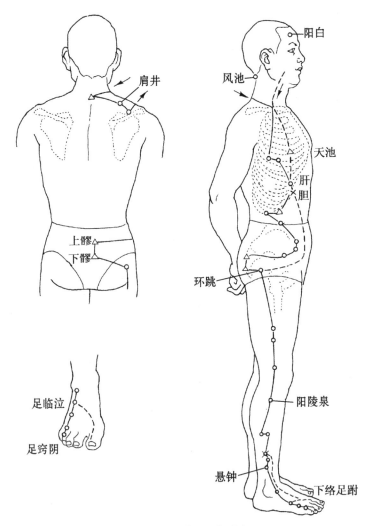

图 3–14　足少阳胆经腧穴

12. 足厥阴肝经

　　本经从足走胸，起于足大趾背毫毛部，沿足背内侧上行，至距内踝 1 寸，继而上行至内踝上 8 寸，交出足太阴脾经之后，上腘内侧，沿大腿内侧入阴毛中，环绕阴部，至小腹，夹胃旁，属肝，络胆；上行过膈肌，分布胸胁部，沿喉咙上行，入颃颡（鼻咽部），连接目系，出额部，与督脉会于头顶部。

　　其支脉，从目系下行至面颊，环绕唇内。

其支脉，复从肝分出，过膈肌，上行注肺。

本经左右各 14 穴（图 3-15），下肢内侧分布 12 穴，腹、胸部分布 2 穴。主治肝胆病、妇科病、前阴病及经脉循行部位的其他病证。常用腧穴的定位、主治和操作方法见表 3-25。

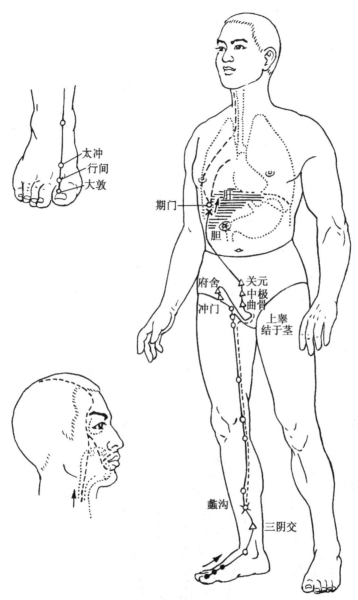

图 3-15　足厥阴肝经腧穴

表 3-25　足厥阴肝经常用腧穴

穴位	定位	主治	操作
大敦	足大趾末节外侧，趾甲根角侧后方 0.1 寸（指寸）	疝气，少腹疼痛；遗尿，癃闭；月经不调，崩漏，前阴病，阴挺；癫痫，善寐	浅刺 0.1 ～ 0.2 寸，或点刺出血；掐、点、按法
行间	足第 1、2 趾间，趾蹼缘后方赤白肉际处	疝气，少腹疼痛；遗尿，癃闭；月经不调，带下，前阴痛；癫痫，中风；头晕，目眩，目赤肿痛；足膝肿痛	直刺 0.5 ～ 0.8 寸；可灸；一指禅推法，点、按、揉法

NOTE

续表

穴位	定位	主治	操作
太冲	足背第1、2跖骨间，跖骨底结合部前方凹陷处，或触及动脉搏动	阴疝，少腹肿；遗尿，癃闭；月经不调，痛经、经闭，带下；黄疸，胁痛，腹胀，呃逆；癫痫，中风；头晕，目眩，目赤肿痛；下肢痿痹，足跗肿痛	直刺0.5～1寸；可灸；一指禅推法，点、按、揉法
期门	第6肋间隙，前正中线旁开4寸	胸胁胀痛；呕吐，呃逆，腹胀，腹泻；乳痈	斜刺或平刺0.5～0.8寸，不可深刺，以免伤及内脏；可灸；一指禅推法，点、按、揉法

13. 督脉

本经起于胞中，下出会阴，经长强穴上行后背正中，经项后部至风府，入络于脑，出而上颠，循额部，至鼻柱，经素髎、水沟，会于手足阳明经，至兑端，入龈交。

其分支，从少腹直上，经脐中央上行贯心中，入喉中，上颐，环绕口唇，上行至两目下中央。

本经共28穴（图3-16），骶尾部分布2穴，腰背部分布12穴，头面部分布14穴。主治神志病、热病、头面五官病证及经脉循行部位的其他病证。常用腧穴的定位、主治和操作方法见表3-26。

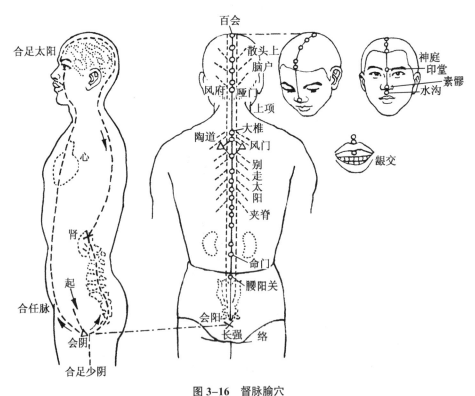

图3-16　督脉腧穴

表 3-26　督脉常用腧穴

穴位	定位	主治	操作
腰阳关	后正中线上,第4腰椎棘突下凹陷中	腰骶痛;月经不调,遗精,阳痿	向上斜刺 0.5~1寸;多用灸法;一指禅推法,点、按、揉法
命门	后正中线上,第2腰椎棘突下凹陷中	腰脊强痛,下肢痿痹;月经不调,痛经,赤白带下;遗精,阳痿;小腹冷痛,腹泻	向上斜刺 0.5~1寸;多用灸法;一指禅推法,点、按、揉法
大椎	后正中线上,第7颈椎棘突下凹陷中	项强,脊痛;热病,疟疾,骨蒸潮热;咳嗽,气喘,恶寒发热,小儿惊风	向上斜刺 0.5~1寸,常用点刺放血;可灸;一指禅推法,点、按、揉法
百会	前发际正中直上5寸;简便取穴:折耳,两耳尖向上连线中点	头痛,眩晕;目痛,耳鸣,鼻塞;痴呆,中风,癫狂痫,失眠;脱肛,阴挺	平刺 0.5~0.8寸;升阳举陷可灸;一指禅推法,点、按、揉法
印堂	两眉毛内侧端中点的凹陷中	眩晕,头痛,失眠;鼻渊,鼻衄;小儿惊风	提捏皮肤,向下平刺 0.3~0.5寸,或用三棱针点刺出血
素髎	鼻尖正中	鼻塞,鼻衄,鼻渊,鼻息肉,酒糟鼻;昏迷,惊厥	向上斜刺 0.3~0.5寸或点刺出血;不宜灸;为急救要穴之一
水沟	人中沟的上 1/3 与下 2/3 交点处	昏迷,晕厥,中风,癫痫,中暑,休克,呼吸衰竭;口眼㖞斜,流涎,口噤,鼻塞,鼻衄;闪挫腰痛;为急救要穴之一	向上斜刺 0.3~0.5寸,强刺激或指甲掐按;不宜灸

14. 任脉

本经起于胞中,出会阴,上行循阴毛边际,循腹里上行至关元,继上至咽喉,上颐,循面部,入目。

本经共24穴,会阴分布1穴,胸腹部分布20穴,咽部分布1穴,面部分布2穴(图3-17)。主治脏腑病、妇科病、前阴病、颈及面口病、神志病、虚证及经脉循行部位的其他病证。常用腧穴的定位、主治和操作方法见表3-27。

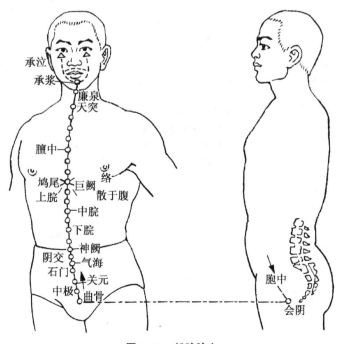

图 3-17　任脉腧穴

表 3-27　任脉常用腧穴

穴位	定位	主治	操作
关元	前正中线上，脐中下 3 寸	腹泻，痢疾，脱肛，便血；癃闭，尿频，遗精，阳痿；月经不调，痛经，经闭，崩漏，带下，阴挺，恶露不尽，不孕，虚劳羸瘦	直刺 1～2 寸；多用灸法；一指禅推法，点、按、揉法；孕妇慎用
气海	前正中线上，脐中下 1.5 寸	水谷不化，绕脐疼痛，腹泻，痢疾，便秘；小便不利，遗尿，遗精，阳痿；月经不调，带下，阴挺，恶露不尽；中风脱证，虚劳羸瘦，虚脱	直刺 1～2 寸；多用灸法，孕妇慎用；一指禅推法，点、按、揉法
神阙	脐窝中央	腹痛，腹胀，腹泻，痢疾，便秘，脱肛，水肿，小便不利；虚脱，中风脱证	禁针，多用艾炷隔盐灸法
中脘	前正中线上，脐中上 4 寸	胃痛，腹胀，腹泻，便秘，呕吐，食欲不振，小儿疳积；黄疸；癫狂，脏躁	直刺 1～1.5 寸；可灸；一指禅推法，点、按、揉法
膻中	前正中线上，横平第 4 肋间隙	胸闷，心痛；咳嗽，气喘；产后乳少，乳痈；噎膈，呃逆	平刺 0.3～0.5 寸；可灸；一指禅推法，点、按、揉法
承浆	颏唇沟的正中凹陷处	口眼㖞斜，口噤，齿龈肿痛；暴喑，癫狂痫证	斜刺 0.3～0.5 寸；可灸；一指禅推法，点、按、揉法

二、经外奇穴

常用经外奇穴见图 3-18 和表 3-28。

表 3-28　常用经外奇穴

穴位	定位	主治	操作
四神聪	百会穴前后左右各旁开 1 寸处，共 4 穴	头痛，眩晕；失眠，健忘，癫痫	平刺 0.5～0.8 寸；可灸；一指禅推法，点、按、揉法
鱼腰	瞳孔直上，眉毛正中	眼睑下垂，目赤肿痛，目翳，眼睑𥆥动；眉棱骨痛	平刺 0.3～0.5 寸；禁灸；一指禅推法，点、按、揉法
太阳	眉梢与目外眦之间，向后约一横指的凹陷处	头痛；目疾；面瘫	直刺或斜刺 0.3～0.5 寸；可灸；一指禅推法，点、按、揉法
夹脊	第 1 胸椎至第 5 腰椎棘突下两侧，后正中线旁开 0.5 寸，一侧 17 穴，左右共 34 穴	上胸部穴位治疗心肺、上肢疾病；下胸部穴位治疗胃肠疾病；腰部穴位治疗腰腹及下肢疾病	直刺 0.3～0.5 寸，或用皮肤针叩刺；可灸；一指禅推法，点、按、揉法
腰痛点	第 2、3 掌骨及第 4、5 掌骨之间，腕背侧远端横纹与掌指关节的中点处，一手 2 穴，左右共 4 穴	急性腰扭伤	由两侧向掌中斜刺 0.5～0.8 寸；可灸；一指禅推法，点、按、揉法
外劳宫	第 2、3 掌骨间，掌指关节后 0.5 寸凹陷中	落枕；手指麻木，手指屈伸不利	直刺 0.5～0.8 寸；可灸
四缝	第 2～5 指掌面的近侧指间关节横纹的中央，一手 4 穴，左右共 8 穴	小儿疳积；百日咳	点刺出血，或挤出少量黄色透明黏液

续表

穴位	定位	主治	操作
十宣	十指尖端，距指甲游离缘0.1寸，一手5穴，左右共10穴	中暑，昏迷，晕厥，癫痫；高热；咽喉肿痛	浅刺0.1～0.2寸，或点刺出血

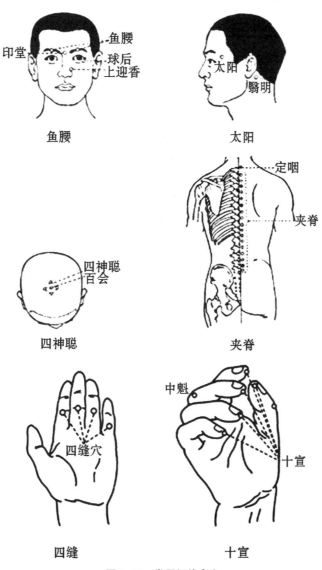

图3-18　常用经外奇穴

【知识拓展】

《黄帝内经》中记载："经脉者，所以能决生死，处百病，调虚实，不可不通。"经脉决定穴位主治，穴位通过经脉达到治疗目的。经络既有主干，又有分支，如十二经脉、络脉等。所以穴位并不是一个点，而是一个范围，以痛为腧也是通过经络及其分支发挥作用。掌握经络的循行、分布才能谈穴位的主治，故临床中注重"离穴不离经"，不可脱离经络谈穴位主治，但可在某条经络上寻找疾病的反应点来进行诊治，并不拘泥于特定的穴位定位。

NOTE

【复习思考题】

1. 何谓经络？经脉与络脉有何区别？

2. 简述十二经脉的体表分布规律、循行走向、交接规律、流注规律。

3. 何谓奇经八脉？与十二经脉有何不同？

4. 简述经络的生理功能。

5. 简述腧穴的定位方法。

6. 涌泉穴的敷贴疗法有何作用？

7. 督脉为"阳脉之海"，请问在临床中如何运用？

扫一扫，知答案

扫一扫，看课件

第四章 病情观察

【学习目标】

识记：病情观察的目的及原则。

理解：病情观察的方法。

应用：运用病情观察的方法进行病情观察。

【案例导入】

张某，男，60岁。心慌、心悸反复发作10年，加重两天。患者10年前因劳累后出现心慌、心悸，休息后自行缓解，后每逢劳累便出现此症状。两天前，因家务劳累后出现心慌、心悸，时有胸闷，自服药后症状未见好转，现症见：心慌、心悸，时有胸闷，头晕，自汗，四肢乏力。舌淡，苔薄白，脉细弱。

思考：对该患者的病情观察主要应注意有哪些方面？如何描述和记录病情？

病情观察是护理人员专业训练的重要内容，是全面收集患者资料、及时发现病情变化的关键所在。在护理工作中，只有对病情进行全面而周密的观察，才能做到早发现，早治疗，防止病情恶化，减少并发症的产生。

第一节 病情观察概述

病情观察是指医护人员运用四诊的方法收集病情资料，进行辨证分析，了解病因、病机、病性和病位，对病情做出判断的过程。病情观察贯穿于整个护理过程，及时、准确的病情观察可以为疾病的诊断、治疗、护理等提供依据。

一、病情观察的目的

（一）为实施护理措施提供依据

护理人员通过耐心、细致的观察，根据疾病的临床表现，综合分析、判断，得出疾病的病因、病机、病位、病性等相关信息，从而提出护理问题，制定护理计划，为实施护理措施提供科学的依据。

（二）判断疾病的转归预后

对患者的临床表现进行动态的观察，可以推测疾病的转归和预后。如原有症状减轻说明病

NOTE

情好转；病情变化幅度大，或出现新的症状，常为恶化的表现；舌苔脉象由异常趋向正常、患者的精神状态与食欲好转常表明病情好转，反之则病情加重。

（三）及时发现危重症和并发症

护理人员通过细致入微的观察，可以及时发现病情变化的先兆，采取有效预防措施，同时向医生报告，配合救治，为危重症及并发症的抢救及早期诊治赢得时间。因此需要护理人员掌握疾病可能出现的并发症，熟悉危重症的临床表现和抢救措施，做好有目的的病情观察。

（四）了解治疗效果和用药反应

药物治疗后，护理人员应密切观察服药后的疗效及有无不良反应，包括药物的毒性反应。如疗效不佳或出现不良反应，则应及时反馈，适当调整医护措施。如服用解表药后，应观察患者汗出情况，如周身微微汗出，常为表解之象；如未发汗，则应采取一定措施促其汗出；如大汗不止，则易汗出太过，气随汗脱，应立即通知医师，及时采取措施。

二、病情观察的原则

（一）以中医基础理论为指导进行病情观察

护理人员在进行病情观察时，应以中医基础理论为指导，如阴阳学说、五行学说、脏腑学说、经络学说、病因学说等，以整体观和审证求因为原则，通过四诊收集患者资料，准确、细致地进行病情观察，掌握疾病变化规律，为辨证施护提供依据。

（二）具备高尚的医德

护理人员应具备一切从患者利益出发的高尚医德，全心全意为患者服务。要深入病房，多与患者接触，关心体贴患者，注意观察他们一切细微的变化，不放过任何可能发生危险的症状表现，争取治疗和抢救的最佳时机。

（三）掌握证候传变规律

1.了解脏腑的虚实变化　人体各脏腑有其相应的生理功能，脏腑与脏腑之间，脏腑与全身组织器官（如筋、脉、肉、皮、骨等）之间都有一定的联系。只有了解脏腑的虚实变化，才能掌握证候变化规律，这是指导病情观察的重要依据。

2.观察经络的传导反映　人体是有机的整体，各脏腑在生理活动中保持协调统一，主要靠经络的沟通、联络作用实现。经络不仅是外邪由表入里和脏腑之间病变相互影响的途径，也是脏腑与体表组织之间病变相互影响的途径。通过经络的传导，内脏的病变可以反映于外表。在临床护理工作中，可根据疾病证状出现的部位，结合经络循行及所联系的脏腑，进行病情观察，确定护理措施。

三、病情观察的方法

（一）运用四诊方法观察病情

望、闻、问、切是中医收集病情相关资料的基本方法。运用四诊的方法对患者进行有目的的病情观察，收集病情相关的资料，并进行分析整理，为正确进行辨证施护提供依据。这就要求护理人员应具备扎实的专业知识、敏锐的观察能力、创造性的思维能力，以及精湛的护理技术操作能力，为及时、有效的治疗护理打下坚实的基础。

（二）运用辨证方法分析病情

护理人员将四诊所获得的病情资料，运用各种辨证方法进行分析，进一步判断病性、病位及证型，为辨证施护及制定护理措施提供依据。临床的辨证方法包括八纲辨证、脏腑辨证、卫气营血辨证、三焦辨证、六经辨证、气血津液辨证、病因辨证等。在进行病情分析时，不同的病证，可采用不同的辨证方法，如外感病中"伤寒"，运用六经辨证方法分析；外感病中"温病"，运用卫气营血等辨证方法对病情进行辨证分析。

第二节　病情观察的内容

一、一般状况

一般状况包括神、色、形态、寒热、睡眠、饮食口味、皮肤、痰、二便、妇女经带等。在病情观察中，这些项目的变化可以反映疾病的变化和发展，还是判断疾病证型的重要依据，对疾病的治疗、护理及预后有较大的意义。

（一）神

中医的"神"有广义与狭义之分：广义之神是指高度概括的人体生命活动的外在表现；狭义之神是指人的精神、意识和思维活动。望神是通过观察人体生命活动的整体表现来判断病情的方法。神以精气为物质基础，一般精气充盛则神旺，精气虚衰则神疲。通过望神，可以探知其精气的盛衰，病情的轻重和疾病预后的好坏。望神的重点包括神情、眼神、气色等方面。

1. 得神（有神）　主要表现为神志清楚，语言清晰，目光明亮，呼吸平稳，面色荣润，表情丰富自然，反应灵敏，动作灵活等。有神提示精充气足，脏腑功能正常，虽病亦较轻浅，正气未伤，预后良好。

2. 少神（神气不足）　多见神气不足，精神倦怠，动作迟缓，少气懒言，反应迟钝，面色无华等。少神提示正气已伤，脏腑功能不足，多见于虚证。

3. 失神（无神）　主要表现为精神萎靡，语言不清，目光晦暗，瞳神呆滞，呼吸气微，反应迟钝，或神昏谵语，循衣摸床，撮空理线等。无神提示精亏神衰，正气大伤，脏腑功能虚衰，病情危笃，预后较差。

4. 假神　指危重患者暂时出现的精神突然好转的假象。若大病重病，长期卧床不起，突然精神兴奋，意识清楚；或忽见两颧色红如妆；或突然语音响亮，食欲增加。通常称"回光返照"或"残灯复明"，提示病情危重，多为危重患者临终前的征兆。

（二）色

望色，又称"色诊"。是观察患者全身皮肤的色泽变化来诊察疾病的方法。望面色可以反映出气血的盛衰，识别病邪的性质，确定疾病的病位，预测疾病的轻重与转归。面部色泽分为常色和病色两类。

1. 常色　即健康人面部的常见色泽。其特点是明润、含蓄。中国人属黄种人，正常面色是红黄隐隐，明润含蓄。这是人体精充神旺、气血津液充足及脏腑功能正常的表现。由于体质禀赋，气候环境等变化，常色又有主色、客色之分：主色指人生来就有的基本面色，属个体素质，一生基本不变；客色指因受各种非疾病因素的影响，面部发生的正常范围内的色泽变化。如季节、气温、情绪、饮酒、饥饱等因素均可影响面色发生变化，但只要明润含蓄，均非病色。

2. 病色　是指人体在疾病状态下面部显现的色泽。即除常色外的一切反常的色泽。其特点是晦暗、暴露。病态面色大致可分为青、赤、黄、白、黑五种，分别提示不同脏腑和不同性质的疾病。

（1）青色主寒证、痛证、瘀血、惊风。面色淡青多为虚寒；面色青黑多为实寒、剧痛。如面色青灰，口唇青紫，伴心胸闷痛者，多因心气不足，胸阳不振，气血瘀阻所致；如小儿高热，伴眉间、鼻柱、唇周色青者多属惊风或惊风先兆。

（2）赤色主热证，亦见于戴阳证。满面通红者，多为实热证；两颧潮红，多属虚热证。久病重病面色苍白，却颧颊部嫩红如妆，游移不定，是戴阳证，为阴不敛阳，虚阳浮越，属病危。

（3）黄色主脾虚、湿证。面色萎黄多为脾胃气虚，气血不足。面色淡黄虚浮（黄胖）属脾气虚衰，湿邪内盛。面、目、肌肤俱黄者为黄疸。其中面黄鲜明如橘皮为阳黄，多属湿热熏蒸；面黄晦暗如烟熏为阴黄，是寒湿郁滞而致。

（4）白色主虚证、寒证、失血。面色淡白无华，唇舌色淡多为气血不足。面色㿠白（淡白虚浮）多为阳虚或阳虚水泛。面色苍白（白中兼青）多为阳气暴脱，阴寒内盛，或大失血者。

（5）黑色主肾虚、寒证、水饮、血瘀。面色黑淡，多属肾阳虚；面黑干焦，多为肾阴虚。眼眶周围发黑，多由肾虚水饮、寒湿带下所致。面色黧黑（黑而晦暗），肌肤甲错者，多属瘀血日久。

（三）形态

观察患者的形态变化，包括望形体与望姿态两方面。

1. 望形体　主要是观察患者形体的强弱胖瘦以及活动状态等情况。人体形体的强弱胖瘦与内脏气血的盛衰是一致的，观察患者之强弱胖瘦，可以测知其脏腑的虚实，气血的盛衰，邪正的消长和病势的顺逆。

（1）强壮可见皮肤润泽，胸廓宽厚，肌肉充实，骨骼强健，食欲旺盛。提示内脏坚实，气血旺盛，抗病力强，有病易治，预后较好。

（2）虚弱可见皮肤枯槁，胸廓狭窄，肌肉瘦削，骨骼细小，食少乏力。提示内脏虚弱，气血衰少，抗病力弱，有病难治，愈后较差。

（3）肥胖体胖能食，肌肉坚实，神旺有力者，为形气有余，属精气充足；体胖食少，肉松皮缓，神疲乏力，是形盛气虚之征，多属脾虚痰湿内盛。

（4）消瘦形瘦萎黄，皮肤干焦，能食者多属阴虚火旺；形瘦食少乏力者，多属脾气虚弱，气血不足。若久病卧床不起，骨瘦如柴，肌肉干瘪，即所谓"大骨枯槁，大肉陷下"，是脏腑精气衰竭之象。

2. 望姿态　主要是通过观察患者的动静姿态、体位变化和异常动作以诊察病情的方法。一般喜动多言，多属阳证；喜静懒言，多属阴证。患者身轻自转侧，面向外而卧，多为阳证；身重难自转侧，面向里而卧，多为阴证；患者卧时仰面伸足，多为阳盛；卧时蜷缩成团，多为阳虚。如坐而喜仰，胸胀气粗者，为肺实气逆；坐而喜伏，少气懒言者，为肺虚体弱或肾不纳气。但坐不得卧，或只能半卧，平卧则气逆咳喘、呼吸困难者，多为肺胀咳喘，或水饮停于胸腹。但欲卧而不欲坐，坐则头昏眼花，多属气血不足。

肢体蠕动，为动风先兆，或气血不足，筋脉失养；四肢抽搐，角弓反张，为肝风内动；猝然昏倒，口眼㖞斜，半身不遂，为中风；肢体软弱无力，运动不灵，为痿证；关节拘挛，屈伸不利，多为痹证。

（四）寒热

寒，包括恶寒和畏寒两种情况：恶寒，指患者感觉怕冷，加衣被或近火取暖仍觉寒冷；畏寒，指患者身寒怕冷，加衣被或近火取暖有所缓解。热，包括以下两种情况：体温高于正常；体温正常而自觉全身或局部发热。

1. 恶寒发热 疾病初起，恶寒发热同时并见，多属外感表证：外感风寒可见恶寒重而发热轻；外感风热可见恶寒轻而发热重；外感伤风可见发热轻而恶风。

2. 寒热往来 恶寒与发热交替发作，为半表半里证，可见于少阳病和疟疾。

3. 但寒不热 患者只感怕冷而无发热者，称但寒不热，多属里寒证。新病恶寒，多为寒邪直中；久病畏寒，多为阳气虚衰。

4. 但热不寒 发热不恶寒而恶热，多属里热证。

（1）壮热。患者持续高热不退，不恶寒反恶热，体温在39℃以上。多见于里实热证。

（2）潮热。发热如潮水有定时，定时而发或定时热势升高。阴虚潮热：多为午后潮热，入夜加重，兼五心烦热或骨蒸潮热，一般为低热，常见于阴虚证；阳明潮热：日晡发热，热势较高，属阳明腑实证；湿温潮热：多为午后热盛，且身热不扬，见于湿温病。

（3）低热。体温在37～38℃之间，多见于某些内伤病和温热病后期。

（五）睡眠

睡眠状况与人体阴阳的盛衰、气血的盈亏及心肾的功能密切相关。问睡眠主要询问睡眠时间的长短、入睡的难易、是否易醒、有无多梦等及兼症。分失眠和嗜睡两类。

1. 失眠 经常不易入睡，或睡而易醒，不能再睡，甚至彻夜不眠者，称为失眠，又称不寐，常伴有多梦。失眠有虚实之分：虚证有心脾两虚、心肾不交、心阴亏损等，多由心血不足，心神失养，或阴虚火旺，内扰心神所致；实证有心火亢盛、痰热扰心、肝郁化火、宿食停滞等，可由邪气内扰，或气机失调，或痰热食滞等所致。

2. 嗜睡 睡意浓深，不分昼夜，时时欲睡，呼之即醒，醒之欲寐，称为嗜睡，也称多寐。若困倦嗜睡，伴头目昏沉，胸闷脘痞，肢体困重者，属痰湿困脾，清阳不升；若饭后嗜睡，兼神疲倦怠，食少纳呆者，属中气不足，脾失健运；若精神不振，畏寒肢冷，蜷卧喜温，属阳气衰微；若大病之后，精神疲乏而嗜睡者为正气未复。

（六）饮食口味

饮食口味主要通过了解患者口渴、饮水、进食、口味等情况，以探知津液的盈亏、脾胃运化及疾病的寒热虚实情况。

1. 口渴与饮水

（1）口不渴提示体内津液未伤，多见于寒证、湿证。

（2）口渴多饮是体内津液大伤的表现，多见于燥证、热证。饮水多少直接反映了津伤的程度，如口大渴喜冷饮，兼壮热、面赤、汗出，为里热炽盛，津液大伤；口渴多饮，伴小便量多，多食易饥，体渐消瘦，属消渴。

（3）渴不多饮是轻度伤津或津液输布障碍的表现，可见于阴虚、湿热、痰饮、瘀血等证，如兼口燥咽干，颧红盗汗，舌红少津，为阴虚证；如兼身热不扬，头身困重，苔黄腻，为湿热证；渴喜热饮，饮水不多，为痰饮内停证；渴欲饮水，水入即吐，是"水逆"证；口干，但欲漱水而不欲咽，兼舌紫暗或有瘀斑，属瘀血内停。

2. 食欲与食量

（1）食欲不振。食欲减退或不欲食，多为脾胃功能失常的表现。若食少纳呆，兼见消瘦乏力，腹胀便溏，舌淡脉虚者，属脾胃气虚；食少纳呆，兼见头身困重，便溏苔腻者，属湿邪困脾。

（2）厌食。厌恶食物，或恶闻食臭，又称恶食。若兼见嗳气酸腐，脘腹胀满作痛者，属食积；厌食油腻厚味，兼见黄疸胁痛，身热不扬者，属肝胆湿热。此外，妊娠妇女，厌食呕吐，脉滑数冲和者，为妊娠恶阻，不严重者属生理现象，不须治疗。

（3）消谷善饥。食欲过于旺盛，食量大增，食后不久即感饥饿。临床上常见消谷善饥，伴有口渴心烦，舌红苔黄，口臭便秘者，属胃火炽盛，腐熟太过所致。

（4）饥不欲食。患者有饥饿感，但不想进食，或进食很少。多因胃阴不足，虚火内扰所致。

（5）偏嗜食物。嗜食异物，如泥土、纸张、生米等，可见于虫积、疳积证。妊娠期间，偏食酸辣等食物，一般不属病态。

3. 口味

（1）口淡，多为脾胃气虚或寒证。

（2）口甜，伴黏腻不爽，苔黄腻，属脾胃湿热。

（3）口酸，多因饮食停滞或肝胃不和。

（4）口苦，多见于热证，特别是肝胆火旺、胆气上逆的病变。

（5）口臭，多见于胃火炽盛，或肠胃积滞。

（6）口咸，多见于肾虚及寒水上泛。

（七）皮肤

观察皮肤状况指主要观察皮肤的色泽、形态的异常变化。

1. 色泽　皮肤发赤，色如涂丹，为"丹毒"，多为实热火毒所致；面、目、皮肤、爪甲俱黄，为黄疸；局部皮肤变白，斑片大小不等，与正常皮肤界限清楚，为白癜风；皮肤干涩不荣，是津液已伤，或营血亏虚；皮肤干枯粗糙，状若鱼鳞，称肌肤甲错，多为瘀血久停，营血亏虚，肌肤严重失养所致。

2. 形态　主要包括斑疹、水疱和疮疡三种变化。

（1）斑和疹均为全身性疾病表现于皮肤的症状。①凡色深红或青紫，多点大成片，平铺于皮肤，抚之不碍手，压之不褪色者称"斑"。斑有阴阳之分：若色深红或紫红，兼身热、面赤、脉数等为阳斑，多因热邪亢盛，内迫营血所致；若色淡青或淡紫，隐隐稀少，兼面白、神疲、脉虚等为阴斑，多由脾气虚衰，血失统摄所致。②凡色红，点小如粟米，高出皮肤，抚之碍手，压之褪色者，为"疹"。疹有麻疹、风疹、瘾疹等不同。麻疹：疹色桃红，形似麻粒，先见耳后发际，渐延及颜面、躯干、四肢，疹发透彻后按出现顺序逐渐消退，多因外感麻毒时邪所致，属儿科常见传染病，多见于冬末春初。风疹：疹色淡红，细小稀疏，皮肤瘙痒，多为外感风邪所致。瘾疹：突然出现淡红或淡白色丘疹，大小形态各异，瘙痒，搔之融合成片，出没迅速，多为风寒或风热侵袭营卫，或身体过敏所致。

（2）水疱是皮肤上出现成簇或散在性的小水疱，有水痘、热疮、湿疹等不同类型。①水痘皮肤见粉红色斑丘疹，很快变成椭圆形小水疱，晶莹明亮，浆液稀薄，皮薄易破，分批出现，大小不等，兼轻度恶寒发热。多因外感湿热时邪所致。是儿科常见传染病。②热疮口角唇边鼻旁出现成簇粟米大小水疱，灼热疼痛，多由外感风热或肺胃蕴热上熏而至。③湿疹周身或局部皮肤先现红斑、瘙痒，迅速形成丘疹、水疱，破后渗液，形成红赤湿润之糜烂面。多因湿热蕴结，复感风邪，郁于肌肤而发。

（3）疮疡为发于皮肉间的化脓性疾患。根据其形色特点可以分痈、疽、疔、疖等。①痈为患部红肿高大，根盘紧束，灼热疼痛，易于成脓，属阳证。多为湿热火毒蕴结，气血瘀滞而发，其特点是未脓易消，已脓易溃，脓液稠黏，疮口易敛。②疽为患部漫肿无头，皮色不变或晦暗，局部麻木，不热少痛，难于酿脓，多属阴证。多为气血亏虚，阴寒凝滞而成，其特点是未脓难消，已脓难溃，脓汁稀薄，疮口难敛。③疔为患处顶白形小如粟，根硬而深，麻木疼痛，多发于颜面手足。多因外感风热或内生火毒而发，其特点是邪毒深重，易于扩散而致走黄内陷。④疖为患部形小而圆，红肿热痛不甚，出脓即愈。多因外感热毒或湿热内蕴而发，其特点是病位浅表，症状轻微。

（八）痰

痰为体内水液代谢失常所形成的病理产物。肺、脾、肾三脏均与水液代谢密切相关，故观察痰的状况可以探察这三个脏腑的功能状态及病邪性质。

痰稀、色白、量多，多为寒痰，因寒邪犯肺所致；痰黄稠有块，为热痰，由邪热煎灼津液而成；痰少而黏，难于咳出，为燥痰，因燥邪犯肺或肺阴虚津亏所致；痰白滑，量多，易于咳出，是湿痰，为脾失健运，水湿不化所致；痰中带血，色鲜红者，为热伤肺络；咳吐大量脓血痰而味腥臭，多为肺痈，为热毒蕴肺，肉腐成脓所致。

（九）二便

主要观察大小便的次数、性状、颜色、气味及有无出血等情况。以便了解消化功能、水液代谢状况，亦是判断疾病寒热虚实的重要依据。

1.大便 健康人一般每日大便1次，粪便性状为黄色成形软便，排便顺畅，无黏液、脓血及未消化的食物等。大便异常主要见于下列情况：

（1）便次异常。①便秘。大便次数减少，每周小于3次，大便干燥，排便困难，称为便秘。新病腹胀满闷，大便燥结，或发热口渴者，多为实证、热证；久病、年老体弱、孕中产后，多为气虚推动无力或阴血亏虚肠燥所致。②泄泻。大便次数增加，一日数次，便质稀溏如水状，称为泄泻。泄泻暴发，大便臭秽，腹痛肠鸣，肛门灼热，多为湿热泄泻；泻如稀水，色淡黄而味臭，多为寒湿泄泻；大便酸臭多沫，泻后痛减，多为食积；长期黎明前腹痛腹泻，称"五更泻"，为脾肾阳虚所致。

（2）便质异常。①完谷不化。大便中含有较多未消化的食物，多见于食滞胃肠、脾胃虚寒或肾阳虚衰。②溏结不调。大便时干时稀，可见于肝郁脾虚，肝脾不调；或先干后稀，见于脾胃虚弱。③脓血便。大便中含有脓血黏液，多因湿热疫毒等邪阻于肠道，肠络受损所致，可见于痢疾等病。④便血。便血鲜红，血附于大便表面或排便前后滴出者，称近血，多见于肛门周围病变；便血暗红或紫黑，或便黑如柏油者，称远血，多见于胃脘等部位出血。

（3）排便感异常。①肛门灼热。指排便时肛门有灼热不适感。多因大肠湿热，或郁热下迫直肠，见于热泻或湿热痢。②里急后重。指腹痛窘迫，时时欲便，肛门重坠，便意频频的症状。常见于湿热痢疾。多因湿热内阻，肠道气滞所致。③排便不爽。指排便不通畅，有滞涩难尽之感。泻下如黄糜而黏滞不爽者，多因湿热蕴结大肠，气机不畅，传导不利所致；腹痛欲便而排出不爽，抑郁易怒者，多因肝郁脾虚，肠道气滞所致；腹泻不爽，大便酸腐臭秽者，多因食积所致。④大便失禁。指大便不能控制，滑出不禁，甚则便出而不自知。多因脾肾气虚阳衰、肛门失约所致。见于久病年老体衰，或久泻久痢不止者。⑤肛门气坠。指肛门有下坠感，甚则脱肛，劳累或排便后加重。多因脾虚中气下陷所致，常见于久泻久痢或体弱患者。

2. 小便　健康成人日间排尿 3～5 次，夜间 0～1 次，每昼夜总尿量 1000～2000mL。尿次和尿量受饮水、温度、出汗、年龄等因素影响。小便异常主要见于以下几种情况：

（1）尿量异常。①尿量增多。即排尿量、尿次明显多于正常。小便清长量多者，多属虚寒证；多尿、多饮而形体消瘦者，多为消渴。②尿量减少。即排尿量、尿次明显少于正常。多由津亏、气化不利及尿路阻塞等原因所致。

（2）尿次异常。①小便频数，指排尿次数明显增多，时欲小便。新病小便频数，短赤而急迫，多因湿热蕴结膀胱所致；久病小便频数，量多色清，夜间尤甚，多因肾虚不固，膀胱失约所致。②癃闭，小便不畅，点滴而出为癃；小便不通，点滴皆无为闭，合称癃闭。可由肾气化不利，开合失司及尿路阻塞等原因所致。

（3）排尿感异常。①小便涩痛，即小便排出不畅且伴有急迫、疼痛、灼热感，多因湿热内结，膀胱气化不利所致。②余沥不尽，即小便后点滴不尽，又称尿后余沥。多因肾气虚弱，肾关不固，开合失司，多见于老年或久病体衰者。③小便失禁，即患者神志清醒状态下，小便不能控制而自遗，多因肾气不足，下元不固所致。若神昏而小便自遗，属危重证候。④遗尿，即睡眠中小便自行排出，俗称尿床，多因肾气不足，膀胱失约所致。

（十）妇女经带

月经、带下的异常，不仅是妇科常见疾病，也是全身病理变化的反映。经带情况可作为诊断妇科或其他疾病的依据。

1. 月经　月经是健康而发育成熟的女子，胞宫周期性出血的生理现象，又称月信、月讯、月水。月经的形成与肾、肝、脾、胞宫、冲任二脉及气血的关系密切。应了解月经的周期及行经的天数、量、色、质等有关情况。

（1）经期异常。①月经先期，指月经周期提前 8 天以上，并连续两个周期以上。经色淡红，多由气虚失摄，冲任不固所致；经色鲜红，多由热扰冲任，血海不宁所致。②月经后期，指月经周期错后 8 天以上，并连续两个周期以上。经色淡红，多属血虚；经色紫暗、有块，多属血瘀。③月经先后不定期，即月经或前或后，经期不定，称月经先后不定期，或称经期错乱。多由肝气郁滞，或脾肾虚损，或瘀血阻滞而致。④闭经，指女子年逾 18 岁，尚未初潮，或已行经后又停经 3 个月以上者，排除妊娠和哺乳期。多因气虚血少，或血瘀不通等所致。

（2）经量异常。①月经量多则多因血热、冲任受损，或气虚不能摄血等所致。②月经量少多因血虚，或寒凝、血瘀、痰湿阻滞所致。③崩漏指非行经期间阴道出血的症状，其势急量多者为崩，势缓量少者为漏，合称崩漏。热伤冲任，或脾肾气虚，或瘀阻冲任，皆可导致崩漏，要结合经色来辨证。

（3）经色、经质异常。正常月经色正红，经质不稀不稠，不夹杂血块。月经色淡红质稀，多为气虚、血虚；经色深红质稠，多为血热内炽；经色紫暗有块，多为血瘀。

2. 带下 带下指妇女阴道分泌的少量白色透明、无臭分泌物。具有润泽阴道、防御外邪入侵的作用。若带下量多，淋沥不断，或伴有颜色、质地、气味等异常改变者，即为带下病。

（1）白带。带下色白量多，质稀如涕，淋沥不断，属脾肾阳虚，寒湿下注。

（2）黄带。带下色黄质黏臭秽，多为湿热下注。

（3）赤白带。带下混有血液，赤白杂见，为肝经郁热，或湿毒蕴结。

二、主要症状

主要症状包括咳喘、疼痛、呕吐等。要详细观察了解患者主要症状及体征发生的时间、部位、性质、诱因及伴随症状等，对症状体征的观察和描述要准确、客观。本篇主要介绍咳喘、疼痛、呕吐三方面，其他内容可参见中医诊断学中的四诊部分。

（一）咳喘

1. 哮与喘 呼吸困难，短促急迫，甚则张口抬肩，鼻翼扇动，不能平卧者为喘；呼吸急促似喘，且喉中哮鸣有声者，称为哮。哮必兼喘，但喘未必兼哮。

2. 咳嗽 咳嗽是肺失宣降，肺气上逆所致。咳声重浊有力多属实证；咳声低微无力多为虚证；痰白而清稀，多为外感风寒；痰黄而黏稠，多属肺热；咳而声低，痰多易出，为寒湿或痰饮；干咳无痰或少痰，多属燥邪犯肺或阴虚肺燥；咳嗽阵发，连声不绝，终止时做鹭鸶叫声，名曰顿咳，又称"百日咳"，常见于小儿，属肺实证。

（二）疼痛

临床应注意观察疼痛的部位、性质、程度和持续时间等。

1. 疼痛部位

（1）头痛。头痛部位与经络分布的关系：阳明头痛者，前额疼痛连及眉棱骨；少阳头痛者，头两侧痛；厥阴头痛者，颠顶疼痛；太阳头痛者，枕部疼痛连项。

（2）胸痛。胸中冷痛，咳吐痰沫，为寒邪犯肺；胸痛身热，喘促鼻翕者，为热邪壅肺；胸痛伴咳吐脓血腥臭痰者，为肺痈；胸痛伴潮热、盗汗、干咳少痰或痰中带血者，为肺痨；胸痛彻背，背痛彻心，面唇青紫者，为胸痹、真心痛。

（3）脘腹痛。多与脾胃病有关。脘腹部疼痛，一般喜暖为寒，喜凉为热，拒按为实，喜按为虚。因热结、寒凝、气滞、血瘀、食积、虫积所致者，多属实证；因气虚、血虚、阴虚、阳虚所致者，多为虚证。

（4）胁痛。胁肋胀痛，身目发黄者，多为肝胆湿热；胁肋胀痛，善太息易怒者，多为肝气郁结；胁肋刺痛者，多属瘀血。

（5）背痛。背痛不可俯仰者，多因寒湿阻滞或督脉损伤所致；背痛连项者，多因风寒客于太阳经腧所致；肩背痛，多因寒湿阻滞，经脉不利所致。

（6）腰痛。腰痛酸楚而无力，小便清长者，多为肾阳虚；腰膝酸软兼便秘尿赤，多为肾阴虚；腰部冷痛，如坐水中，遇冷天或雨天加重，多为寒湿腰痛；腰痛如针刺，固定不移，难于转侧者，多为血瘀。

（7）四肢痛。寒邪偏盛，剧痛喜暖者，为寒痹（痛痹）；风邪偏盛，疼痛部位游走者，为风痹（行痹）；湿邪偏盛，痛而重者者，为湿痹（着痹）；热邪偏盛，红肿疼痛者，为热痹；足跟或胫膝酸痛者，多为肾虚。

（8）周身痛。新病午起者，多为实证，以感受风寒湿邪者居多；久病不愈者，多为虚证，以气血亏虚，经气不利常见。

2. 疼痛性质　痛如针刺或刀割为刺痛，多属瘀血；痛而有胀感为胀痛，多为气滞；疼痛不剧，但绵绵不休为隐痛，多为精血亏虚或阳虚；痛有冷感而喜暖为冷痛，多为寒邪阻络或阳虚；疼痛并有沉重感为重痛，多因湿邪阻遏气血所致；痛有灼热感而喜凉为灼痛，多为阴虚或阳热亢盛所致；新病、疼痛剧烈、拒按者，多属实证疼痛；久病、疼痛较轻、喜按者，多属虚证疼痛。

（三）呕吐

呕吐徐缓，声音低微，多为虚寒证；呕吐急剧，声音洪亮，多为实热证；呕吐清涎，伴胃脘冷痛，属寒邪犯胃，或胃阳虚；呕吐酸腐食物，伴胃脘胀痛，属食滞胃脘；呕吐黄绿苦水，伴胁下胀满，多属肝胆郁热或湿热；呕吐大量清水，伴胃脘振水音，属痰饮病；呕吐血色鲜红或紫暗，夹食物残渣，属胃热伤络，胃腑血瘀。

三、舌象

舌象是病情观察的重要内容，主要包括望舌质和望舌苔两方面。舌象的变化能客观准确地反映病情，可作为诊断疾病、了解病情发展变化和辨证的重要依据。根据舌象的变化，能够辨别病位深浅、区别病邪性质、判断邪正盛衰、推断病势进退、估计病情预后。

（一）舌诊的原理

脏腑在舌面上的分属：舌可划分为舌尖、舌中、舌根、舌边4个部分。舌尖反映心肺的病变，舌边反映肝胆的病变，舌中反映脾胃的病变，舌根反映肾的病变。

（二）望舌的方法及注意事项

1. 姿势　口张开，将舌自然舒展伸出，充分暴露舌体，舌尖略向下，舌面展平。

2. 光线　望舌时，要在自然光线下，如晚间望舌，必要时白天须复查。

3. 染苔　某些食物或药物，可使舌苔染上颜色，称染苔，应注意询问其饮食及服药情况，以防造成假象。

4. 其他因素　进热食或刺激性食物可使舌质变红；刮舌可使舌苔由厚变薄，应加以注意。

（三）常见舌象及临床意义

望舌，主要是观察舌质和舌苔两个方面。舌质，又称舌体，指舌的肌肉脉络组织；舌苔，是舌体上附着的一层苔状物，由胃气上蒸而生。

1. 正常舌象　舌色淡红润泽，舌体柔软，活动自如，舌面铺有薄薄的、颗粒均匀、干湿适中、刮之不脱的白苔。常简述为淡红舌，薄白苔。

2. 病理舌象

（1）望舌色

淡白舌：舌色较正常浅淡，称为淡舌。枯白无血色，称为白舌。淡白舌主气血两虚，或虚寒证。淡白湿润，舌体胖嫩者，多为阳虚寒湿；淡白不泽，或舌体瘦薄者，多属气血两虚。

红绛舌：舌色鲜红，称为红舌。舌色深红，称为绛舌。二者主病有程度的差别。红绛舌主热证，有实热证和虚热证之不同，可以结合舌形和舌苔的变化加以区别。舌色越红热越重。如舌红而干，兼黄厚苔，多为实热证，提示津液已伤；舌红无苔，或少苔，或有裂纹，多为阴虚火旺；舌红起刺，多为营分热盛；舌色由红转绛，主内热深重。可出现在以下情况：外感热病，邪由气分转入营血分，多见于热性病极期；内伤杂病，常见于久病、重病，多属阴虚火旺。舌尖红者，为心火亢盛；舌边红者，为肝胆火旺；舌中红者，为脾胃热盛。

青紫舌：舌质青紫，或舌上有青紫色斑块、瘀点，称为青紫舌。青紫舌主瘀血、热极、寒盛。舌色紫暗或见瘀斑，多为气滞血瘀。舌绛紫而干枯少津者，为邪热炽盛，耗伤阴液，血脉瘀滞；舌淡紫或青紫润滑者，多为阴寒内盛，或寒凝血瘀。

（2）望舌形：主要观察舌质的老嫩、胖大、瘦薄、裂纹、齿痕、芒刺等变化。

老嫩舌：舌色深暗，舌质纹理粗糙，形色坚敛苍老者，为老舌，多主实证；舌色浅淡，舌质纹理细腻，形色浮胖娇嫩者，为嫩舌，多主虚证。辨舌的老嫩是判断疾病虚实的标志之一。

胖大舌：舌体胖大，伸舌满口，称胖大舌。舌色淡白，多属阳虚、水饮痰湿内停；色深紫而暗，多见于中毒；色深红，舌体疼痛，肿胀满口，多为心脾热盛或湿热酒毒上泛。

瘦薄舌：舌体瘦小而薄者，称为瘦薄舌。多为气血阴液不足，不能充盈舌体所致。舌体瘦小而薄者，主气血两虚；舌体红绛瘦薄者，主阴虚火旺。

齿痕舌：舌边见齿印者，为齿痕舌。多因舌体胖大而受齿缘压迫所致。常与胖大舌同见，多属脾虚水湿内停。

芒刺舌：舌乳头增生、肥大、高起如刺，摸之棘手，称为芒刺舌，主邪热内盛。舌边芒刺为肝胆火盛；舌中芒刺为胃肠热甚；舌尖芒刺为心火上炎。

裂纹舌：舌面上有各种形状的裂沟者，称裂纹舌，主阴血亏损不能荣润舌面。舌红绛而有裂纹，为热盛伤阴或阴虚液涸；舌淡白而有裂纹，为血虚不润。

（3）望舌态：舌态是指舌体的动态，主要有强硬、痿软、短缩、颤抖、喎斜、吐弄等。

强硬舌：舌体失其柔和而强硬，屈伸不便，或不能转动者，为强硬舌。多因热入心包，或为高热伤津，舌脉失养或痰浊内闭心神所致。舌质深红而强硬，神志不清者，多属热扰心神；舌红干而强硬，为热盛伤津；舌强不语，口眼喎斜，常为中风或中风先兆。

痿软舌：舌体软弱，伸缩无力，转动不便，称痿软舌。多因气血虚极，阴液亏耗，筋脉失养所致。久病舌淡而痿，是气血两虚；舌绛而痿，为阴亏已极；新病舌干红而痿者为热灼津伤。

短缩舌：舌体短缩，不能伸长，无力伸出口外者，称为短缩舌。多为危重病证。舌短缩而青紫湿润，多属寒凝筋脉；舌短缩而干红，多为热盛伤津；舌短缩而苔厚腻，多为痰湿阻闭。

颤动舌：舌体震颤抖动，不能自主者，称为颤动舌。舌质红绛而震颤者，为热极生风；舌质淡白而震颤者，属血虚生风。

歪斜舌：舌体偏斜于一侧，称为歪斜舌，多为中风或中风先兆。

吐弄舌：舌不时伸出口外者为吐舌；舌时时伸出口外，立即回收，或不时舔口唇四周者，称为弄舌，二者皆因心脾二经有热所致。吐舌可见于疫毒攻心，或正气已绝；弄舌多为动风先兆，或小儿智力发育不全。

（4）望苔质：主要观察舌苔质地的厚薄、润燥、腐腻、剥脱等变化。

厚薄：主要反映病邪之深浅。透过舌苔能隐约见到舌体者为薄苔，不能见到舌体者为厚苔。薄苔多主表证；厚苔多主里证。虽病仍见薄苔，为胃气尚存，病轻；舌苔由薄变厚，为病进，邪气盛；舌苔由厚变薄，或舌上复见薄白新苔，为病退。舌苔厚薄突然转变皆为病重。

润燥：主要反映机体津液盈亏和输布功能。苔润为津液未伤；湿润而滑，伸舌欲滴，多为水湿过盛；苔燥多为病邪伤津。

腻腐：主要反映体内湿浊情况。腻苔是苔质颗粒致密，紧贴于舌面，刮之难去，主痰饮、食积、湿温等病证；腐苔是舌苔颗粒粗大，堆铺于舌面，刮之易脱，主食积、痰浊。

剥脱：舌面的苔状物部分或全部剥落，称剥脱苔，多由正气虚弱、胃之气阴两伤所致。

（5）望苔色

白苔：主表证、寒证。薄白润苔，属正常舌苔，或为表证初起，或里证轻证；苔薄白而滑，为外感寒湿，或水湿内停；苔白厚，为痰饮、湿浊、食积内停；苔白厚腻而干，为痰湿、食积化热，津不上承；苔白而燥裂，为燥热伤津所致；舌上布满白苔，如白粉堆积，为温病秽浊湿邪与热毒相结所成。

黄苔：主里证、热证。苔淡黄为热轻，深黄为热重，焦黄为里热盛极。苔薄黄而润，是病邪初入里，热未伤津；苔薄黄而干，为邪热不甚，但津液已伤；黄厚而干为热盛伤津；黄厚而腻为湿热蕴结；黄燥而生黑刺，或有裂纹为积热已深、津液耗损；外感病苔由白转黄，为表邪入里化热之征。

灰黑苔：主里热甚，或里寒甚。一般认为，苔色呈浅黑色，即灰苔，苔色呈深灰色为黑苔。灰苔与黑苔有轻重程度的差别，常并称为灰黑苔。灰黑苔提示病情较重。如肾阳虚衰，里寒之极，寒水上泛，舌苔灰黑而润。如里热极盛，舌苔可由黄发展成灰黑而干。

四、脉象

脉诊是中医特色诊法之一，脏腑经络有病，皆可影响心、血、脉，使之发生变化而从脉象上反映出来。脉诊对于诊察脏腑气血的盛衰，判断病位、病性，推断疾病的进退预后，均有重要意义。

（一）脉诊的部位和脏腑对应区

1.脉诊部位   目前主要运用"寸口诊法"，即医生用自己的食、中、无名指指腹触按患者的掌后桡动脉浅表部位。寸口脉分为寸、关、尺三部，正对腕后高骨（桡骨茎突）的部位为"关"，关前（远端）为"寸"，关后（近端）为"尺"。每一部又有浮、中、沉三候，合称三部九候。

2.寸口的脏腑对应区   寸口脉分候脏腑：左手寸关尺分别候心、肝胆、肾；右手寸关尺分别候肺、脾胃、命门。

（二）诊脉的方法和注意事项

1.诊脉的时间   诊脉常以清晨未起床，未进食时最佳。一次诊脉应候足50动。

2.布指定位   让患者稍休息，使气血平静。患者坐位或仰卧位，手臂平伸与心位齐高，掌心向上平放，腕下垫脉枕。医者先将中指按在掌后高骨处，向内推，寻至有脉搏动处，定为关部，以食指按在关前以定寸部，以无名指按在关后以定尺部。三指弯曲呈弓形，指头齐平，以指腹接触脉体。

3. 调息切脉　一呼一吸，称为一至，一息脉动 4～5 至为正常。

4. 指法　用不同的指力以体察脉象：轻按皮肤为浮取；稍加指力按至肌肉为中取；重指力按至筋骨为沉取。

（三）正常脉象

1. 平脉　正常脉象又称"平脉"或"常脉"。其基本脉象是：寸、关、尺三部都有脉，不浮不沉，不快不慢（一息脉来 4～5 至），不大不小，和缓有力，节律均匀。

2. 平脉的生理变异　正常脉象与人体内外诸多因素密切相关。性别、年龄、体型、情绪、劳逸、饮食、季节气候、地理、环境等均可对其产生影响。此外，尚有桡动脉位置异常所致的生理变异，如反关脉、斜飞脉等。

（四）常见病脉及主病

1. 浮脉

【脉象】轻取即得，重按稍减而不空；脉位浅表。

【主病】表证。浮而有力属表实，浮而无力属表虚。

2. 沉脉

【脉象】脉搏显现部位深，轻取不应，重按始得。

【主病】里证。有力属里实，无力属里虚。

3. 迟脉

【脉象】脉来缓慢，一息不足 4 至（每分钟不满 60 次）。

【主病】主寒证。有力为实寒；无力为虚寒。生理性迟脉常见于运动员。

4. 数脉

【脉象】脉来急促，一息 5 至以上（每分钟 90 次以上）。

【主病】主热证。有力为实热；无力为虚热。

5. 虚脉

【脉象】三部脉举按皆无力，按之空虚，应指松软，是无力脉的总称。

【主病】主一切虚证。提示气血及脏腑诸虚。

6. 实脉

【脉象】三部脉举按皆有力，是有力脉的总称。

【主病】主实证。

7. 滑脉

【脉象】往来流利，如珠走盘，应指圆滑。

【主病】主痰饮，食滞，实热。生理性滑脉可见于妇人的孕脉，青壮年脉滑而冲和，属平脉。

8. 涩脉

【脉象】脉形细而行迟，往来艰涩不畅，如轻刀刮竹。

【主病】主伤精，血少，气滞血瘀，亦见于痰湿内停。

9. 洪脉（附大脉）

【脉象】脉形宽大，充实有力，来盛去衰，状若波涛汹涌。

【主病】主实热证。

附：大脉：脉体宽大，大而有力为实，大而无力为虚。

10. 细脉

【脉象】脉细如线，应指明显。

【主病】主气血两虚，诸虚劳损，亦主湿证。

11. 长脉

【脉象】脉体长，首尾端直，超过本位。

【主病】实热证。

12. 短脉

【脉象】首尾俱短，不及本位，不能满部。

【主病】主气病。短而有力为气郁，短而无力为气虚。

13. 弦脉

【脉象】端直以长，如按琴弦。脉紧张度高。

【主病】主肝胆病，诸痛，痰饮，疟疾。

14. 濡脉

【脉象】脉小而细软，轻手可得，按之无力。

【主病】主诸证、湿证。

15. 促脉

【脉象】脉来数而时一止，止无定数。

【主病】主阳盛热结，气血、痰饮、宿食停滞；亦主真元衰惫。

16. 结脉

【脉象】脉来缓慢而时一止，止无定数。

【主病】主阴盛气结，气滞、寒痰血瘀，癥瘕积聚等证。

17. 代脉

【脉象】脉来时止，止有定数，良久方来。

【主病】主脏气衰微；痛证痹病，跌打损伤，七情过激等阻抑脉道。

18. 散脉

【脉象】浮散无根，节律不齐。

【主病】主元气离散，脏腑精气欲绝，是病情危重的征象。

19. 芤脉

【脉象】浮大中空，如按葱管。

【主病】主失血、伤阴。

20. 革脉

【脉象】浮大中空外坚，如按鼓皮。

【主病】主亡血、失精、半产、漏下。

21. 伏脉

【脉象】重按推筋着骨始得，甚至伏而不现。

【主病】主邪闭、厥证、痛极。

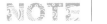

22. 牢脉

【脉象】沉而实大弦长，坚牢不移。

【主病】主阴寒内实，寒疝癥瘕。

23. 缓脉

【脉象】一息四至，脉来缓怠。

【主病】主湿证，脾胃虚弱。

24. 疾脉

【脉象】脉来疾急，一息六至以上，可达七八至（每分钟 120 ～ 140 次）。

【主病】主阳亢阴竭，元气将脱。

25. 微脉

【脉象】极细而软，按之欲绝，若有若无。

【主病】主气血大虚，阳气衰微。

26. 弱脉

【脉象】脉来极软弱而沉细。

【主病】主阳气阴精亏损。

27. 紧脉

【脉象】脉来绷急，状如牵绳转索。

【主病】主寒证、痛证、宿食。

28. 动脉

【脉象】脉形如豆，厥厥动摇，滑数有力。

【主病】主痛证、惊风。

在疾病过程中，由于病变机体的正气有盛衰不同，致病因素可由两种或两种以上邪气相互兼夹，病变的部位和性质也不断变化，会出现由两种以上单一脉相兼复合而成的脉象，称为"相兼脉"。相兼脉的主病，相当于各单一脉主病的总和，例如浮紧脉，浮脉主表证，紧脉主寒证，浮紧脉则主表寒证；浮数脉，浮脉主表证，数脉主热证，浮数脉则主表热证。

在进行病情观察，收集病情变化资料同时应观察治疗与护理的效果，及时修改护理计划，不断提高护理质量。

附：常用中医病情观察描述用语

意识状态：神清语明，神志不清，神昏谵语，精神萎靡，烦躁不安，手足躁动，牙关紧闭，循衣摸床，撮空理线，角弓反张，目闭口张，嗜睡等。

表情面容：痛苦面容，眉间紧皱，身重嗜卧，倦怠无力，神情呆滞，神情淡漠，面色荣润，面色潮红，枯槁晦暗，面色苍白，面色㿠白，面红目赤，面红如妆，面唇青紫，两颧潮红等。

寒热：恶寒发热，畏寒，寒热往来，形寒肢冷，手足欠温，肢体冷痛，恶寒战栗，四肢厥冷，身热，壮热，烦热，微热，手足心热，五心烦热，午后潮热，恶风等。

汗：无汗，自汗，盗汗，绝汗，战汗，冷汗，汗出如油，虚汗，动则汗出，大汗淋漓等。

颜色：苍白，㿠白，发红，青紫，发绀，黄如橘色，黄如烟熏，黑而干焦等。

水肿：目胞浮肿，头面浮肿，全身水肿，腰以下水肿，按之没指，按之如泥等。

头痛：头痛项强，头痛如裹，头痛绵绵，头胀痛，头昏目胀，头痛眩晕，头痛而重，偏头痛，颠顶痛，眉棱骨痛，前额痛，太阳穴痛，头痛神倦，头胀痛如裂等。

胸胁痛：胸部闷痛，痛彻肩背，胸部隐痛，胸部刺痛，两胁胀痛，胁痛如锥，胸脘痞闷，胸闷不畅等。

脘腹痛：胃脘胀痛，吐后痛减，胃脘胀满，嗳腐吞酸，胃中隐痛，胃痛喜温喜按，脘腹灼痛，腹痛喜按，腹痛拒按，小腹胀痛，时发时止，痛无定处，腹痛绵绵等。

腰背痛：背痛连项，腰背酸痛，腰膝酸软，腰痛酸重，腰部冷痛，腰膝隐痛等。

关节痛：关节红肿热痛，屈伸不利，手足拘挛，关节冷痛，得热则缓等。

呼吸：呼吸气粗，呼吸衰微，呼吸急促，呼吸短浅，张口抬肩，动则气喘，少气，哮喘等。

咳嗽与痰：顿咳，呛咳，干咳无痰，喘咳，咳声重浊，暴咳声哑，痰黄黏稠，痰少难出，痰白清稀，痰清多泡，痰中带血，喉中痰鸣，辘辘有声，痰涎壅盛，鼻塞声重，浊涕，清涕等。

二便：大便秘结，便如羊粪，粪质稀薄，大便溏泄，完谷不化，下利赤白，脓血便，五更泻，小便短涩，点滴不爽，淋沥不尽，小便失禁，小便短赤，小便清长，尿频，尿急，尿痛，癃闭，尿潴留等。

饮食：渴喜热饮，渴喜冷饮，渴不欲饮，渴不多饮，口渴引饮，大渴欲饮，口渴咽干，食少纳呆，厌食脘胀，消谷善饥，饥不欲食，食欲不振，厌食油腻，朝食暮吐，暮食朝吐，食欲减退，呕吐酸腐，干呕等。

【知识拓展】

恶寒发热，是一个中医学概念，出自《素问·至真要大论》。即恶寒与发热同时并见，为感冒、伤寒、温病等多种外感病的常见症状。《伤寒论·辨太阳病脉证并治》曰："太阳病，或已发热，或未发热，必恶寒，体痛，呕逆，脉阴阳俱紧者，名曰伤寒。"中医辨证中恶寒发热属于外感表证。如六经辨证中的太阳病，卫气营血辨证中的卫分证，三焦辨证中的上焦证，均可见此。

【复习思考题】

1. 案例分析题：

吴某，32岁，女性。患者平素喜食肥甘辛辣之品，近日频食火锅后出现胃脘灼痛拒按，渴喜冷饮，消谷善饥，口臭，齿衄，小便短赤，大便秘结，舌红苔黄，脉滑数。

思考：请结合学过的知识，分析该患者的病因病机，在病情观察方面应注意哪些要点，以及如何进行有效护理。

2. 简述病情观察的目的与原则。

扫一扫，知答案

扫一扫，看课件

第五章 生活起居护理

【学习目标】

识记：四时养生的总原则，生活起居护理方法。

理解：四时养生的具体内容，五劳的内容及护理。

应用：正确指导患者生活起居，掌握皮肤清洁及便秘的护理方法。

【案例导入】

刘某，女，48 岁，头晕、乏力 3 年余。现面色无华、倦怠乏力、心悸心烦、乳房胀痛、腰背酸痛、寐安、纳差、二便调，舌质红、苔薄白，脉细；测体温 36.2℃，脉搏 78 次 / 分，呼吸 20 次 / 分，血压 100/80mmHg。

思考：根据患者病情，请指导其正确生活起居护理的方法。

生活起居护理指护理人员根据患者个体情况，在生活起居方面给予专业的指导和合理照护。其目的在于保养患者机体元气，调整体内阴阳平衡，增强抵御外邪能力，促进疾病康复。我国历代医家十分重视生活起居护理，《黄帝内经》记载："上古之人，其知道者，法于阴阳，和于术数，饮食有节，起居有常，不妄作劳，故能形与神俱，而尽终其天年，度百岁乃去。"说明要保持身体健康，就要懂得自然发展规律。

第一节 生活起居护理的原则

生活起居护理是中医护理学的重要组成部分，是中医整体观念和辨证施护方法在护理中的具体应用。生活起居护理遵循顺应四时调阴阳、起居有常适劳逸、环境适宜避时邪的原则，达到促进健康、防病治病的目的。

一、顺应四时，调阴阳

顺应自然，也就是顺应四时、平衡阴阳，从而使人体的生理活动与自然界变化周期同步，保持机体内外环境的协调统一。四时气候变化的特点是春温、夏热、秋凉、冬寒，《素问·四气调神大论》归纳四时养生的总原则是"春夏养阳、秋冬养阴"，生长属阳，收藏属阴，"养阳"指春夏养生长之气，即顺从阳气生长的特点，使阳气畅达；"养阴"指秋冬养收藏之气，即顺从阴气收藏的特点，避免形体津液的耗损。

（一）四时养生

春季顺应生发之气，晚睡早起，宜到室外散步，披散头发，宽衣松带，形体舒缓，使心胸开阔，精神愉快，以保持生机；春季气候变化大，老人、小儿和身体虚弱者，注意随时增减衣被，防寒保暖，切忌过早脱衣减被，此即前人所谓"春捂"。

夏季顺应自然界养长之势，晚睡早起，保持心情愉快，勿发怒，使气机宣畅，通泄自如。居室宜空气新鲜、阴凉、通风，避免直接吹风，空调温度不可过低；在酷暑炎热之白昼，当躲避暑热，以免汗出过多而伤卫阳；中午适当午睡，消除疲劳；入夜不贪凉夜露，以免损伤阳气；汗出后及时沐浴更衣，避免湿邪入体；饮食宜进食清心泻火、清热解暑之品，如苦瓜、绿豆汤、赤豆汤、酸梅汤、菊花茶等，切忌暴食冷饮、生冷瓜果等，以免寒凉太过伤及脾胃。

秋季顺应自然界收敛、肃降之势，早睡早起，控制情绪，保持神志安宁，舒张收敛有序，从而减缓秋季肃杀之气伤人，同时，也维护肺脏的清肃功能。衣着遵循"秋冻"原则，适当进行耐寒锻炼；秋燥易伤肺，宜进食具有润肺生津作用的梨、苹果、甘蔗、荸荠等水果，多饮开水、淡茶、果汁、豆浆、牛奶，以弥补损伤的阴津。

冬季顺应自然界万物收藏之势，人体应该养精蓄锐，为来年生长做准备，早睡晚起，不妄事操劳，使神志深藏于内，安静自然。冬季注意防寒保暖，多晒太阳，使阴精闭藏而不外泄，勿使皮肤腠理开泄耗伤阳气；阴虚精亏者，可乘机通过药膳和食疗，积蓄阴精。

（二）阴阳平衡

遵守"春夏养阳、秋冬养阴"的养生之道，达到"阴平阳秘"状态。中医理论中"天人相应"的观点，认为人与自然是一个有机的整体，自然界的阴阳消长运动，影响人体阴阳之气的盛衰，《素问·四气调神大论》曰："夫四时阴阳者，万物之根本也。所以圣人春夏养阳，秋冬养阴，以从其根，故与万物沉浮于生长之门。逆其根，则伐其本，坏其真矣。"四时阴阳的变化，是万物生长变化的根本，善于养生之人，春夏两季重视保养阳气，秋冬两季注意保养阴气，和万物一样，顺应阴阳之性而生活于自然界生、长、化、收、藏的规律之中。

二、起居有常，适劳逸

起居有常指妥善处理好生活的各个方面，遵循自然界以及人体生理的正常规律，养成按时作息的良好习惯。劳逸适度，即体力、脑力劳动与休息要配合得当，过劳过逸均会伤身耗神，有损健康。根据中医理论，患者病情轻重与人体阴阳生长收藏的变化相关，呈现"旦慧、昼安、夕加、夜甚"的规律，因此，临床护理中合理安排患者的生活起居，促使其气血流畅，提高抗御外邪能力。

（一）作息规律

患者作息起居应随季节而调整，制定个性化的作息时间，注意防暑、抗寒。春、夏季晚睡早起，适当延长午休时间，秋季早睡早起，冬季早睡晚起。护理人员督促患者按时起居，养成规律的睡眠习惯，若睡眠不足则易耗伤正气，但是每日睡眠时间不宜过长，以免导致精神倦怠，气血郁滞。

（二）劳逸适度

劳动与休息的合理调节，是保证人体健康的必要条件。中医学认为，劳逸失度是内伤病的主要致病因素之一，如果长时间过于劳累，或过于安逸静养，都不利于健康，可导致脏腑、经络、气血津液、神的失常而引发疾病。《素问·宣明五气》篇指出"久视伤血，久卧伤气，久坐伤肉，久立伤骨，久行伤筋，是谓五劳所伤"。因此，在起居上要注意避免久视、久卧、久坐、久立、久行。

1. 久视伤血　心主血脉，肝藏血，"目受血而能视"，用眼过度或时间过长，极易耗伤气血。若上网、看书、看电视、看电影的时间过长，均可造成气血亏虚，引起头晕目眩、乏力、两目干涩、心慌心悸等症状。故学习或工作 30 ～ 60 分钟后，适当休息，采取闭目养神或眺望远景的方式，促使体内重新化生的气血滋润双目。

2. 久卧伤气　肺主气，适当躺卧可消除疲劳，但久卧伤肺气，导致气机升降失调，脏腑功能受损，出现消瘦、面色苍白、乏力等症状。现代研究表明，睡眠与休息并非越多越好，过于安逸同样可引起机体功能紊乱。

3. 久坐伤肉　脾主肌肉，伤肉即伤脾。长时间的坐位，不仅臀部皮肤毛囊易受堵塞而生疖、毛囊炎等，还可引起脾胃积滞，水谷精微难以运化传输，从而使转运气血能力下降，出现消化不良，气短乏力、手脚发凉，骨节酸痛等。此外，久坐者易患颈椎病、肩周炎和冠心病等。故脑力劳动者要避免久坐，保持适度的户外活动，如打太极拳、练五禽戏、散步等，不仅可以帮助胃肠蠕动促消化，还可舒筋活络调气血。

4. 久立伤骨　"久立伤骨，损于肾"。站立是人体最基本的体位之一，站立时间过长，身体重量全部压于脊椎和下肢，导致腰、腿等承重部位的骨骼受伤，下肢血液回流不畅，诱发下肢静脉曲张、痔疮、两足浮肿等疾病，严重时可引发肾劳症状，如腰酸腰痛、小便发黄、小腹坠胀等，故久立时可采用甩腿动作、扭膝运动、睡前按摩双腿、温水沐足等防护措施，以强身健体。

5. 久行伤筋　"久行伤筋，劳于肝"。人体行动是由气血运行调动肌肉、筋骨等部位的伸缩而成。肝主筋，筋的运动易消耗肝的精气，长时间行走或奔跑，不仅耗伤气血，使肌肉、筋脉处于疲劳状态，还易伤肝气。故久行时应适当歇息，拍打按摩下肢的肌肉，促进气血流通。

三、环境适宜，避时邪

中医对居住环境尤为重视，除了要考虑自然因素外，更要躲避污染源；六淫致病多与季节气候、居处环境等有关，人体适应气候变化的能力有限，尤其在天气剧变，出现反常气候之时，容易感邪发病，故应注意对外邪的审时避忌。

（一）环境舒适

环境是指空气、水、阳光、土壤、植被、住宅、社会人文等因素综合起来所形成的人类生活工作的外部条件。中医学认为人与自然是一个有机统一的整体，自然环境的优劣，直接影响人体健康。

环境优美，适宜运动。古语"以景养心，以境养人"，居民区外环境绿化是健康的重要保障，生活在公园、假山、绿池、花园等景观的小区中，如出入自然山水之境，可以养目养心，调息畅气。居民区周边配备运动场所，人们既能充分享用户外阳光、空气，又能通过适当锻炼增强体质。

避开环境污染。五大环境污染包括：水污染、大气污染、光污染、噪声污染、电磁辐射。护理人员注意保持病房安静，力求做到"四轻"，地板、天花板和墙壁尽量选择隔音材料，定期检查发出噪声的仪器设备；居住环境避开有大量玻璃幕墙的建筑，室外公共照明可采用节能灯和低亮度分散照明系统；远离各种广播电视发射塔、雷达站、高压线等电磁辐射源，室内设计不宜把过多电器（电视、电脑、冰箱等）集中摆放于卧室，避免暴露于高辐射的环境。

（二）审时避邪

外邪包括风、寒、暑、湿、燥、火六淫和疫疠。当气候变化异常，六气发生太过或不及，或非其时而有其气，以及气候变化过于急骤时，须遵循中医"虚邪贼风，避之有时"的观点。二十四节气中的立春、立夏、立秋、立冬、春分、秋分、夏至、冬至八个节气，是季节气候变化的转折点，做到"春防风，夏防暑，长夏防湿，秋防燥，冬防寒"。

第二节   生活起居护理的方法

生活起居护理的内容涉及日常起居、衣食住行、卫生习惯、环境管理等方面，护理人员根据患者阴阳偏盛偏衰的具体情况，在生活上分别给予特别的安排和照料，帮助其达到"阴平阳秘，精神乃治"的状态。

一、环境护理

良好的居住环境可防止邪气侵入人体，利于身体恢复，护理人员应主动掌握昼夜和四时的气候变化规律，构建一个身心愉悦的治疗护理环境。

（一）病室安置

安置病室应根据病证性质不同而定。寒证、阳虚证者多畏寒怕风，宜安置在向阳温暖的病室，使人感到舒适；热证、阴虚证者多有恶热喜凉之求，可安置在背阴凉爽病室，心静利于休养。

（二）病室整洁

1.病室外走廊无杂物堆放，地面干洁，光线充足，畅通无障碍物；配餐间清洁、整齐，餐具按时消毒；严格消毒隔离和终末处理。

2.病室内保持地面和床单位清洁、干燥，陈设简单实用，易于搬动，便于打扫；病室内除固定摆放的生活必需品外，不放置过多物品；便器放于指定位置，定期消毒，厕所、便池、水池每日刷洗，以免污浊气味飘入病室。

（三）病室安静，空气新鲜

安静的环境有利于人体得到充足的休息和睡眠，噪声的刺激令人心烦意乱，甚至出现心慌、坐卧不安、四肢颤抖、全身冷汗等症状，心气虚患者常因突然的声响而心悸不已。护理人员应设法消除噪音源，医院噪声白天不超过 40 ～ 45 分贝，夜间不超过 35 分贝，工作中注意"四轻"（说话轻、走路轻、操作轻、关门轻），对于胸痹心痛、癫痫的患者，尽可能安置单人间。

病室内常有各种排泄物等秽浊之气，影响患者食欲和休息，每天至少开窗换气 1 ～ 2 次；通风时，保护患者避免直接吹风；对已感受寒邪的患者，做好保暖措施；若患者服用发汗解表药后，暂时不宜通风换气，待汗出热退后，先给患者穿衣盖被，再通风，避免复感风寒加重病情。

（四）温、湿度适宜

病室通常温度以 18 ～ 22℃为宜。寒证、阳虚者（外感风寒或年老），通常怕冷、怕风，故室温宜高，以 20 ～ 26℃为宜；热证、阴虚者（暑热或青壮年），通常怕热、喜凉，故室温宜低，以 16 ～ 20℃为宜。

病室的相对湿度以 50% ～ 60% 为宜，结合年龄、气候、不同证型等进行调节。湿度过高，汗液蒸发受阻，令人胸中满闷，困倦、乏力，加重风寒湿痹、脾虚湿困症状；湿度过低，令人口唇干燥、咽喉干痛，加重阴虚肺热者的呛咳症状。此外，阳虚证多寒而湿，湿度宜低；阴虚证多热而燥，湿度宜高。

（五）光线适宜

病室要求阳光充足，但不宜让日光直射患者面部。《天隐子养生书》所描述的病室应"阴阳适中，阴暗相半""太明即下帘，以和其内映，太暗则卷帘，以通其外耀。内以安心，外以安目，心目俱安，则身安矣"。患者休息时应注意拉挡窗帘，以促进睡眠；长期卧床者，应尽量紧邻窗户，使其感到舒适、愉悦；根据病证性质不同进行光线调整，急性热性病患者，光线稍暗；患眼疾、痉证、癫狂证者，可用深色窗帘遮挡光线，避免强光刺激；热证、肝阳上亢或肝风内动、神经衰弱患者，室内光线可偏暗；感受风寒、风湿以及阳虚、里寒证的患者，室内宜温暖、阳光充足。

二、睡眠护理

睡眠是人体的一种生理需要，也是调节阴阳平衡的重要手段。人的一生中有将近 1/3 的时间是在睡眠中度过，在睡眠状态下，各组织器官大多处于休整状态，气血充分灌注于五脏，使机体得到补充和修复。《黄帝内经》云："人卧血归于肝，肝受血而能视，足受血而能步，掌受血而能握，指受血而能摄。"睡眠对儿童和青少年有促进生长发育和大脑发育的功能，对中老年人可以激活体内活性酶代谢，延缓衰老。

（一）睡眠的时间

顺应四时阴阳。中医理论认为，人体生物钟需顺应自然界四季变化，适应生、长、收、藏的规律。按照《素问·四气调神大论》观点，春季、夏季晚睡早起，以顺应阳气升发；秋季早睡早起，以应秋天收敛之气；冬季早睡晚起，以避寒就温，顺应冬天潜藏之气。

保证正常的睡眠时间。中医睡眠机制为阴气盛则寐（入眠），阳气盛则寤（醒来）。古人将一天划分为 12 个时辰，应该在子时（23 时）以前上床，在子时（23 ～ 01 时）进入最佳睡眠状态，子、丑、寅、卯时（23 ～ 07 时）宜安眠，这 8 个小时是人体自我修复的重要时段，不宜进行体力及脑力劳动，而是保持"必欲静卧，以候气复"的状态顺利度过。

养成午睡的习惯。"午时一刻，乃一阴之生"，午时是一天中阳气最盛而阴气初生的时候，也是心经气血最旺盛的时候，此时午休有利于恢复体力，充沛的精力有利于心经气血及心神的修养。午睡通常以 30 ～ 60 分钟为宜，但不宜太久，以免阳气郁痹于里而耗伤精液。

（二）睡眠的环境

卧室选择安静避光、不临街的房间，避免喧闹和光污染。卧室内的家具宜少，色调和风格尽量一致，避免视觉上的拥挤感；窗帘可根据天气变化更换颜色，温馨的室内布置有利于提高睡眠质量；每日通风换气，去除空气中的病菌，保持气味清新；忌当风而卧，因为卫气在睡眠状态下入于体内而失于外固，抵御外邪的能力相对于清醒时弱，此时迎风而卧最易感受外邪。

（三）选择合适的卧具

床铺软硬适度，老年人、腰椎间盘突出症、骨质疏松、增生等骨关节疾病的患者，宜选用一定硬度的床垫以保持躯体正常的生理曲度；床铺高低适宜，以略高于膝盖为宜，不仅方便上下床，且利于膝关节及整理床铺；不宜选择上铺式床具，也不宜选择地铺式床具。

枕头高度通常为 10 ～ 14cm，可取同身的一拳至一拳半高为标准。枕芯软硬合适，略有弹性，具有一定的通风性，以利散热、排汗。填充物可选择荞麦、小米、绿豆、干茶叶、干橘皮、蒲绒、木棉、乳胶等材料。

被褥以保暖而不过重为宜，质地以棉布、细麻布、毛巾布、绒毛等透气、干燥的材质为佳，床上用品经常晾晒、清洗、更换，做好消毒隔离。

（四）睡眠促进与宜忌

睡前宜安神定志，忌七情过极、读书思虑、剧烈运动。可热水泡足疏通经脉，放松心情，亦可适当静坐、散步、看轻松电视，听低缓音乐，使身体逐渐入静，静则生阴，阴盛而寐。

通常睡前 1 小时内不宜过多饮水进食，避免夜尿频繁，或增加胃肠负担，影响睡眠质量；忌浓茶、咖啡、酒类、巧克力等使人兴奋的饮食。

睡卧姿势以右侧卧为佳，该姿势心脏处于高位，不受压迫；肝脏处于低位，供血较好，有利新陈代谢；胃内食物借重力作用，朝十二指肠推进，可促进消化吸收。

三、口腔护理

口腔是消化道的起点，担负着咀嚼、消化、语言、辅助呼吸等功能，维护口腔的良好功能对于人体有着重要的意义。中医认为，脾开窍于口，其华在唇，心开窍于舌，齿乃骨之余，心、肾、肝、脾、胃诸经均遍络于口腔咽喉。俗话说"病从口入"，口腔是人体的"开放门户"，营养物质通过口腔被摄取，多种细菌、病毒、寄生虫卵也随之进入人体。明·薛己撰《口齿类要》是我国最早的口腔疾病论著，提出了对口腔疾病的标本兼治法。做好口腔卫生保健，不仅可以防治口腔和牙齿的疾病，而且可以有效地预防多种全身性疾病。

（一）促进口腔健康和预防口腔溃疡

常用清水、金蒲散含漱剂、丁香漱口液、苦丁茶液等含漱，也可用中药口服液，如金银花、甘草泡水茶饮。

（二）减轻口腔异味

中医认为口臭的产生与脾胃积热、湿浊上侵有关，多因饮食不节（如嗜食辛辣、肥腻）、长期过度疲劳（如熬夜等）导致，可选用生理盐水、甘草银花液、口疮灵漱口液、益口含漱液，可顺时针方向按摩腹部以促消化，或按摩大陵穴，大陵穴为健脾要穴，具有泻火祛湿的功效。

（三）消炎止痛

咽喉肿痛者含漱消炎散、口洁净等；口疮部位涂上珠黄散、冰硼散、锡类散等；或以吴茱萸末调醋敷于双足心，也可用王不留行籽耳穴埋豆贴压穴位达到治疗目的。

四、皮肤护理

皮肤是人体最大的器官，主要承担着防御、排汗、感觉冷热等功能。皮肤覆盖全身，是人体天然的保护屏障，既可防止体内水分、电解质等物质的丢失，又使体内组织器官免受物理、机械、化学和病原微生物的侵袭。皮肤保持着人体内环境的稳定，同时也参与人体的代谢过程。保持皮肤清洁、舒适，是日常生活护理必不可少的内容。

（一）清洁护理

1. 沐浴频率　适当沐浴可清除污垢、保持毛孔通畅，预防皮肤疾病。根据地域特点和个体习惯决定合适的沐浴频率，北方夏季可安排每天 1 次，其余季节每周 1 ～ 2 次温水洗浴，南方夏秋季节每天 1 次，冬春季节每周 1 ～ 2 次沐浴。皮脂腺分泌旺盛、出汗较多的人，沐浴次数可适当增多。

2. 沐浴时间　饱食或空腹均不宜沐浴，应选择在饭后 2 小时左右进行，避免影响食物的消化或引起低血糖、低血压；沐浴时间以 10 ～ 15 分钟为宜，以免时间过长发生胸闷、晕厥等意外。

3. 沐浴温度　合适的水温可促进皮肤的血液循环，改善新陈代谢、延缓老化过程。注意避免烫伤和着凉，建议沐浴室温 24 ～ 26℃，水温 40℃左右为宜。

4. 沐浴用物　洗浴时避免使用刺激强的碱性肥皂，宜选择弱酸性的硼酸香皂、羊脂香皂或沐浴液等，保持皮肤的 pH 值在 5.5 左右；沐浴毛巾应柔软，洗时轻擦，以防损伤角质层。

（二）压疮护理

1. 预防评估　评估导致患者皮肤损伤的危险因素，包括精神状况、营养状况、活动能力、大小便控制能力、皮肤的外观、张力、感觉等。若患者全身存在营养不良的情况，需采取针对性治疗措施，补充足够营养和水分；若出现大、小便失禁，呕吐及出汗等情况，及时更换污染床单；定时检查受压部位，观察皮肤颜色及血运情况。

2. 除压　是局部管理的关键环节。每 2 小时翻身 1 次，减少摩擦力和剪切力；主动或被动地变换体位，变换体位时应注意对皮肤压力的判断；对于翻身困难的患者，使用交替式按摩气垫床，避免同一部位按压时间太久，达到减压的效果；对长期乘坐轮椅者，指导其练习双手支撑轮椅扶手抬高臀部的动作，每 30 分钟减压 1 次，每次 3 ～ 5 秒，或者向一侧倾斜上身，使对侧臀部离开椅面，保持数分钟后更换对侧。

3. 卧具舒适　对长期卧床、手术时间过长及显著消瘦者，选择合适的卧具，如海绵垫、羊毛垫、气垫床及软垫等，既减轻对皮肤的压力，又利于保持肢体的功能位置；保持床单干燥、平整，床上除软垫外，不放置其他杂物；带引流管、输液管者，需固定导管，避免翻身时受压，造成局部皮肤压力的增加。

4. 压疮出现后处理　观察压疮发生的部位、压疮的程度（红肿、水疱、破溃）、疮面的状态（大小、形态、有无渗出液及其性质）、疮口基底部和周围有无坏死组织、肉芽组织增生等。对于局部出现红肿者，应立刻减轻受压，配合按摩，促进血液循环；对局部已出现疮面者，给予换药、抗感染治疗；对局部有组织坏死者，观察渗液、渗血的情况，当皮肤破溃有分泌液时，应留取分泌液做细菌培养及药敏试验，便于治疗选择用药，换药后保持伤口周围清洁、干燥。

NOTE

（三）皮肤瘙痒护理

1. 一般护理　洗澡过频者应减少洗澡次数，水温不宜过热，忌用碱性肥皂；避免非棉织衣物直接接触皮肤，防止机械性刺激；适当使用润肤品，干燥季节浴后擦润肤油，以使皮肤保留水分；饮食宜清淡，冬季进食养血润燥之品，如芝麻、花生等，忌烟酒浓茶及咖啡，忌辛辣刺激性食物。

2. 对症处理　根据瘙痒的病因，逐个排查并对症处理；可使用低浓度类固醇霜剂擦皮肤，适当应用抗组胺类药物及温和的镇静剂，以减轻瘙痒，防止皮肤继发性损害；毛纺织品、化纤织品对皮肤有一定的刺激，内衣以透气和吸湿的纯棉织品为佳；找出可能的心理原因加以疏导，或针对瘙痒难忍而引起的心理异常进行开导。

（四）皮肤皲裂护理

可预防性地在晚间热水泡脚后，用磨石板去除过厚的角化层，再涂护脚霜，避免足部的皲裂；出现手足皲裂者，可在晚间热水泡手足后，涂上护手护脚霜，戴上棉质手套、袜子，穿戴1晚，可有效改善皲裂状况。

五、衣着护理

服装是人们日常生活中的必需品，在一定程度上体现着社会文明程度和时代精神风貌。服装的主要功用在于御寒防暑，人们为了适应外界气候变化，除自身生理功能的调节外，衣着也起着极为重要的辅助作用。现代研究认为，人体和衣服之间存在着一定的空隙，被称为衣服内气候。若衣服内气候失常，则体温调节中枢处于紧张状态，甚至可影响机体其他系统功能而致病。故着装要顺应四时阴阳变化，做到"春冻秋捂、夏舒冬藏"。

（一）顺应四时

1. 春捂　春季风气主令，六淫之邪常与风邪合而致病，老年人、小儿和身体虚弱的人，易受风邪之侵。春季阴寒未尽，阳气渐生，天气乍暖还寒，早晚气温低，气候变化大，早春穿衣宜上薄下厚，减衣不减裤，注意腿部保暖；切忌过早脱衣减被，不可顿去棉衣，若减衣太快，遇到天气变化或倒春寒就容易受凉，引起感冒。

2. 夏舒　夏季气候炎热，穿着以舒适为宜，选用麻纱、丝绸、浅颜色等透汗、凉爽、易散热的面料。夏季暑湿主令，要注意防暑避湿。外出尽量着浅色单衣，汗出后及时沐浴更衣，勤洗勤换；忌当风脱衣，夏天大汗之时，人体腠理开泄，汗孔开放，骤然脱衣，易受风寒之邪而致病；《老老恒言·衣说》曰："夏虽极热时，必着葛布短半臂、以护其胸背。"即使夏天热，人们至少要穿着背心短袖衫护其胸背，对体弱和老人更为重要。

3. 秋冻　初秋时节气候转凉，气温尚不稳定，暑热尚未退尽，易感外邪或引发旧病。故早晚稍凉需加衣，但不要过早添衣加被，适当的凉爽刺激，有助于锻炼耐寒能力；若过快增加衣服，一旦气温回升，出汗着风，容易伤风感冒。

4. 冬藏　冬季天气严寒，阴气盛极，阳气潜伏。中医认为天人合一，此时人体的阳气应该闭藏，皮肤也应该相应闭藏，不能过多地开泄。寒为阴邪，易伤阳气，易发生感冒，需采取防寒保暖措施，衣着要厚、轻、暖、颜色深，晚上睡觉盖暖和，告诫患者"寒从足下起"，做好足部保暖。

（二）舒适得体

舒适是人类生活本能的需要，人们应当做到"量体裁衣"，保证衣着有利于气血运行和正常发育。一方面，衣着和服饰不应过紧，青少年时期代谢旺盛，如果片面追求苗条，穿着窄衣紧裤，会影响身体活动和器官发育；若女性长期束腰、束胸，会妨碍血液循环。另一方面，衣着和服饰不应过于宽松，衣着过于肥大、襟袖过长不利于保暖，也不便于活动，对于老人、小孩以及某些专业人员还是不安全因素，容易造成外伤和事故。

鞋帽对人体衣着舒适性有着重要影响。选择大小合适、鞋底有一定厚度的鞋子。若鞋子太大，行走时会因不合脚而引起跌倒；若鞋子过小，又会压迫皮肤；如果鞋底太薄、太平，则无法对足弓提供足够的支撑，易使脚部产生疲劳感，故应选择鞋底后跟高度在 2～3cm 的鞋，以减轻足弓压力。头部发散热量占人体一定比例，冬天戴帽，可以防止热量散发，但不可过暖，以锻炼抗寒能力。

六、二便护理

二便是人体新陈代谢、排除代谢废物的主要形式，其形成与肺、脾、肾、膀胱、肠道等脏腑的关系极为密切。肺与大肠相表里，肺之肃降与大肠传导息息相关，大肠接受小肠下传的食物残渣，吸收其中多余的水液，形成粪便；小便是人体水液代谢的废物，它经肾阳的气化作用后下注膀胱，排出体外。养成良好的二便卫生习惯，可促进人体健康。

（一）大便护理

中医提出"欲得长生，肠中常清"的观点，即肠中的残渣、浊物要及时清理排出体外，才能保证机体的生理功能。养成良好排便习惯，做到有便不强忍，大便不强挣，以免引起痔疮。

1. 便秘护理 指导患者定时排便，可顺时针方向按摩腹部，促进胃肠蠕动。燥热内结者，可用大承气汤灌肠，或按压大肠俞、胃俞、天枢、支沟、合谷穴，以泻热通便；阴寒凝滞者，艾灸神阙、天枢、气海穴，以温通下焦；年老体虚及运化无力者，适度活动，予麻仁丸等润肠通便。

2. 腹泻护理 饮食宜少渣、低脂、低纤维素、高维生素，记录大便次数、量、颜色及性状，留取标本做培养；暴泻者宜卧床休息，便后用温水清洗肛周；确诊为传染病者，按相关条例报告及隔离；寒湿泄泻者，用热水袋热敷，按揉足三里、中脘、天枢穴；湿热泄泻者，治宜清热祛湿；脾湿腹泻者，宜补中益气，健脾止泻。

（二）小便护理

中医提出"小便惟取通利"的观点，小便是水液代谢后排除糟粕的主要途径，水代谢以通畅和调为顺，不可滞留，故《素问·经脉别论》中提出了"通调水道"之说，小便通畅对维护人体健康具有重要的意义。

1. 尿潴留护理 做好心理疏导，保护患者隐私。脾肾虚弱者，热熨腹部，顺时针按摩，听滴水声、温水冲洗会阴部诱导排尿；膀胱湿热者，治宜清热祛湿、利水通淋；气虚者，治以补中益气，吴茱萸加粗盐热敷下腹部，艾灸足三里、气海、关元穴，耳穴压豆。

2. 尿失禁护理 建立个体化的最佳饮水和排尿习惯，制定膀胱功能训练计划，进行适当的提肛运动。长期尿失禁患者，行留置导尿，间歇性引流放尿。心神受扰者，治宜清心火、安心神；湿热下注者，治宜泻肝、清热、利湿；脾肾两虚型者，治宜益气健脾、培元固涩，勿过度负重，避免劳累。

【复习思考题】

1. 案例分析题：

宋某，女，48 岁，入睡困难半年，现头晕，入睡困难、记忆功能下降、困倦，胸闷、心悸，纳差，二便调，舌质红、苔薄白，脉细数。

思考：针对患者的失眠症状，可采取哪些措施促进睡眠？

2. 衣着护理要遵循哪两方面要求？

扫一扫，知答案

扫一扫，看课件

第六章 情志护理

【学习目标】

识记：情志与健康的关系、六种情志护理方法的名称及概念。

理解：七情对脏腑气机的影响、情志护理在临床中应用的原理。

应用：将六种情志护理方法熟练的运用于临床护理实践。

【案例导入】

《范进中举》是清代小说家吴敬梓创作的一篇小说。主人公范进是一名穷书生，为了考取功名不惜让妻子和母亲饿肚子，但接连考了二十多次，都屡试不中，遭到街坊四邻以及老丈人胡屠户的讥笑嘲讽。范进在五十四岁时终于考取了举人，但中举后因欢喜狠了，痰涌上来，迷了心窍，神志不清，后因胡屠户说"这报录的话都是哄你，你并不曾中"，吓得把痰吐了出来，就清醒了。

思考：为什么范进会因过于喜悦而神志不清，后来又因胡屠户的恐吓而病愈？

第一节 情志护理概述

中医学很早就注重人的心理活动，在《素问·阴阳应象大论》将其归纳为五志，后又将五志衍化为七情，即怒、喜、思、忧、悲、恐、惊。情志护理是指在护理工作中，以中医基础理论为指导，以良好的护患关系为桥梁，注意观察患者的情志变化，应用科学的护理方法改善和消除患者的不良情绪，使其处于最佳心理状态，达到预防和治疗疾病目的的一种方法。

一、情志与健康的关系

《素问·汤液醪醴论》中记载："精神不进，志意不治，故病不可愈。"因此，加强情志护理对疾病的预防和康复起着积极的促进作用。

（一）情志正常，脏气调和

情志活动产生于脏腑精气，正常积极的情志活动是体内脏腑气血协调通利的反应，同时又反作用于人体，调达脏气，使脏腑功能活动得到加强增强人体抗病能力，对维护人体健康起着良好的促进作用。如《素问·举痛论》中记载："喜则气和志达，荣卫通利。"喜是一种积极、肯定的情志，适当的喜可以缓和紧张情绪，有助于调摄精神，流通营卫，和畅气血，乐而忘忧，有益于人的身心健康。

（二）情志异常，内伤脏腑

七情久蓄或反应太过，超过人体正常生理调节范围，不仅可以直接伤及脏腑，导致脏腑气机失调，气血逆乱，还可以损伤人体正气，使人体自我调节能力减退，从而发生疾病。

1. 直接伤及脏腑　《灵枢·阴阳应象大论》中记载"怒伤肝""喜伤心""思伤脾""忧伤肺""恐伤肾"。七情过激可伤及五脏，与心、肝、脾的关系尤为密切，其中以心为主导，心为五脏六腑之大主，精神之所舍，七情发生之处，故七情过激，首先伤及心神，然后影响其他脏腑。不同的情志刺激，不仅会对各脏有不同的影响，甚至会相互影响，相兼为害，损伤多脏。

2. 影响脏腑气机　《素问·举痛论》中记载："余知百病生于气也。"体内气机升降异常是七情导致疾病，损伤脏腑功能的原因。怒则气上，使肝气上逆；喜则气缓，使心气涣散；悲则气消，悲伤消耗肺气；恐则气下，恐主要伤害肾气；惊则气乱，忽然的惊吓会导致气机逆乱；思则气结，忧思不解，脾气运化不及，久则影响气血生化。可见，七情太过，将导致脏腑气机紊乱，脏腑功能活动失调（表6-1）。

表6-1　七情对脏腑气机的影响

异常情志	损伤脏腑	气的变化	临床表现
怒	肝	肝气上冲	头痛头晕、面红目赤，或呕血，甚则昏厥猝倒等症状
喜	心	心气涣散	精神不能集中，甚则嬉笑不休，失神狂乱等症状
悲（忧）	肺	肺气耗损	意志消沉，神疲乏力，胸闷少气等症状
恐	肾	肾气不固	下肢酸软无力，二便失禁，滑精等症状
惊	心	心气紊乱	心悸、失眠多梦，甚则精神失常等症状
思	脾	脾气郁结	纳呆，脘腹胀满，便溏泄泻等症状

3. 影响疾病的转归　在疾病过程中，情志异常变化往往影响病情的转归。患者因自身脏腑气血功能失调，易产生不良心境，引起情志异常波动；而较大的情志波动，反过来又加剧脏腑气血功能失调，加剧病情恶化。如有高血压病史的患者，若遇事恼怒，肝阳暴张，血压可以迅速升高，发生眩晕，神志不清，或昏仆不语，半身不遂，口眼㖞斜。

二、情志护理的原则

情志护理应依据患者的个体情况，以促进患者的身心康复为目的，采取积极的护理措施，避免因情志而诱发或加重病情。

（一）诚挚体贴，无微不至

患者的情志状态和行为不同于正常人，常常会产生各种过激的心理反应，如猜疑心加重，依赖性增强，焦虑、恐惧、烦躁等。因此，护士应细致了解患者日常生活、人际交往、存在的思想问题等各方面情况，以和蔼、诚恳的态度，关怀备至的行为，帮助患者适应新的社会角色，树立战胜疾病的信心。

（二）因人施护，有的放矢

人的体质有强弱之异，性格有刚柔之分，年龄有长幼之殊，性别有男女之分，《灵枢·寿夭刚柔》中记载："人之生也，有刚有柔，有强有弱，有短有长，有阴有阳。"

1. 性别差异　男属阳，以气为主，感情粗犷，刚强豪放，多易因狂喜、大怒而致病；女属阴，以血为先，感情细腻，敏感脆弱，一般比男性更易因情志为患，多因忧郁、悲哀而致病。

2. 年龄差异　儿童脏腑娇嫩，气血未充，为稚阳稚阴之体，多易因惊吓、恐惧而致病；成年人血气方刚，又处在各种复杂环境中，多易因恼怒、忧思而致病；老年人脏腑亏虚，气血不足，容易出现孤独感，多易因忧郁、悲伤、思虑而致病。

3. 体质差异　体质有阴阳之赋的区别，对情志刺激的反应也有一定的差异。《灵枢·行针》中记载："多阳者多喜，多阴者多怒。"如"太阳之人，多阳而无阴"，性格外向，感情容易爆发；"太阴之人，多阴而无阳"，精神容易抑郁。

4. 性格差异　性格开朗乐观之人，心胸宽广，遇事能心气平静而自安，故不易为病；性格抑郁之人，心胸狭窄，感情脆弱，情绪常常剧烈波动，容易酿成疾患。

因此，护士应依据患者的性别年龄、自然条件、社会环境、精神因素、遗传禀赋等特点，因人而异，有的放矢地对患者进行耐心细致的情志护理，以减轻患者的心理压力，有利于身体康复。

（三）避免刺激，稳定情绪

《素问·痹论》中记载："静则神藏，躁则消亡。"护士要做好病室管理，创造一个舒适、整洁、安静的环境，避免患者受到恶性刺激；严格探视制度，在保证患者得到家属足够情感支持的基础上，尽量减少病房内探视人员；病历应规范管理，客观解释病情，以免增加患者的精神负担。

（四）乐观豁达，怡情养性

《备急千金要方·养性》中记载："夫养性者，欲所习以成性，性自为善，不习无不利也。性既自善，内外百病皆悉不生，祸乱灾害，亦无由许，此养性之大经也。"于患者而言，乐观豁达的心情可以促进疾病的康复。护士应向患者说明保持情绪稳定的重要性，积极向患者宣传心理养生知识，调动患者的积极性。

三、七情致病的预防

七情是情绪、情感等心理活动的外在表现。要预防七情致病，就必须保持心情舒畅，精神乐观，避免七情过极。

（一）清静养神

清静养神，是指采取各种措施使精神保持淡泊宁静的状态，不为七情六欲所干扰。神是生命活动的主宰，能统御精气，是生命存亡的根本和关键，于患者而言，只有将"静"融入到日常生活中，才能达到《黄帝内经》中"恬淡虚无，真气从之，精神内守，病安从来"的境界。精神内守和意守为清净养神两种方法。要树立清净为本的思想，不过分耗损心神，乐观随和，做到静神不用，劳神适度，用神不燥。此外要努力减少外界对神气的不良刺激，创造清静养神的有利条件。

（二）情志舒畅

《遵生八笺》中记载："安神宜悦乐。"通过各种情趣高雅、动静相参的娱乐活动，如种花养鸟、读书赋诗、外出旅游等，可以颐养心情，舒畅情怀，陶冶情操，从而达到远离疾病、延年益寿的目的。因此，遇到忧虑、烦恼之事，要正确对待，妥善处理，及时解脱。保持情志舒畅的方法有退步思量、吐露交谈等。

（三）修身养性

古人把道德和性格修养作为养生的一项重要内容，认为二者密不可分，甚至把养性和养德列为摄生首务。养德可以养气、养神，使"形与神俱"，健康长寿。道德和性格良好的人，待人宽厚，性格豁达，志向高远，对生活充满希望和乐趣，一般都具备良好的心理素质和精神状态，能较好地控制和调节自己的情绪。反之，道德水平低下、个性狭隘，常常会用神不当。

（四）平和七情

1. 以理胜情　即指考虑问题要符合客观规律，能用理性克制情志上的冲动，使情志活动保持在适度状态而不过激，思虑不过，喜怒有节。如果喜乐太过或不及，则使心神受伤。

2. 以耐养性　即指有良好的内涵，遇事能够忍耐，不焦躁、愤怒，淡泊名利，淡忘烦恼。当大怒或暴怒时，可使阳气升发太过，血随气逆则呕血，甚则猝然昏不知人。

3. 以静制动　神静则宁，情动则乱，应倡导清净少欲，避免大喜大怒，保持平和心情。静神的方法有书法、绘画等。

4. 以宣消郁　悲忧可使人体气血受损，尤其易损伤肺气，出现气短胸闷、意志消沉、精神萎靡、倦怠乏力等症状。要在平时的生活中，注意培养和保持开朗的性格，以乐观的精神克服忧悲的情绪。宣泄的方法有向亲朋好友倾诉、避免独处等。

5. 思虑有度　适度的思能强心健脑，有益于身体健康；若思虑过度，所思不遂，则可影响气的正常运行，引起脾胃功能失调。故思虑的时间不宜太长，应讲究用脑科学，以理制思，切实减少一些不必要的思虑。同时，用运动调节心神和脑力，平时应坚持体育锻炼，晚间不宜熬夜太过，养成按时作息的好习惯。

6. 慎避惊恐　惊恐对于人体的危害极大，过度惊恐可导致气机紊乱，心神受损，肾气不固，出现心神不定、手足无措、下焦胀满、遗尿等症状，甚则心惊猝死。要有意识地锻炼自己，培养勇敢坚强的性格，以预防惊恐致病。此外，还应该避免接触易导致惊恐的因素和环境。

第二节　情志护理的方法

情志护理主要是通过护士的语言、表情、姿势、态度、行为及气质等来影响和改善患者的情绪，解除其顾虑和烦恼。情志护理的方法有多种，护士要在全面了解患者病情的基础上，根据患者的具体病情选择合适的方法，有的放矢地做好情志护理。

一、说理开导法

说理开导法即通过正面、巧妙的语言，对患者进行劝说疏导，使其认识到情志对人体健康的影响，从而能自觉地调摄情志，提高战胜疾病的信心，积极配合治疗，使机体早日康复。在一定条件下，言语刺激对生理、心理活动都会产生很大的影响。运用言语对患者进行劝说开导，是精神治疗的基本方法。

《素问·移精变气论》中说："古之治病，惟其移精变气，可祝由而已。"所谓"移精变气"就是移易精神，改变气机；所谓"祝由"就是告之疾病的由来。人的行为受信念、兴趣、态度等认知因素所支配，所以要改变其不良行为，就必须先引导其认知的改变。

《灵枢·师传》中指出："人之情，莫不恶死而乐生，告之以其败，语之以其善，导之以其所便，开之以其所苦，虽有无道之人，恶有不听者乎？"此为说理开导法的起源。即指在疾病的初始阶段，针对不重视和对疾病认识不足的患者，应向其指出疾病发生的原因、性质、危害以及病情的程度，端正患者对疾病的态度；在疾病的发展阶段，针对某些忧心忡忡，对治疗失去信心的患者，则应耐心劝导，增强其战胜疾病的信心；在疾病的恢复阶段，应指导患者调养身心的具体方法，帮助其解除消极的心理状态。说理开导法要根据患者不同的疾病特点，性格特征，做到有的放矢，动之以情，晓之以理，明之以法，从而起到改善患者精神状态与躯体状况的作用。对患者进行劝说疏导时，护士要首先取得患者信任，没有患者的信任，劝说开导是很难奏效的。

我国古代的祝由疗法，实际上也是以言语开导为主的心理疗法。"祝由"疗法，系祝说发病缘由，转移患者精神，以达到调整患者气机，使精神内守以治病的方法，故又称为"移精变气"。在应用"祝由"法进行治疗时，要求护士具备扎实的医学知识（知百病之胜），且术前必须了解患者发病的原因（先知其病之所从生），然后才能采用胜以制之的恰当方法进行治疗。祝由疗法的主要适应范围，一般是由于疑神猜鬼、惊恐迷惑、情志不遂等所导致的精神情志方面的疾患。

说理开导法适用于治疗各种与认知因素有关的心理失衡、强迫症、人格发育不良，以及各种行为问题等。护士应注意提高自己的业务技术水平，改善服务态度，对患者尊重、诚恳、富有同情心，创造一种良好的护患关系，这样才能获得患者的信任，更好地配合治疗。

二、释疑解惑法

释疑解惑法即指根据患者出现的心理疑虑，运用一定的方法和技巧解除患者对事物的误解、疑惑，从而促进健康。释疑解惑法也是中医学早已应用的心理疗法，常用于治疗"杯弓蛇影"、疑神疑鬼所导致的幻觉症、抑郁症等精神情志病变。

心存疑惑是患者较普遍的心理现象，尤其是性格抑郁、沉默寡言者。患者常常产生各种疑惑或猜测，或小病疑大，或轻病疑重，或久病疑死，以致精神紧张，忧心忡忡，对医生的诊断提出各种疑问，最终疑虑成疾。

《晋书·乐广传》载："'尝有亲客，久阔不复来，广问其故。'答曰：'前在坐，蒙赐酒，方欲饮，见杯中有蛇，意甚恶之，即饮而疾。'于时河南听事壁上有角弓，漆画作蛇，广意杯中蛇即角影也。复置酒于前处，谓客曰：'酒中复有所见不？'答曰：'所见如初。'广乃告其所以，客豁然意解，沉疴顿愈。"对于这类患者，护士要耐心向他们解释病情，并向患者宣传介绍与病情相关的医学知识，为其阐明真理，剖析本质，解除不必要的疑虑，从根本上解除患者的心理负担。

由疑心、误解、猜测所导致的幻觉症、抑郁症等，一般可用言语循因释疑，据理解惑；然而疑之即深，便不会轻信解释，因此护士有时还要采取假物相欺，以谎释疑，以巧转意的方法，才能取信于患者，从而取得疗效。

精神心理因素在发病和治疗中都具有极为重要的作用。护士在为患者答疑解惑时千万不可搪塞，以免增加怀疑，只有掌握患者的心理状况，才能在整个治疗过程中得心应手。

三、移情易性法

"移情"指护士帮助患者分散对疾病的注意力，使思想焦点从病所转移至他处；或改变其周围环境，避免患者与不良环境接触；或使其从某种情感纠葛中解放出来，转移至别的人或物上等。"易性"指通过学习、交谈等活动排除患者内心杂念，或改变其错误的认识与不良情绪，或改变其不健康的生活习惯和思想情操等。移情易性法即通过一定的方法和措施转移或改变人的情绪和注意力，以摆脱不良情绪的方法。

《本草衍义》认为，思虑致劳者，"若或自能改易心志，用药扶接，如此则可得九死一生"。《临证指南医案》华岫云亦说："情志之郁由于隐情曲意不伸……郁证全在病者能移情易性。"派遣情思，改易心志，这就是"移情易性"的意疗方法。《续名医类案》中曾指出"失志不遂之病，非排遣性情不可""虑投其所好以移之，则病自愈"。可见"移情易性"是中医心理治疗的主要内容之一。

"移情易性"的方法有很多，应根据患者不同的病情、心理、环境、条件等，采取不同的措施，进行灵活运用。

（一）音乐移情法

吴师机《理瀹骈文》载："七情之病者，看书解闷，听曲消愁，有胜于服药者矣。"悲伤而低沉的音乐，易使人心情沉重忧虑；舒畅、洪亮、节奏鲜明的音乐，使人心情开朗；悠扬、和缓的音乐，能让人放松。护士应正确适时的运用音乐效果，来改变患者的情感，起到治病的作用。

（二）琴棋书画移情法

戏曲、舞蹈、书法、绘画、赋诗、填词、雕塑、种花、垂钓等都可以起到培养情趣、陶冶情操、寄托思想、调神去病的治疗作用，故《管子·内业》有"止怒莫若诗，去忧莫若乐"的说法。在患者烦闷不安、情绪不佳时，护士应鼓励患者根据其各自的兴趣爱好，从事自己喜欢的活动，用这些情趣高雅的活动排解愁绪、舒畅气机、颐养心神。

（三）运动移情法

运动可增强活力，改善不良情绪，使人精神愉悦。护士可鼓励患者适当的活动，如打球、散步、打太极拳或参加适当的体力劳动，用形体紧张消除精神紧张。另外旅游也可以驱除烦恼，转移情志，是一种很好的自我调节方法。范仲淹在《岳阳楼记》中描绘了岳阳楼的雄奇景色，洞庭湖的万千气象，在春和景明之日登楼远眺，可以使人心旷神怡，情和志达，说明利用旅游观赏山水风光，可驱除烦恼。

四、情志相胜法

情志相胜法，是指有意识地采用一种情志抑制另一种情志，达到淡化，甚至消除不良情志，以保持良好精神状态的一种情志护理方法。

中医藏象学说认为：心在志为喜，肝在志为怒，肺在志为悲，脾在志为思，肾在志为恐。五行学说认为：肝在五行中属于木，心在五行中属于火，肺在五行中属于金，脾在五行中属于土，肾在五行中属于水。木克土，土克水，水克火，火克金，金克木。《素问·阴阳应象大论》曰："怒伤肝，悲胜怒；喜伤心，恐胜喜；思伤脾，怒胜思；忧伤肺，喜胜忧；恐伤肾，思胜恐。"所以，当某种情绪过甚而致发病时，可以用另一种"相胜"的情志来"转移""制约"或"平衡"它，从而使过度的情绪得到调和。

五行模式的以情胜情法是中医学独特的情志护理方法，为历代医家广为运用。中医名家张子和指出："悲可以治怒，以怆恻苦楚之言感之；喜可以治悲，以谑浪亵狎之言娱之；恐可以治喜，以迫遽死亡之言怖之；怒可以治思，以污辱欺罔之言触之；思可以治恐，以虑彼志此之言夺之。"

常用的以情胜情法有：惊恐疗法、悲哀疗法、激怒疗法、喜乐疗法、思虑疗法等。

（一）惊恐疗法

恐胜喜，喜为心志，喜乐过度可使心气涣散，导致嬉笑不止或疯癫之症。治之以"祸起仓卒之言"或其他方法使患者产生恐惧心理，抑其过喜而病愈。如历史上范进中举后，由于过喜导致心气涣散，神志失常，后经其岳父对其恐吓而病愈。

（二）悲哀疗法

悲胜怒，怒为肝的情志表达，但过怒因肝阳上亢，肝失疏泄而表现出肢体拘急，握持失常，高声呼叫等症状。治之以"恻怆苦楚之言"诱使患者产生悲伤的情绪，悲则气消，将胸中的郁怒之气排解，有效地抑制过怒的病态心理。

（三）激怒疗法

怒胜思，正常的思虑为生理心理现象，但"过思则气结"，可使人出现神情怠倦、胸膈满闷、食纳不旺等脾气郁滞，运化失常表现。治之以"污辱斯罔之言"激患者盛怒以冲破郁思，使患者重新改变心理状态达到治疗的目的。如《吕氏春秋》中记载，齐闵王因思虑过度，损伤脾胃，以致积食内停，久治不愈，后以激怒疗法使其吐出胃中积食而愈。

（四）喜乐疗法

喜胜忧，悲忧皆为肺志，太过则使人肺气耗散而见咳喘短气，意志消沉等症状，还可由肺累及心脾致神呆痴癫，脘腹痞块疼痛，食少而呕等，治之可设法使患者欢快喜悦而病愈。

（五）思虑疗法

思胜恐，过度或突然的惊恐会使人出现肾气不固，气陷于下，而表现出惶惶不安、提心吊胆、神气涣散、二便失禁、意志不定等病理变化。可以用各种方法引导患者对有关事物进行思考，以制约患者过度恐惧，或由恐惧引起的躯体障碍。其实这就是一种认知疗法，通过树立正确的认知来治疗心理疾患。

临床运用情志相胜法护理患者时要特别注意以下几点：

1. 首先要认真区分究竟是何种情志引起发病和主要表现为哪一情志状况，才能制定相应的以情胜情的治疗对策。

2. 要在正常的情况下制造一种氛围，使患者被压抑的情感得到充分的宣泄。这是运用情志相胜法的关键。

3.治疗要在患者不知情的情况下进行，这样可以充分调动患者，整个治疗也显得自然真实。

五、暗示法

暗示法指护士以含蓄、间接的方式运用语言、情绪、行为、举止等给患者以暗示，诱导患者接受某种信念，从而解除精神负担，增强战胜疾病信心的治疗及护理方法。暗示作用不仅影响人的心理与行为，且能影响人体的生理功能，如《三国演义》里"望梅止渴"的故事，即是暗示疗法的典型例证。

《素问·调经论》中说："按摩勿释，出针视之，曰我将深之，适人必革，精气自伏，邪气散乱。"就是说，针刺时医生应按摩其病处，手不释散，并拿出针给患者看，然后对患者说，我将深刺，患者闻之惊恐，则精气潜伏于内，邪无所据，自被攻散，这是与针灸并用的暗示疗法。

暗示法适用于因疑心、误解、猜测、幻觉所导致的心理障碍，与文化因素相关的精神疾病（如因宗教迷信患病）和重症患者。首先必须清楚患者"因什么而病"；其次，应取得患者的充分信任，理解患者的感受与想法；最后根据患者的具体情况设计与选择合适的暗示程序与方法。

（一）语言意示

语言意示，即护士巧妙运用语言，暗示某些有关疾病的情况，使患者"无意中"加以解脱从而消除心因，树立起战胜疾病的信心，改善不良的情感状态。例如告知重症患者病情时，护士一方面告知患者病情严重，需要积极配合治疗，另一方面让患者"无意"听到护士告知其家属相关疾病的可治愈性。整个过程需要事先安排好，既要让患者听到，又不能使患者感觉到是刻意安排的。这种方法一般不作首选，只有通过恰当的操作才能对重症患者的治疗起到积极的推动作用。

（二）借物意示

借物意示，指护士借助于一定的药物或物品暗示出某些现象或事物，以解除患者心理症结的方法。例如安慰剂的作用方法；另外对某些患者可以采用秘密建立两套病历的方法，让患者看没有诊断出重症的病历，减轻患者心理负担。这种方法需要严格保密，得到家属的同意和积极配合，并签署知情同意书或相关合同，以备日后查找、防纠纷。

（三）心理暗示

心理暗示的方法很多，一句话、一个举动，甚至一个眼神，都会增强患者战胜疾病的信心，使患者的情志得到调节，对疾病的痊愈起到促进作用。暗示治疗时要特别注意：患者受暗示性是各不相同的，应区别对待；施治前要取得患者充分的信任与合作；每一次施治过程应尽量取得成功。如不成功，则会动摇患者的信心，影响患者对施治者的信任。

六、顺情从欲法

顺情从欲是指顺从患者的意志、情绪，满足其身心需要的一种治疗方法，适用于当某种个人欲望未能得到满足，遂致内怀深忧而生情志病变。

《灵枢·师传》说："未有逆而能治之也，夫惟顺而已矣……百姓人民，皆欲顺其志也。"

即说明当人的意愿、感情和生理需要等得不到满足时，就会产生异常的心理状态，设法满足患者的某种需求可以消除患者的心理障碍，进而治愈疾病。后世医家多有同样的记载，如张景岳说"以情病者，非情不解。其在女子，必得愿遂而后可释""若思虑不解而致病者，非得情舒愿遂，多难取效"。清代赵濂在《医门补要·人忽反常》中说："凡七情之喜惧爱憎，迨乎居室衣服，饮食玩好，皆与平昔迥乎相反者，殆非祸兆，即是病机。他人只可迎其意而婉然劝解，勿可拂其性而使更据也。"

护士应鼓励患者毫无保留地进行倾诉，充分宣泄内心深处的心理矛盾和痛苦，将压抑已久的不愉快情绪、欲望与冲突等全部发泄出来。对于患者心理上的欲望，应分析对待，若是合理的，在条件允许的情况下，应尽量满足其所求或所恶，或对其想法表示同情、理解和支持。对那些胡思乱想，淫欲邪念，放纵无稽等错误的、不切实际的欲望，不能纵为迁就，应采用善意的、诚恳的劝说和引导。特别是对所患疾病有思想顾虑的患者，可为其讲述疾病的有关知识，帮助其消除疑虑。

顺情从欲要特别注意患者的要求是否合情合理，是否符合人的正常需要，是否现实可行，是否适度适量。

【知识拓展】

情志与五脏的关系

心为情志之主，心舍神主喜。

肝为情志之本，肝藏魂主怒。

脾为情志之枢，脾藏意主思。

肾为情志之根，肾藏志主恐。

肺为情志之节，肺藏魄主忧。

【复习思考题】

1.《三国演义》中周瑜是一位"文武筹略，雄姿英发"的将才，但好生气发怒，被诸葛亮"三气"之下，大怒不止而死。请根据中医情志护理分析其原因。

2. 简述预防七情致病的方法。

扫一扫，知答案

NOTE

扫一扫，看课件

第七章　饮食护理

【学习目标】

识记：食物的四性五味、饮食调护的原则及特殊人群的划分。

理解：饮食调护的基本要求、饮食宜忌、特殊人群的特性。

应用：1. 根据病证的寒热虚实、阴阳偏盛，结合食物的四性、五味、升降浮沉及归经来确定饮食调护的方法。

2. 根据特殊人群不同的特性进行饮食调护，并指导特殊人群进行全营养饮食养生。

【案例导入】

李某，女，29岁，两天前因气候突变，外出受凉，出现恶风畏寒，发热，最高体温39℃，无汗身痛，咳嗽、咳痰，痰色白清稀等症。今日体温上升至39.8℃，上述症状加重而来医院就诊。现症见高热、咳喘、胸闷，痰多色黄而黏，口渴欲饮，烦躁不安，舌红苔黄，脉滑数。

思考：如何对该患者进行饮食指导？

第一节　饮食护理概述

饮食是维持人体生命活动的物质基础，是人体五脏六腑、四肢百骸得以濡养的源泉。饮食不当可使人体正气不足，抵抗力降低，从而导致各种疾病发生。饮食护理指在日常生活和疾病治疗的过程中，根据辨证施护的原则，利用食物自身的特性，进行营养、膳食方面的指导与护理，以达到预防及治疗疾病的目的。

一、食物的性能

（一）四性

1. 四性的含义　是指食物具有不同的属性，包括寒、热、温、凉四种属性，习称"四气"。加上不寒不热的平性，又可称为"五性"。

2. 四性的辨别　一般能够减轻或消除热证的食物，属于寒性或凉性，具有清热的功效；能够减轻或消除寒证的食物，属于温性或热性，具有温里、散寒、助阳等功效。寒、热之性不甚明显的食物称为平性食物，其作用缓和。

（1）寒性食物：性味苦寒、甘寒，具有滋阴、清热、泻火、凉血或解毒的功效，可用于热证。常见寒性食物有绿豆、苦瓜、冬瓜、茄子、西瓜、香蕉、白菜、海带、葫芦、莴笋、荸荠、柠檬、墨鱼、芦荟等。寒性食物易损伤阳气，尤其易损伤脾胃，故阳气不足、脾胃虚弱者应慎用。

（2）热性食物：性味辛热，具有温中祛寒、益火通阳的功效，适用于寒证，如脾胃虚寒、腹痛、泄泻等症。常见热性食物有辣椒、胡椒、桂皮、高良姜、白酒等。热性食物多辛香燥烈，易助火伤津，热病、阴虚火旺者应忌用。

（3）温性食物：性味甘温，具有温中、散寒、通阳、补气的功效，适用于阳气虚弱的虚寒证或实寒证较轻者。常见温性食物有羊肉、鸡肉、牛肉、鲢鱼、鳙鱼、蚕蛹、扁豆、葱白、生姜、大蒜、韭菜、桂圆肉、荔枝、橘子、南瓜、红糖、咖啡等。这类食物比热性食物平和，但仍有一定的助火、伤津、耗液的作用，热证、阴虚火旺者应慎用或忌用。

（4）凉性食物：性味甘凉，具有清热、养阴的功效，适用于热性病证的初期、疮疡、痢疾等。常见凉性食物有小麦、大麦、鸭蛋、豆腐、莲子、黄瓜、梨、菠菜、薏苡仁、绿茶等。凉性食物比寒性食物平和，但久用损伤阳气，阳虚、脾气虚损者应慎用。

（5）平性食物：性味甘平，这类食物的性味较平和，为日常生活的基本饮食，可以根据患者的具体情况灵活选用。常见平性食物有玉米、红薯、胡萝卜、牛奶、猪肉、鸽肉、蚕豆、赤小豆、鲫鱼、山药、莲肉、香菇、黑木耳等。

（二）五味

1. 五味的含义 食物"五味"，是指食物具有辛、甘、酸、苦、咸五种味道，五味之外，还有淡味和涩味。但五味是最基本的五种滋味，所以仍然称为五味。

2. 五味的辨别 食物的五味不同，具有的作用也不相同。《素问·脏气法时论》中指出："辛、酸、甘、苦、咸，各有所利，或散或收，或缓或急，或坚或软，四时五脏，病随五味所宜也。"食物性味不同，对五脏的功效也不一样。《素问》中记载："五味所入；酸入肝，辛入肺，苦入心，咸入肾，甘入脾，是谓五入。"说明酸、辛、苦、咸、甘五味分别对五脏产生特定的联系和亲和功效，且五味相互共济，相互影响。

（1）辛味：能行能散，即能行气、行血、散风寒、散风热，如萝卜、洋葱行气，生姜散风寒。

（2）甘味：能补能缓，即能补虚和中、缓急止痛，如糯米、红枣可治疗脾胃虚寒的胃痛。

（3）苦味：能泄能燥，即能泻热、清热、通泄、燥湿，如苦瓜有清热、明目、解毒的功效。

（4）酸味：能收能涩，即能收敛固涩，如乌梅可涩肠止泻。

（5）咸味：能下能软，即能软坚、散结、泻下，可治疗热结、痰核、瘰疬等病证，如海带软坚，消散瘿瘤。

（6）淡味：能渗能利，即能渗利水湿，如薏苡仁、冬瓜利水渗湿。

（三）归经

食物的归经是指食物对机体某个部位选择性作用，即某些食物对某些脏腑经络起着主要或者特殊的治疗作用。食物归经的实质是指食物治病的适用范围。

二、饮食调护的原则

食物作用于人体，需要根据一定的原则而应用。饮食调护的原则有三因制宜、辨证施膳、辨病施膳等。

1. 三因制宜

（1）因人制宜。饮食调护应根据不同的年龄、体质、个性等方面的差异，分别予以不同的调摄。体胖者多痰湿，饮食宜清淡，多食青菜、水果等含纤维素多的食物，忌食肥甘厚腻、助湿生痰之品；体瘦者多阴虚内热、血亏津少，宜食滋阴生津、补血的食物，忌食辛辣、燥烈之品；孕产妇在妊娠期，由于胎儿生长发育的需要，机体的阴血相对不足，而阳气偏盛，宜食性味甘平、甘凉的补益之品，如鱼肉、乳类、蔬菜、水果等，忌食辛辣、燥热之物，即所谓"产前宜凉"；哺乳期由于胎儿的娩出，气血受到不同程度的损伤，机体呈虚寒状态，同时多兼见瘀血内停，此时宜食有营养、易消化、补而不腻之物，如小米粥、大枣、骨头汤、鸡汤等，忌食寒凉、辛燥、酸性食物，即所谓"产后宜热"；儿童身体娇嫩，为稚阴稚阳之体，宜食性味平和，易于消化，又能健脾开胃的食物，而且食物的品种宜多样化，粗细结合、荤素搭配，不可偏嗜，以免过胖或过瘦，忌食滋腻、峻补之品；青年人气血旺盛，宜食营养丰富的血肉之物，五谷杂粮、新鲜果菜等，忌暴饮暴食；老年人脾胃功能虚弱，运化无力，气血易亏损，宜食清淡、温热、熟软之品，忌食生冷、黏硬、不易消化之物。

（2）因时制宜。由于春夏秋冬四时气候的变化对人体的生理、病理有很大的影响，因此，应在不同的季节合理选择调配不同的饮食，帮助患者增强体质，恢复健康。一般来讲，春季应适当食用辛温升散的食品，如麦、枣、香菜、花生、葱等，少食生冷、黏腻之物；夏季应进食清淡解渴、生津消暑之品，如西瓜、冬瓜、绿豆汤、乌梅小豆汤、藿香茶等，寒凉、厚味之品不宜多食；秋季饮食应以滋阴润肺为主，可适当食用一些酸润食物，如芝麻、蜂蜜、菠萝、乳品、甘蔗、糯米等，以益胃生津，少食或不食葱、姜、辣椒等辛辣之品；冬季宜食用滋阴潜阳且热量较高的食物，如谷类、羊肉、龟鳖、木耳等，并宜热饮热食，以保护阳气。由于秋冬季以养精、藏精为主，此时进补可扶正固本，增强抵抗力，有效地预防春天的时行瘟病，为身体健康打下基础。

（3）因地制宜。鉴于地区、气候及生活习惯的不同，饮食护理也应有所差异。川湘地区，气候潮湿寒冷，宜多食用辛辣温热之品；西北高原，寒冷干燥，宜食温阳散寒、生津润燥之品。

2. 辨证施膳

在临床实践中，辨证施膳是饮食调护的重要原则。中医学辨证方法很多，最基本的是八纲辨证。即将患者的症状、体征从阴阳、表里、虚实、寒热八个方面加以归纳、综合判断，并对所患疾病进行相应诊断，明确食疗方案。根据不同的病证选配不同的食物，所选食物的性味应适应病情的需要。里热炽盛的患者，可选清热生津的寒凉食物，如西瓜、绿豆等；里寒证，可选温中祛寒的温热之品，如葱、韭、姜、蒜等；食积中焦，可选山楂、萝卜消食导滞；脾胃虚弱，可选山药、薏苡仁健脾补虚。如对感冒的患者，饮食调护时，首先要考虑患感冒的季节：夏季感冒多有暑热夹湿的特点，宜给予清淡利湿之品，如西瓜、绿豆汤、番茄等；冬季感冒多为风寒外袭表阳，可给患者饮用姜糖水、葱糖水，同时多服用热粥类以助汗出解表。原则上，阳虚寒证，忌生冷瓜果、凉性食物；阴虚热证，忌辛辣、烟酒、热性食品。热证宜凉，寒证宜温，"寒者热之，热者寒之"。阴虚者清补，选百合、淡菜、甲鱼、海参等甘凉、咸寒类食品养阴生津；虚者温补，选雀肉、牛肉、韭菜、胡桃等甘温、辛热类食物补助阳气。在临床护理中，应根据疾病的性质及患病的脏腑、部位及邪正盛衰情况而辨证施膳。

三、饮食调护的基本要求

（一）饮食有节，按时定量

定时是指进食宜有较为固定的时间。有规律的定时进食，可以保证消化、吸收功能有节奏地进行，脾胃可协调配合，有张有弛。反之，食无定时，或忍饥不食，打乱了胃肠消化的正常规律，则会使脾胃功能失调，消化能力减弱，食欲逐渐减退，损害健康。

定量是指进食宜饥饱适中，恰到好处。过饥则机体营养来源不足，无以保证营养供给，使机体逐渐衰弱，影响健康；过饱则会加重胃肠负担，使食物停滞于肠胃，不能及时消化，影响营养的吸收和输布，且脾胃易因负担过重而受到损伤。

因此，在护理中，应根据病情指导患者按时、定量进餐，养成良好的饮食习惯，切忌暴饮暴食，以免伤及脾胃。

（二）调和四气，谨和五味

1. 种类多样　各种食物中所含的营养成分各有不同，只有做到食物的合理搭配，才能营养均衡，满足人体各种生理活动的需要。《素问·脏气法时论》中指出："五谷为养，五果为助，五畜为益，五菜为充，气味合而服之，以补精益气。"全面概括了粮谷、肉类、蔬菜、果品等食物在体内补精益气的作用。所以临床护理中，在患者病情允许的情况下，应尽可能地增加饮食的品种，并根据病情的需要，兼而取之，合理搭配，才能尽快恢复患者健康。

2. 饮食调和

（1）五味调和。五行学说认为五味与五脏有密切的关系，即酸入肝，苦入心，甘入脾，辛入肺，咸入肾。五脏阴精的产生，来源于饮食五味，但五脏又可因饮食五味的太过而受到损害，如能把五味调和适当，机体就会得到充分的营养；反之，若长期偏食，则会引起机体阴阳平衡失调，导致疾病。如过食酸味食物，可致肝盛乘脾，而见皮肉变皱、变厚、口唇肥厚；过食苦味食物，可致心盛乘肺，而见皮肤干燥、毫毛脱落，或火气烁土而脾胃失调；过食甘味食物，可致脾盛乘肾，而见面色黧黑，胸闷气喘，腰膝酸痛，脱发；过食辛味食物，可致肺盛乘肝，而见爪甲干枯不荣，筋脉拘急不利；过食咸味食物，可致肾盛乘心，而见胸闷气短，面色无华，血脉淤滞。另一方面，饮食不当还会加重病情，如肝属木，辛味归肺属金，金克木，所以肝病应忌食辛味食物，否则会使肝气更盛，病必加剧，正如《灵枢·五味》中指出的："肝病禁辛，心病禁咸，脾病禁酸，肾病禁甘，肺病禁苦。"

（2）寒热调和。饮食物也有寒热温凉的不同性质，若过嗜寒或热，会导致人体阴阳失调，发生病变，如过生冷、寒凉之物，易损伤脾胃阳气，使寒湿内生，发生腹痛、泄泻；过食油煎、温热之物，易损伤脾胃阴液，使肠胃积热，发生口渴、口臭、嘈杂易饥、便秘等。因此，饮食须注意寒热，不可凭自己喜恶而偏嗜过寒过热之品。

（三）饮食清洁卫生

新鲜清洁的食物可以补充机体所需要的营养，而腐烂变质的食物易使人出现腹痛、泄泻、呕吐等中毒症状，严重者可出现昏迷或死亡。大部分食物需经过烹调加热后方可食用，其目的在于使食物更容易被机体消化吸收，同时，食物在加热的过程中，通过清洁、消毒，可去除一些致病因素。因此，护理中一定要求患者注意饮食卫生，把住"病从口入"这一关，防止饮食不洁而加重病情。

（四）保持良好的饮食习惯

1. 进食宜缓　进食时应从容和缓，细嚼慢咽，这样既利于各种消化液的分泌，又能稳定情绪，切忌急食暴食。

2. 进食宜专　进食时，应尽量将头脑中各种琐事抛开，把注意力集中到饮食上来，以利于消化吸收；反之，则纳食欠香，影响消化吸收。

3. 进食宜乐　进食前后应保持良好的环境和愉快的心情，进食时可适当配以轻松舒缓的音乐，食后漱口，保持口腔清洁，防止口臭、龋齿等疾病。注意食后不宜立即卧床休息，病情允许的情况下，可做一些从容和缓的活动。对于脾胃功能较弱的患者，可指导其按摩腹部，以促进胃肠的消化吸收。

四、配伍禁忌

饮食宜忌，俗称忌口、食忌。在饮食调护中强调饮食宜忌十分重要，临床上许多疾病难愈、愈而复发，与不注意饮食宜忌有很大关系。

食物配伍的方法在中医基础理论的指导下，采用两种以上食物配合应用，发挥相互协同作用。适当的配伍，可增强食物的效用和可食性，相得益彰。单味食物的应用及食物与食物之间的配伍关系称为食物的"七情"，包括单行、相须、相使、相畏、相杀、相恶、相反。除单行外，其余六个方面均有食物配伍关系，主要分为协同和拮抗两个方面。食物的协同配伍包括相须、相使，拮抗方面包括相畏、相杀、相恶和相反。

1. 相须　同类食物相互配伍使用，起到相互加强的功效，如治疗阳痿的韭菜炒胡桃仁，韭菜与胡桃仁均有温肾壮阳之功，协同使用，则壮阳之力倍增。

2. 相使　以一类食物为主，另一类食物为辅，使主要食物功效得以加强，如治疗痹症的桑枝酒中，辛散活血通经的酒，加强了桑枝的祛风湿作用；治风寒感冒的姜糖饮中，温中和胃的红糖，增强生姜温中散寒的功效。

3. 相畏　一种食物的不良作用能被另一种食物减轻或消除。某些鱼类的不良作用，如引起腹泻、皮疹等，能被生姜减轻或消除。

4. 相杀　一种食物能减轻或消除另一种食物的不良作用，相畏和相杀是同一种配伍关系从不同角度的两种说法。

5. 相恶　一种食物能减弱另一种食物的功效。如萝卜能减弱补气类食品（如山药、山鸡、人参、黄芪等）的功效。

6. 相反　两种食物合用，可能产生不良作用，形成了食物的配伍禁忌。据前人的经验，食物的配伍禁忌比药物的配伍禁忌还多，如柿子忌茶、白薯忌鸡蛋、葱忌蜂蜜等。但对食物禁忌的经验不是绝对的，还要注意病情与个体差异。

第二节 常见病证的饮食护理

病证的饮食护理是根据病证的寒热虚实、阴阳偏盛，结合食物的四性、五味、升降浮沉及归经等特性来确定的。食物有寒热，温凉之性，辛、甘、酸、苦、咸之味，疾病有寒热虚实之辨，阴阳表里之别，故一定要根据患者的疾病证候类型来指导患者选择不同属性的食物，以达"虚则补之""实则泻之""寒者热之""热者寒之"的配合治疗目的，食物的性味、功效等应与疾病的属性相适应，否则会影响治疗效果。正如《金匮要略》说："所食之味，有与病相宜，有与病为害，若得宜则益体，害则成疾。"所以疾病饮食护理非常重要，以下为临床常见病证的饮食护理。

一、肺系病证的饮食护理

肺系病证包括咳嗽、喘证、咯血、肺痈、肺痨、悬饮等，主要与肺失宣发肃降有关，临床多以咳嗽、咳痰为主症。

患者饮食宜清淡，多吃水果，供给多种维生素、无机盐，以利于机体代谢功能的修复，补充咳嗽或发热所消耗的能量。忌食辛辣、油腻、甜黏类食物，禁烟酒及海腥发物。咳嗽痰黄可选萝卜、橘子、枇杷、梨等清热化痰之品；痰白清稀者避免食用生冷瓜果；痰中带血宜食藕片、藕汁等清热止血；久病肺阴虚者可选进食百合、银耳、甲鱼等滋阴补肺之品；哮喘患者常与过敏有关，应禁食发物类。

二、心脑病证的饮食护理

心脑病证包括心悸、心痛、失眠、中风、眩晕等，尤以心悸为主，与心主血脉、心主神明失常有关。至于心衰出现喘咳、咯血、水肿等症状者，可参考肺系、肾系病证的饮食护理。

患者饮食宜清淡、低盐，多食富含维生素B、维生素C及豆制品类食物。食盐应控制在每日6g之内。烹饪用油应以植物油为主，如玉米油、菜籽油。忌高脂、高胆固醇类食物，如猪油、动物内脏，忌食烟酒、浓茶、咖啡及辛辣刺激之品。出血性中风患者昏迷初期宜鼻饲素流质饮食，3～5天后仍昏迷不醒者，可适当增加牛奶、瘦肉汤等荤汤，清醒后予以半流质饮食。

三、肝胆病证的饮食护理

肝胆病证包括黄疸、腹胀等，常与肝的疏泄功能失常有关。

患者饮食宜清淡、营养丰富，多食蛋、奶、鱼、瘦肉及豆制品。忌食油腻生冷、辛辣食物，少进动物脂肪。急性期以素食为宜，多食新鲜水果，缓解期和恢复期可进荤食；肝脾肿大者，可食甲鱼、淡菜；肝胆病变导致的消化系统出血者宜食藕粉、藕汁、橘子；肝硬化腹水者应予低盐或无盐饮食，肝性脑病患者控制动物蛋白的食入量。

四、脾胃病证的饮食护理

脾胃病证包括胃脘痛、呕吐、泄泻、便秘等，系脾胃运化失常所致，并与肠关系密切。

患者日常饮食应以清淡、细软、烂、温热、易消化、富有营养的食物为主，宜进蔬菜、瘦肉、鸡蛋、鱼类等。忌生冷、煎炸等刺激性食品，忌土豆、黄豆、白薯等易胀气食物。脾胃寒凉宜食温性食品，如姜类、椒类等；胃热者忌辛辣，可进食水果；胃酸过多，应避免食用刺激胃液分泌的食物，如浓茶、咖啡、巧克力和辣椒等；胃酸缺乏，可于饭后食少许醋或山楂片；消化道出血者应进食无渣流质，如牛奶、米汤；腹泻者宜少油半流质饮食，忌食生冷蔬菜瓜果等寒凉滑润食物，如苋菜、茼蒿、茄子、西瓜等；胃及食道癌患者，根据吞咽进食情况，给予适当的饮食，除忌辛辣刺激之品外，无特殊禁忌，以营养丰富的荤、素菜为宜。呕吐剧烈者应暂禁食，好转后再进流质或半流质饮食，逐渐恢复软食、普食，切忌饱食。

五、肾膀胱病证的饮食护理

肾膀胱病证包括水肿、消渴、淋证、遗精、癃闭等。

患者饮食宜清淡，富有营养，可多食动物性补养类食物。忌盐、碱过多和酸辣太过的刺激之品。水肿者应低盐或无盐饮食，可食用冬瓜、赤小豆、荸荠、葫芦、鲫鱼、墨鱼、蒜头等食物以利尿消肿；肾虚者可选用牛、羊、狗肉及蛋类等；若需补肾填精，可食用甲鱼、胎盘、猪、牛、羊、筋类、羊脊髓等；用于补肾壮阳的有虾、海参、羊睾、狗肾等食物。尿浊应忌脂肪、蛋白类食物；消渴病需控制米饭等主食的摄入，可多食蔬菜、瘦肉等补充营养充饥。

第三节　特殊人群的饮食护理

一、特殊人群的特性

1. 孕、产妇　孕妇指怀孕的妇女，产妇指产前 8 周（分娩期）至产后 8 周（产褥期）的妇女。孕产期是需要加强营养的特殊生理时期，因为胎儿生长发育所需的所有营养素均来自母体，孕妇身体需要为分娩和分泌乳汁储备足够营养素。

2. 儿童　年纪小于 14 周岁的孩子。古代凡年龄大于婴儿而尚未成年的人都叫儿童，现代只指年纪小于少年的幼孩。儿童阳常有余，阴常不足，肝常有余，脾常不足，心常有余，肺常不足，肾常不足，即"三有余，四不足"，为小儿生理病理的特性，"有余为实，不足为虚"。

3. 老年人　世界卫生组织把 60～74 岁的人群称为年轻老年人，75 岁以上的才称为老年人，把 90 岁以上的人群称为长寿老人。在中国，65 周岁以上的公民为老年人。老年人气血渐亏，脏腑虚弱，多有视听不聪明，手足欠灵活、身体倦怠，头目眩晕等症。脏腑功能的减退，导致脾胃虚弱，易于伤食。

二、孕产妇的饮食护理

（一）常规护理

1. 孕期饮食

（1）饮食均衡，营养丰富，多食鱼、肉、蛋、动物肝脏及蔬菜、水果、牛奶等，以补充胎儿生长发育的需要。

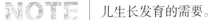

（2）忌食生冷寒凉、酒、辣椒等动火之品。忌食绿豆、薏苡仁、山楂等滑胎之品。

（3）便秘者应早、晚以温开水冲服蜜糖水，多食水果、蔬菜、富纤维素食物。

（4）肢体浮肿者宜低盐饮食，宜进利水食物，如冬瓜、鲤鱼赤小豆汤。

2. 顺产后饮食

（1）多食鱼、肉、蛋禽类，烹调以煮、炖为宜，多喝汤水。可适量吃鸡蛋甜酒，忌食辛辣刺激、助阳化火之品。

（2）无糖尿病、血糖正常的产妇浆液性恶露排净前，可适量喝生姜红糖水以促恶露排出。

（3）推荐食用胡萝卜、西兰花、黄豆芽、莴笋、黄花菜、莲藕、花椰菜、海带、黑木耳等蔬菜，及苹果、香蕉、木瓜、葡萄，猕猴桃、红枣等水果，大便秘结或有痔疮者可吃火龙果。

（4）忌食生冷、辛辣刺激、硬固、肥甘油腻之品。

3. 剖宫产后饮食

（1）术后6小时内禁食，6小时后可进食流质（禁糖、蛋、奶类食物），以米汤、鸡汤、鱼汤、白萝卜汤为宜。肛门排气后改半流质饮食，如小米粥，面条等，逐步过渡到普食。

（2）其余饮食宜忌与顺产后相同。

（二）特殊护理

1. 妊娠恶阻　妊娠期出现恶心呕吐，头晕厌食，或食入即吐者，称为"恶阻"，是妊娠早期最常见的证候，其主要原因是脾胃虚弱，或素体肝旺，或郁怒伤肝而致冲脉之气上逆，胃失和降。临床上常见证型有脾胃虚弱、肝胃不和、气阴两虚三种情况。治疗以调气和中、降逆止呕为主，并注意饮食和精神情志的调节。

【饮食调护】

（1）膳食以清淡爽口、容易消化为原则，减少油腻，供给足够的糖类以及丰富的维生素，如面食、饼干、牛奶、藕粉、豆浆、果汁、蜂蜜、点心及各类水果和新鲜蔬菜等。

（2）顺应患者的饮食爱好。

（3）少食多餐。食酸时少给汤饮，以减少对胃的刺激。

（4）忌食刺激性太大的食物，喜食酸辣者例外。

2. 妊娠贫血　是妊娠期的常见病。主要表现为面色无华，唇甲色淡，头晕目眩，心悸气短、腰酸膝软等。若不及时治疗可引起胎漏、胎动不安，甚至小产。临床辨证可分为血虚、气虚、阴虚、阳虚四个证候类型，故以补益为其治疗总则。

【饮食调护】

（1）妊娠贫血多因妊娠恶阻引起脾胃运化及升降功能失调，应选择易消化、健脾和胃、安胎作用的食物和药物，如白术、粳米、大枣等。

（2）妊娠贫血多因气血不足所致，应根据"以脏补脏"的原则，多吃血肉有情之品，如动物内脏、骨髓、猪血、羊血及鸡汤等。但要注意荤素结合，多吃新鲜蔬菜、水果，避免过食油腻之品损伤脾胃。

（3）做到饮食多样化，切忌偏食。

（4）因缺铁性贫血约占妊娠期贫血的90%，因此应多吃含铁量丰富且吸收利用较好的食物，如蛋黄、鱼肉、动物肝脏及动物血，而植物性食物中菠菜、芹菜、苋菜、番茄、豆类、葡萄、苹果等含铁亦较多。

（5）多吃高蛋白食物。生理价值高的富含蛋白质的食品有牛奶、鱼、蛋类、豆类，常食这些食物对治疗贫血有良好效果。

（6）饮食有节，勿使过之。避免急于取效，一次进食某类食物过多而损伤脾胃，宜每天进食少许，有利于对机体吸收利用。

（7）少食刺激性食物，如辛辣之品、酒类及浓茶。若长期大量服用会影响胎盘血供，从而影响胎儿的正常发育，导致早产和新生儿体重过轻。

3. 缺乳　产后由于气血两虚，乳汁化源不足，运化不及；或因七情所伤，肝失条达，气机不畅，乳络涩滞；或因脾肾阳虚，膏粱厚味太过，中州失运，聚湿成痰，壅阻乳络而引起缺乳，不能满足婴幼儿需要，临床上分为气血虚弱型、肝郁气滞型、痰气壅阻型。治疗上以补气养血、疏肝解郁、健脾化痰为原则，并佐以通络药物。

【饮食调护】

（1）产后1～2天，产妇疲劳虚弱，胃肠功能不好，需进食营养丰富、味道清淡、容易消化、清洁卫生的饮食，如红糖水、果汁、豆浆、红糖粥等。

（2）产期的"三高"饮食，有助增加乳汁的分泌。一般顺产情况下，新生儿出生后60分钟内应该进行母婴皮肤接触并协助婴儿早吸吮、早开奶30分钟以上。只有不断补充乳母的营养需要，才能使乳汁正常，因此在产褥期应加2～3次小餐，正餐饮食应是"三高"饮食，即高蛋白、高脂肪、高汤饮食，并富含钙、磷、矿物质及维生素。民间流传的各种"发奶汤"基本符合"三高"饮食要求，如清炖鸡汤、豆浆、清蒸鱼汤、排骨汤及各种面食等。

（3）保津即是保乳，津充乳自多。乳母由于分娩时失血耗津，使体内津液亏损，加之产后恶露多、出汗多，均使阴液排出量增多，导致化乳的津液缺乏，从而发生乳汁缺少。故宜多饮红糖水、牛奶、豆浆、茶汤、小米粥、鸡汤、肉汤、鱼等，从而达到自家之津化生自家之乳的目的。

（4）乳母进的饮食能通过乳汁影响乳儿，进食过多凉性或油腻食物会引起乳儿腹泻，如青菜、大白菜性凉，在烹调时加数片生姜，可去其寒气，以免引起乳儿腹泻。

三、儿童的饮食护理

（一）常规护理

小儿初生，脾禀未充，胃气未动，运化力弱，而小儿除了正常生理活动之外，还要不断生长发育，因而对脾胃运化输布水谷精微之气的要求则更为迫切，故显示脾常不足。元代著名儿科医家曾世荣在《活幼心书》中云："四时欲得小儿安，常受三分饥与寒。"因此，在饮食调养上应做到：

1. 养成良好的哺乳习惯，按需哺乳。

2. 养成良好饮食习惯，避免偏食，节制零食，按时进食，提倡"三分饥"。

3. 儿童脾胃功能较薄弱，食物宜细、软、烂、碎，而且应品种多样。

4. 严格控制冷饮，寒凉食物要适度。

（二）特殊护理

1. 发热　是指体温高出正常标准。小儿为稚阴稚阳之体，脏腑娇嫩，气血未盛，抗病力弱，且阳常有余，阴常不足，故很多急慢性疾病均可出现不同程度的发热，许多患儿常以发热为首发或唯一症状求诊，所以发热是儿科临床常见症。发热时不仅体温升高，而且易耗伤阴液，甚至引动肝风，扰乱心神，出现高热烦渴、四肢抽搐、颈项强直、角弓反张、神志昏迷等症状。

发热分为外感和内伤两大类，外感发热分为风寒表证、风热表证和小儿夏季热，内伤发热分为伤食发热、疳积发热、气虚发热和阴虚发热。

【饮食调护】

（1）发热时伤津耗液，或因服用退热药而汗出，使水分消耗量大，应及时补充水液，宜多饮水或清凉饮料，如绿豆汤、西瓜汁、果汁等。

（2）发热病儿脾胃受损，食欲减退，消化功能紊乱，必须予以营养丰富又易于消化的流质或半流质饮食，如牛奶、藕粉、稀粥、蛋羹等，忌食膏粱厚味等不易消化的食物。

（3）辛辣燥热之物助热伤阴，故发热时应予禁忌。

（4）小儿发热易引动肝风，发生抽搐，故应忌食易引动肝风的食品，如公鸡肉、猪头肉、羊肉、鱼、虾、蟹、葱、韭等。

（5）外感发热病儿，食酸涩食品则不利于驱邪外出，故应忌食乌梅、杏、柠檬、柿子、石榴、橄榄等味酸具有收敛作用的食物，以免恋邪之弊。

（6）小儿发热初退，食欲渐复，但脾胃功能尚弱，若暴饮暴食可致病情反复，古称"食复"，故应遵照循序渐进的原则，由清淡细软易消化的饮食开始，逐步恢复正常饮食。

2. 小儿泄泻 小儿脾胃薄弱，特别是婴幼儿，常因喂养不当、饮食失节或受外邪，而致脾胃功能失调，水谷清浊不分，并走大肠而成泄泻。伤于乳食者为伤食泻，伤于湿热者为湿热泻。泄泻日久，可演变成脾虚泻、虚寒泻。

【饮食调护】

（1）小儿常因饮食不节引起泄泻，故首要节制饮食，合理喂养，注意饮食卫生。饮食宜清淡、细软、少渣、少油和无刺激性。可进稀粥、面片、蛋羹等容易消化的食物。对增加大便次数和易造成腹胀的食品，如香蕉、生葱、蚕豆、豆等均宜禁忌。

（2）急性水泻初起，根据其病情轻重，禁食8～12小时，以减轻胃肠负担。禁食期间伴有发热、多汗、少尿时，须及时补充液体，轻者少量多次喂给5%蔗糖盐水或糖盐水；重者配合输液，辅以酸甘敛阴、利尿增液之品，如山药水、乌梅水、淡茶水、草果水等以防津液枯竭。

（3）泄泻次数减少后，胃肠功能尚未恢复，可先喂米汤，渐喂母奶或加水稀释的牛奶、稀藕粉；然后给稀粥、面片、菜汤等，饮食应由少到多，由稀到浓，直到恢复正常饮食。

（4）泄泻日久，脾胃已虚，消化吸收力弱，应忌食生冷、黏、坚硬、燥热之物。可选具有健脾和胃功能的食品，如大枣、芡实、莲子、扁豆、山药等煮粥食用，以助开胃扶脾。

（5）患儿久泻肢凉，精神弱，形体消瘦者，宜进温补之品，如人参、羊肉之属。食补注意滋而不腻，补而不燥，如鲤鱼汤、羊肉粥、牛肉汁等。若大便滑脱不禁，可用酸梅、无花果、石榴皮等酸涩收敛之品以助止泻。

（6）患儿久泻脾失健运，如有积食，可用萝卜、山楂、麦芽之类煮粥煎汤食之。谷米之益气和中与消食化滞之品同用，消中有补，切忌泻下，以免损伤脾胃之气。

四、老年人的饮食护理

（一）常规护理

《千金翼方·养性》指出"饮食当令节俭，若贪味伤多，老人肠胃皮薄，多则不消"，强调饮食营养对增强体质、预防疾病的重要性，老年人尤应注意饮食有节，并提倡治疗某些疾病先用食疗，食疗效果不佳时才用药，这些对防治老年病很有意义。老年人饮食不宜过饱，每天热能要有一定的限制并保持基本上恒定，不可暴饮暴食。《黄帝内经》指出"味过于咸，大骨气劳，短肌心气抑""多食咸，则脉凝泣而变色"，老年人饮食宜清淡，易消化。要有足够的蛋白质和维生素，如各种瘦肉、豆制品、蛋类及新鲜蔬菜和水果，脂肪要少，碳水化合物要适当控制，少吃含固醇较多的食物。主食应有一定量的粗粮和杂粮，副食应选用蔬菜、淡水水产品等为主，防止过胖加重心脏负担，诱发多种老年疾病。

（二）特殊护理

1. 眩晕 以虚证居多。如阴虚则肝阳上亢，血少则脑失所养，精亏则髓海不足，均易导致眩晕。此外，亦有因痰浊壅遏或化火上扰所致者。

【饮食调护】

（1）眩晕如出现食欲不振，或恶心、呕吐等症，多属痰浊中阻。饮食宜清淡易消化。忌食油腻、黏滑、燥热等助湿生痰生热之品。

（2）避免食用高胆固醇食物及过多的动物脂肪，如肝、脑、骨、鱼子、蛋黄、肥肉等，而应多食富含维生素 C 及植物蛋白食物，如新鲜蔬菜、水果、豆类。

（3）高血压患者除注意低动物脂肪、低胆固醇饮食外，还应适当控制食盐的摄入。

（4）血压偏低的眩晕者，多属气血两亏或肾精不足，应多食甘温益气或血肉有情之品。

2. 痹证 是指人体肌表、经络、筋骨遭受外邪侵袭后，气血为外邪阻滞，引起肌肤、筋骨、关节等处疼痛、酸楚、重着、麻木、肿胀或屈伸不利、变形等临床症状的一种疾病。本病治法，总以祛邪通络为主。究其病因常采用祛风、散寒、除湿、清热诸法。后因正气已虚，肝肾不足，又当补肝肾、益气血、攻补兼施。而调理气血又多贯于诸法之中。

【饮食调护】

（1）由于痹证多因风、寒、湿邪阻滞气血经络而致，故食疗多选用祛风、散寒、化湿、温通之品，如韭菜、香菜、香葱、芹菜、油菜、辣椒、薏苡仁、木瓜等。

（2）痹证急性发作期，表现关节红、肿、热、痛，是湿热之邪为患，故与寒湿痹治法异，饮食宜选清凉之品，忌刺激、油腻、辛辣之品，以防助火之弊。

（3）正气内虚是痹证病本，故宜补气血、益肝肾与祛风湿之功为一体之食品为治痹药所常用，如蛇肉、羊肉、牛肉、狗肉等。

【知识拓展】

白开水是儿童的最佳饮品。饮白开水不仅能满足儿童对水的生理需要，还能为他们提供一部分矿物质和微量元素，不管是碳酸饮料、营养保健型饮料，还是当前许多家庭热衷的纯净水和矿泉水，都不宜代替自来水作为人的主要饮用水。

烧开的自来水冷却到 25 ～ 35℃，此时水的生物活性增加，最适合人的生理需要。

儿童因代谢快，对水的需求量相对比成人多，同时肾脏功能不健全，因此，对水和矿物质、微量元素缺乏或过多，都会影响身体健康。有喝饮料不喝水习惯的孩子，常常食欲不振、多动，脾气乖张，身高体重不足。

【复习思考题】

1. 案例分析题：

孙某，男，56岁。患者咳嗽痰多3年余，清晨、傍晚阵咳较剧，甚至影响睡眠，痰色白稠，声音重浊，胸闷，食少纳呆，舌苔白腻，脉滑。请结合学过的饮食调护知识，给予该患者正确的饮食指导与护理。

2. 请阐述饮食调护的基本要求。

扫一扫，知答案

扫一扫，看课件

第八章　中药用药及护理

【学习目标】

识记：1. 中药性能、君药、臣药、佐药、使药的概念。

2. 中药的配伍关系及配伍禁忌中的十八反、十九畏。

3. 常用中药的种类和代表药物。

4. 方剂的组成结构及各类别常用方剂的概念。

5. 各种药物的煎煮时间、火候和特殊煎煮法。

理解：1. 确定中药剂量的依据。

2. 方剂的组成变化、常用代表方剂的功用及主治。

3. 中药用药"八法"的应用与护理。

应用：1. 根据患者的病证特点指导患者正确用药。

2. 通过患者中毒后的反应，辨别毒物类型，采用正确的护理方法。

【案例导入】

张某，女，30岁，发热微恶寒两天。现头痛，口干，咽喉疼痛，舌红苔薄黄，脉浮数。中医诊断为风热感冒，为患者开具了银翘散。

思考：1. 为该患者选择金银花、连翘进行治疗的意义何在？

2. 根据症状，还可再选用清热解毒药中的哪些药治疗？为什么？

3. 针对该患者首选桑叶、菊花，其治疗的意义何在？

第一节　中药基本知识

一、中药的性能

中药的性能又称药性，是中药作用的基本性质和特征的高度概括。研究药性形成的机制及其运用规律的理论称为药性理论。其主要内容包括中药的四气、五味、升降浮沉、归经、毒性等。

（一）四气

中药的四气又称为四性，是指药物的寒、热、温、凉四种药性。中医学认为，病证寒热根本上讲是由于人体阴阳偏盛、偏衰所致。四气反映了药物在影响人体阴阳盛衰、寒热变化方面的作用倾向，是说明药物作用性质的重要理论之一。因此，在药性理论中，中药四气居于首要地位，自《神农本草经》开始，这一性能一直在《神农本草经·序例》必论，各药项下必备的内容，是指导临床用药的纲领。

在中药的四气中，温热与寒凉属于两类不同的性质，温热属阳、寒凉属阴，温次于热，凉次于寒，即在共同性质中又有不同程度上的差异。药性的温热寒凉是由药物作用于人体所产生的不同反应和所获得的不同疗效而总结出来的，也就是说药性的确定是以用药反应为依据，以病证寒热为基础。正所谓"疗寒以热药，疗热以寒药"，能减轻或消除热证的药物属于寒性或凉性，如黄芩、板蓝根对于发热口渴、咽痛等热证有清热解毒作用，表明这两种药物具有寒性；反之，能减轻或消除寒证的药物属于温性或热性，如附子、干姜对于腹中冷痛、四肢厥冷等寒证具有温中散寒作用，表明这两种药物具有热性。此外，四气以外还有一类平性药，它是指寒热界限不明显，药性平和，作用较缓和的一类药，如党参、山药、甘草等。

（二）五味

中药的五味即辛、甘、酸、苦、咸五种味道。药物的味不止五种，但辛、甘、酸、苦、咸是五种最基本的滋味，此外还有淡味和涩味等，因其常常将涩附于酸，淡附于甘，故习称五味。在阴阳属性方面，辛、甘、淡属阳，酸、苦、咸属阴。

"味"主要是依据药物的作用和药物的滋味来确定。一是表示药物作用的基本特征，二是提示药物的真实滋味。因此，五味的实际意义，不一定是用于表示药物客观具有的真实滋味或气味，更主要的是用以反映药物功效在补、泄、散、敛等方面的作用特征。

五味的作用如下：

辛能散、能行，即有发散、行气、行血等作用。多用于治疗表证及气血阻滞之证。如麻黄、薄荷可发散表邪，木香能行气止痛，川芎可活血化瘀等。

甘能补、能和、能缓，即具有补益、中和、调和药性、缓急止痛的作用。多用于正气虚弱、身体诸痛及调和药性、中毒解救等方面。如人参可大补元气，熟地黄可滋补精血，甘草能调和诸药，饴糖可缓急止痛等。某些甘味药还具有解药食中毒的作用，如甘草、绿豆等，故又有甘能解毒之说。

酸能收、能涩，即有收敛、固涩的作用。多用于体虚多汗、肺虚久咳、久泻肠滑、遗精滑精、尿频遗尿、崩带不止等病证。如五味子可涩精、敛汗，五倍子可涩肠止泻，乌梅可敛肺止咳，山茱萸可涩精止遗，赤石脂可固崩止带等。

苦能泄、能燥。泄的含义较广，有指通泄的，有指清泄的。前者如大黄可泻下通便，用于热结便秘；杏仁可降泄肺气，用于肺气上逆之咳喘。后者如栀子、黄芩可清热泻火，用于火热上炎、神燥心烦等病证。燥即燥湿，用于湿证。湿证有寒湿、湿热之分。温性的苦味药，如苍术、厚朴，用于寒湿证，称为苦温燥湿；寒性的苦味药，如黄连、黄柏，用于湿热证，称为苦寒燥湿。

咸能软、能下，即有软坚散结和泻下的作用。多用于大便燥结、瘰疬、瘿瘤、痰核、癥瘕等病证。如芒硝可泻热通便，海藻、牡蛎等可消散瘿瘤，鳖甲可软坚消癥等。

淡能渗、能利，即有渗湿利小便的作用。多用于治疗水肿、小便不利等病证。如猪苓、茯苓、薏苡仁、通草等。

涩能收敛固涩，与酸味作用相似。多用于虚汗、泄泻、尿频、遗精、滑精等病证。如莲子能固精止带，龙骨、牡蛎可涩肠止泻，乌贼骨可收敛止血等。

（三）升降浮沉

升降浮沉反应药物作用的趋向性，是说明药物作用性质的概念之一。气机升降出入是人体生命活动的基础，如若气机升降出入发生障碍，机体便处于疾病状态，产生不同的病势趋向，包括向上（如呕吐、咳喘）、向下（如泄利、脱肛）、向外（如自汗、盗汗）、向内（如表邪而未入里）。能针对病情，改善或消除这些病证的药物，相对来讲也就分别具有向下、向上、向内、向外的作用趋向。

升即上升，趋于向上；降是下降，趋于向下；浮表示发散，趋于向外；沉则表示收敛固藏和泻痢，有向内和向下两种趋向。升降浮沉之中，升浮属阳，沉降属阴。

一般具有升阳发表、祛风散寒、涌吐、开窍等功效的药物，上行向外，药性都是升浮的；具有泻下、清热、利水渗湿、重镇安神、潜阳息风、消导积滞、降逆止呕、收敛固涩、止咳平喘等功效的药物，下行向内，药性都是沉降的。

药物升降浮沉作用趋向性的形成，与药物在自然界生成禀赋不同，形成药性不同有关，并受四气、五味、炮制、配伍等诸多因素的影响。同时应强调，同四气、五味一样，升降浮沉这一药性同样是通过药物作用于机体所产生的疗效概括出来的。

1.升降浮沉与四气、五味的关系　一般来讲，药性升浮的药物大多具有辛甘之味、温热之性；而药性沉降的药物大多具有酸苦咸涩之味、寒凉之性。如前所述，药物的性味与升降浮沉都是对中药作用特征的概括，虽然常将性味作为影响或确定药性升降浮沉的重要因素，实际上，由于性味和升降浮沉是从不同角度对药物作用特点的概括，因此，从逻辑关系而言，升降浮沉与性味是间接相关，与功效是直接相关的。

2.升降浮沉与药物质地的关系　前人认为花、叶、皮、枝等质轻的药物大多是升浮的，而种子、果实、矿物、贝壳等质量大者多是沉降的。然而，上述关系并非绝对，如旋覆花降气消痰，止呕止噫，药性是沉降的；苍耳子祛风解表，善通鼻窍，药性是升浮的。

3.升降浮沉与炮制、配伍的关系　炮制可影响药物升降浮沉的性能。有些药物酒炒则升，姜汁炒则散，醋炒则收敛，盐水炒则下行。如大黄属于沉降药，峻下热结，泻热通便，经酒炒后，大黄则可清上焦火热，可治目赤头痛。

药物的升降浮沉通过配伍也可发生转变。在复方配伍中，性属升浮的药物在同较多沉降药配伍时，其升浮之性可受到一定制约；反之亦然。而在某些情况下，又需利用升降配合以斡旋气机，恢复脏腑功能。如血府逐瘀汤中用柴胡、枳壳一升一降，以助气血周行。故李时珍说："升降在物，亦在人也。"

（四）归经

归，即指药物作用的归属；经，即人体的脏腑经络。归经，即药物作用的定位。即某药对某些脏腑经络有特殊的亲和作用，因而对这些部位的病变起着主要或特殊的治疗作用。

归经是以脏腑经络理论为基础，以所治病证为依据。归经是药物作用的定位概念，因而与疾病的定位有着密不可分的关系。如心主神明，当患者出现精神、思维、意识异常的证候表现时，如昏迷、癫狂、呆痴、健忘等，可推断为心的病变，如开窍醒神的麝香、镇惊安神的朱砂、补气益智的人参皆入心经。同理，桔梗、杏仁能治胸闷、咳嗽，说明其归肺经。

（五）毒性

中药的毒性是指药物对机体所产生的不良影响及损害性。毒性反应与副作用不同，副作用是指在常用剂量时出现与治疗需要无关的不适反应，一般比较轻微，停药后可自行消失；而毒性作用对人体的危害性较大，甚至可危及生命。毒性反应是临床用药时应尽量避免的。现代本草书籍大多以"大毒""有毒""小毒"来指药物毒副作用的大小。由于毒性反应的产生与药物储存、加工炮制、配伍、剂型、给药途径、用量、使用时间长短以及患者的体质、年龄、证候性质等都有密切关系。因此，使用有毒药物时，应从上述各个环节进行控制，避免毒性反应的出现。

二、中药的应用

不同的中药在应用时有其不同的特点及注意事项，下面从中药的配伍、用药禁忌和剂量三个方面介绍中药的应用。

（一）配伍

配伍是指有目的地按病情需要的药性特点，有选择性地将两味以上的药物配合使用。配合使用时，药与药之间会发生某些相互作用，如有的能增强或降低原有药效，有的能抑制或消除毒副作用，有的则能产生或增强毒副作用。前人将单味药的应用及药物之间的配伍关系概括为七种情况，称为"七情"，除单行者外，其余六个方面都讲配伍的关系。

1. 单行　指单用一味药来治疗某种病情单一的疾病。如清金散用一味黄芩来治疗肺热咯血。

2. 相须　即性能功效相类似的药物配合应用，可产生协同作用。如石膏与知母配合，能明显增强清热泻火的治疗效果；大黄与芒硝配合，能明显增强攻下泻热的治疗效果。

3. 相使　即性能功效有某些相似的药物合用，以一药为主，另一药为辅，辅药能增强主药的疗效。如补气利水的黄芪与利水健脾的茯苓配合时，茯苓能提高黄芪补气利水的治疗效果。

4. 相畏　即两种药物配伍合用，一种药物的毒性或副作用能被另一种药物减轻或消除。如生半夏和生南星的毒性能被生姜减轻或消除，故曰生半夏和生南星畏生姜。

5. 相杀　即一种药物能减轻或消除另一种药物的毒性或副作用。如生姜能减轻或消除生半夏和生南星的毒性或副作用，故曰生姜杀生半夏和生南星。相畏和相杀实际上是同一配伍关系的两种说法，是药物间相互对待而言的。

6. 相恶　即两种药物配伍合用，一种药物能使另一种药物的原有功效降低，甚至丧失。如莱菔子能削弱人参的补气作用，故曰人参恶莱菔子。

7. 相反　即两种药物配伍合用，能产生或增强毒性反应或副作用。如"十八反""十九畏"中的若干药物（详见"用药禁忌"）。

七情的临床意义：增加疗效，宜用相须、相使关系的药物；降低药物毒副作用，宜用相畏、相杀关系的药物；防止降低药效，慎用相恶关系的药物；防止产生毒副作用，禁用相反关系的药物。

（二）用药禁忌

用药禁忌是指某些药物在某种情况下不宜使用或不宜同用，以免降低药效，甚至产生不良后果。用药禁忌包括配伍禁忌、妊娠用药禁忌、服药饮食禁忌等。

1. 配伍禁忌　是指某些药物合用会产生或增强剧烈的毒副作用或降低、破坏药效，因而应该避免配合应用。《神农本草经·序例》指出"勿用相恶、相反者"而"相反为害，甚于相恶"，可能危害患者的健康，甚至危及生命。故相反的药物原则上禁止配伍应用。目前医药界共同认可的配伍禁忌有"十八反""十九畏"。

十八反：甘草反甘遂、大戟、海藻、芫花；乌头反贝母、瓜蒌、半夏、白蔹、白及；藜芦反人参、沙参、丹参、玄参、苦参、细辛、芍药。

十九畏：硫黄畏朴硝，水银畏砒霜，狼毒畏密陀僧，巴豆畏牵牛，丁香畏郁金，川乌、草乌畏犀牛角，牙硝畏三棱，官桂畏石脂，人参畏五灵脂。

2. 妊娠用药禁忌　即除中断妊娠、引产外，为防止损伤胎儿或导致流、早产而禁忌使用或须慎重使用的药物。属禁用的药物一般系剧毒药，或药性作用峻猛之品，或堕胎作用较强的药，如水银、砒霜、雄黄、轻粉、斑蝥、马钱子、蟾酥、川乌、草乌、藜芦、胆矾、瓜蒂、巴豆、甘遂、大戟、芫花、牵牛子、麝香、商陆、水蛭、虻虫、三棱、莪术等。属于慎用药的主要是活血祛瘀药、行气药、攻下药、温里药中的部分药，如川芎、红花、桃仁、牡丹皮、姜黄、枳实、牛膝、大黄、番泻叶、芦荟、芒硝、附子、肉桂等。

对于妊娠禁忌药物，如无特殊必要，应尽量避免使用，以免发生不良后果。如孕妇患病非用不可，则应注意辨证准确，掌握好剂量与疗程，并通过恰当的炮制和配伍，尽量减轻药物对妊娠的危害，做到用药安全而有效。

3. 服药饮食禁忌　是指服药期间对某些食物的禁忌，又称服药食忌，简称食忌，俗称忌口。饮食禁忌主要包括三方面的内容：一是指患病治疗期间，患者均有不同程度地脾胃虚弱、消化不良及正气不足，因此，应忌食生冷、辛热、油腻、腥膻、刺激性的食物，以免加重胃肠负担，引起消化不良。二是指要根据病情及用药特点，忌食与病情和药性不相宜的食物，如寒性病忌食生冷、寒凉之品；热性病忌食辛辣、热性、煎炸食物及酒类；胸痹患者，忌食肥肉、脂肪、动物内脏及烈性酒；肝阳上亢者，忌食胡椒、辣椒、大蒜等辛热助阳之品；疮疡、皮肤病患者，忌食鱼、虾、蟹等腥膻发物及辛辣刺激性食品；外感表证者忌食油腻类食品等。三是指服某些药物期间对某些特定饮食的禁忌，如服用甘草、黄连、桔梗、乌梅时忌食猪肉，常山忌葱，薄荷忌鳖肉，丹参、茯苓忌醋，土茯苓、使君子忌茶，蜜反生葱、柿反蟹等。

（三）剂量

剂量，即药物的用量，一般指单味药饮片汤剂内服成人一日用量，入丸、散剂内服的一次用量。也指在方剂中药与药之间的比例分量，即相对剂量。

1. 古今计量单位及换算　中药的剂量单位，古今有别。古代有重量（斤、两、钱、分、厘）、度量（尺、寸）及容量（斗、升、合）等计量方法。明清以来，普遍采用 16 进位制，即 1 斤 =16 两 =160 钱。现在我国的中药计量规定采用公制，即 1 公斤 =1000g，为了方便处方和配药，特别是古方剂量的换算，通常按规定以近似值进行换算，即 1 两（16 进位制）≈30g，1钱≈ 3g，1 分≈ 0.3g，1 厘≈ 0.03g。

2. 确定剂量的依据　剂量是否得当，是能否确保用药安全、有效的重要因素之一。临床上主要依据药物的性质性能、用药方法、患者情况及季节环境来确定用药剂量。

（1）药物的性质性能。①药材质量。药材质优力强者，用量宜小；质次力不足者，用量可大。②药材质地。花叶类质轻的药用量宜轻，金石、贝壳等质重之品用量宜重；干品用量宜轻，鲜品用量宜重。③性味归经。作用温和、气味平淡的药，用量宜重；作用峻猛、气味浓厚的药，用药宜轻。④毒性作用。无毒或毒性较小的药，剂量变化幅度可稍大；有毒药物，应严格按照《药典》控制剂量。

（2）用药方法。①方药配伍。一般而言，药物单味应用时，用量可稍大；入复方应用时，用量宜小。在复方中做主药用量可大，做辅药时用量宜轻。②剂型。入汤剂时剂量宜大；入丸、散剂时剂量宜小。③用药目的。在临床用药时，有些药物由于用药目的不同，用量亦可不同。如槟榔用以消积行气，选常用剂量 6～15g 即可，而用于驱绦虫则须重用，剂量 60～120g。

（3）患者情况。①年龄。小儿发育未全，老人气血渐衰，对药物耐受力均较弱，故用量宜减小。一般 5 岁以下小儿通常用成人量的 1/4，5 岁以上小儿可按成人量减半服用。②性别。一般药物，男性与女性用量区别不大，但妇女在月经期、妊娠期，用活血化瘀药时剂量宜减小。③体质。以祛邪为主时，体强者用量宜重，体弱者用量宜轻。以补虚为主时，脾胃强健者，用量宜稍大；脾胃虚弱者，用量宜轻小。④病程。新病患者正气损伤较小，用量可稍重；久病者多伤正气，用量宜轻一些。⑤病势。病急病重者，用量宜重；病缓病轻者，用量宜轻。⑥生活习惯与职业。如以辛热药疗疾，平时不喜食辛辣热物或常处高温下作业的人用量宜轻，反之则用量宜重；又如体力劳动者的腠理一般比脑力劳动者的致密，使用发汗解表药时，对体力劳动者的用量可较脑力劳动者稍重一些。

（4）季节环境。①季节气候。春夏季节，气候温和，肌肤疏松，发表、温热之品用量宜轻，寒凉之品用量可重；反之，秋冬季节则发表、温热之品用量可重，寒凉之品用量宜轻。所谓"因时制宜"也。②居住环境。居于高寒地区之人，肌肤多致密，温热发散之品，用量可大；地处低洼潮湿之人，祛湿药物用量宜重。所谓"因地制宜"也。

三、常用中药

（一）解表药

凡以发散表邪、解除表证为主要功效，主要用于治疗外感表证的药物，称为解表药。根据解表药的药性及功效主治差异，可分为发散风寒药和发散风热药两类。

1. 发散风寒药　本类药物味多辛、性多温燥，主归肺、膀胱经，具有发散风寒邪气的功效，主治风寒表证。需注意温燥之性的发散风寒药，发汗力强，用量不宜过大，以免发汗太过，损伤正气；表虚自汗，阴虚盗汗等慎用，见表 8-1。

表 8-1　发散风寒药

药名	性味归经	功效	应用	用法
麻黄	辛、微苦，温；趋向升浮；归肺、膀胱经	发汗散寒，宣肺平喘，利水消肿	风寒表证；胸闷咳喘，风水浮肿	煎服
桂枝	辛、甘，温；趋向升浮；归心、肺、膀胱经	发汗解肌，温通经脉，助阳化气，平冲降气	风寒表证；脘腹冷痛、血寒经闭、关节痹痛；痰饮、水肿；心悸、奔豚	煎服
紫苏叶	辛，温；趋向升浮；归肺、脾经	解表散寒，行气和胃	风寒表证；咳嗽呕恶，妊娠呕吐	煎服

续表

药名	性味归经	功效	应用	用法
生姜	辛，微温；双重趋向；归肺、脾、胃经	解表散寒，温中止吐，温肺止咳，解鱼蟹毒	风寒感冒，胃寒呕吐，寒痰咳嗽，鱼蟹中毒	煎服
香薷	辛，微温；趋向升浮；归肺、胃经	发汗解表，化湿和中，利水消肿	暑湿感冒；水肿，小便不利	煎服
荆芥	辛，微温；趋向升浮；归肺、肝经	解表散风，透疹消疮，止血	外感表证；风疹瘙痒，麻疹不透；疮疡初起兼有表证，吐衄下血	煎服
防风	辛、甘，微温；趋向升浮；归膀胱、肝、脾经	祛风解表，胜湿止痛，止痉	感冒头痛，风湿痹痛，风疹瘙痒，破伤风	煎服
羌活	辛、苦，温；趋向升浮；归膀胱、肾经	解表散寒，祛风胜湿，止痛	风寒感冒，头痛项痛；风寒湿痹，肩背疼痛	煎服
白芷	辛，温；趋向升浮；归胃、大肠、肺经	解表散寒，祛风止痛，宣通鼻窍，燥湿止带，消肿排脓	感冒头痛，眉棱骨痛；鼻塞流涕，鼻衄，鼻渊，牙痛；带下；疮痈肿毒	煎服
细辛	辛，温；趋向升浮；归心、肺、肾经	解表散寒，祛风止痛，宣通鼻窍，温肺化饮	风寒感冒，阳虚外感；头痛牙痛，风湿痹痛；鼻衄、鼻渊；痰饮喘咳	煎服或入丸散
藁本	辛，温；趋向升浮；归膀胱经	祛风散寒，除湿止痛	风寒感冒，颠顶疼痛；风湿痹痛	煎服
苍耳子	辛、苦，温；趋向升浮；归肺经	散寒解表，宣通鼻窍，祛风除湿	风寒头痛，鼻塞流涕；鼻衄、鼻渊；风疹瘙痒，湿痹拘挛	煎服或入丸散
辛夷	辛，温；趋向升浮；归肺、胃经	散寒解表，宣通鼻窍	风寒头痛，鼻塞流涕；鼻衄、鼻渊	煎服

2. 发散风热药　本类药物味多辛凉，发汗作用较发散风寒药物缓和，有发散风热的作用，主治风热感冒及温病初起邪在卫分，如风热袭表等。部分药物还可治咽喉肿痛、麻疹不透、风疹、风热咳嗽、风热目赤等证，见表8-2。

表8-2　发散风热药

药名	性味归经	功效	应用	用法
薄荷	辛，凉；趋向升浮；归肺、肝经	疏散风热，清利头目，利咽透疹，疏肝行气	风热感冒，风温初起；头痛目赤，喉痹口疮；麻疹不透，风疹瘙痒；肝气郁滞，胸胁胀闷	煎服，宜后下
牛蒡子	辛、苦，寒；双重趋向；归肺、胃经	疏散风热，宣肺透疹，解毒利咽	风热感冒，温病初起，咳嗽痰多，麻疹不透，风疹瘙痒，咽喉肿痛，痄腮丹毒，痈肿疮毒	煎服
蝉蜕	甘，寒；趋向升浮；归肺、肝经	疏散风热，利咽透疹，明目退翳，息风解痉	风热感冒，咽痛音哑；麻疹不透，风疹瘙痒；目赤翳障；惊风抽搐，破伤风	煎服
桑叶	甘、苦，寒；双重趋向；归肺、肝经	疏散风热，清肺润燥，平肝明目	风热感冒，肺热燥咳；头晕头痛，目赤昏花	煎服或入丸散；外用水煎洗眼

续表

药名	性味归经	功效	应用	用法
菊花	甘、苦，微寒；双重趋向；归肺、肝经	散风清热，平肝明目，清热解毒	风热感冒；肝阳上亢，头痛眩目；目赤肿痛，眼目昏花；疮痈肿毒	泡服
蔓荆子	辛、苦，微寒；趋向升浮；归膀胱、肝、肺经	疏散风热，清利头目	风热感冒，头昏头痛；目赤肿痛，齿龈肿痛，目暗不明，耳聋耳鸣	煎服
柴胡	辛、苦，微寒；趋向升浮；归肝、胆、肺经	疏散退热，疏肝解郁，升举阳气	感冒发热，寒热往来，少阳证；肝郁气滞，胸胁胀痛，月经不调；子宫脱垂，脱肛	煎服
升麻	辛、微甘、微寒；趋向升浮；归肺、脾、胃、大肠经	发表透疹，清热解毒，升举阳气	风热头痛，麻疹不透；齿痛口疮，咽喉肿痛，阳毒发斑；中气下陷，脱肛，子宫脱垂，崩漏下血	煎服，或入丸散，或外用适量
葛根	辛、甘、凉；趋向升浮；归脾、胃、肺经	解肌退热，生津止渴，透疹，升阳止泻，通经活络，解酒毒	外感发热头痛，项背强痛；口渴，消渴；麻疹不透；热痢，泄泻；眩晕头痛，中风偏瘫，胸痹心痛；酒毒伤中	煎服

（二）清热药

凡以清解里热为主要功效，主要用于治疗里热证的药物，称为清热药。根据清热药的药性、功效及临床应用的不同，一般将其分为清热泻火药、清热燥湿药、清热凉血药、清热解毒药及清虚热药等。使用清热药时，首先应辨证准确，选药当精。本类药物性多寒凉，易伤脾胃，故脾胃虚弱，食少便溏者慎用；阴盛格阳或真寒假热证者禁用。注意中病即止，避免克伐太过耗伤正气。

1. 清热泻火药 本类药物味多苦或甘，性寒凉，以清热泻火为主要功效，主要用于温热病气分实热证及脏腑火热证，症见高热、口渴、汗出、烦躁、脉洪大者。此外，因各药归经的差异，还分别适用于肺热咳喘、胃热口渴、心火烦躁、肝火目赤等。若里热炽盛而正气已虚，则宜酌情配伍补虚药，以扶正祛邪，见表8-3。

表8-3 清热泻火药

药名	性味归经	功效	应用	用法
石膏	辛、甘，大寒；双重趋向；归肺、胃经	清热泻火，除烦止渴，收敛生肌	气分实热证；肺热咳喘；胃火牙痛，头痛；疮疡不敛，湿疹，烫伤	煎服，打碎先煎
知母	苦、甘，寒；趋向沉降；归肺、胃、肾经	清热泻火，滋阴润燥	气分实热证；肺热咳嗽，阴虚燥咳；阴虚消渴；骨蒸潮热；肠燥便秘	煎服
芦根	甘，寒；趋向沉降；归肺、胃经	清热泻火，生津止渴，除烦，止呕，利尿	热病烦渴；胃热呕哕；肺热咳嗽，肺痈；热淋涩痛	煎服，或鲜品捣汁，或外用适量
天花粉	甘、微苦，微寒；归肺、胃经	清热泻火，生津止渴，消肿排脓	热病烦渴，内热消渴；肺热燥咳；疮疡肿毒	煎服

NOTE

续表

药名	性味归经	功效	应用	用法
淡竹叶	甘、淡，寒；趋向沉降；归心、胃、小肠经	清热泻火，除烦止渴，利尿通淋	热病烦渴；口舌生疮，热淋涩痛	煎服
栀子	苦，寒；趋向沉降；归心、肺、肝、三焦经	泻火除烦，清热利湿，凉血解毒；外用消肿止痛	热病心烦；湿热黄疸；淋证涩痛；血热出血；火毒疮疡，目赤肿痛，扭挫伤痛	煎服
夏枯草	辛、苦，寒；归肝、胆经	清热泻火，明目，散结消肿	目赤肿痛，头痛眩晕；瘰疬，瘿瘤，乳痈，乳癖	煎服
决明子	甘、苦、咸、微寒；趋向沉降；归肝、大肠经	清热明目，润肠通便	目赤肿痛，羞明多泪，目暗不明；头痛，眩晕；肠燥便秘	煎服

2. 清热燥湿药　本类药物性味苦寒，苦能燥湿，寒能清热，有清热燥湿的功效，主要用于湿热证。多数药物兼有清热泻火、解毒的功效，亦常用于实热证及热毒证。本类药物过服易伐胃伤阴，故一般用量不宜过大。凡脾胃虚寒，津伤阴损者应慎用，必要时可与健胃药或养阴药同用。本类药物治疗脏腑火热证及痈疽肿毒时，均可配以清热泻火药、清热解毒药，见表8-4。

表8-4　清热燥湿药

药名	性味归经	功效	应用	用法
黄芩	苦，寒；归肺、胆、脾、大肠、小肠经	清热燥湿，泻火解毒，止血，安胎	温湿暑湿，湿热痞满，泄痢，黄疸；肺热咳嗽；高热烦渴，寒热往来；血热出血；胎动不安	煎服
黄连	苦，寒；趋向沉降；归心、脾、胃、肝、胆、大肠经	清热燥湿，泻火解毒	湿热痞满，泻痢，黄疸；高热神昏；心火亢盛，心烦不寐；胃热呕吐，吞酸，消渴；血热出血；痈肿疔疮，目赤，牙痛，湿疹，湿疮，耳道流脓	煎服
黄柏	苦，寒；趋向沉降；归肾、膀胱经	清热燥湿，泻火除蒸，解毒疗疮	湿热泄痢，黄疸，带下阴痒，脚气痿躄；疮疡肿毒，湿疹湿疮；骨蒸劳热，盗汗，遗精	煎服
龙胆	苦，寒；趋向沉降；归肝、胆经	清热燥湿，泻肝胆火	湿热黄疸，阴肿阴痒，带下，湿疹瘙痒；肝火头痛，肝热目赤，耳鸣，耳聋，胁痛；惊风抽搐	煎服
苦参	苦，寒；趋向沉降；归心、肝、胃、大肠、膀胱经	清热燥湿，杀虫，利尿	湿热泻痢，便血，黄疸，带下，阴肿阴痒；湿疹湿疮，皮肤瘙痒，疥癣麻风；淋证涩痛，小便不利	煎服或外用适量
秦皮	苦、涩、寒；趋向沉降；归肝、胆、大肠经	清热燥湿，收涩止痢，止带，明目	湿热泻痢，赤白带下；目赤肿痛，目生翳障	煎服

3. 清热解毒药　本类药物性味多苦寒，主归心经，作用趋向以沉降为主。具有清热解毒或火毒之功，主治温热病热毒炽盛及热毒所致的痈疮疔疖、咽喉肿痛、丹毒、痄腮、痢疾等病

证；部分药物兼有泻火、凉血、收敛生肌、解毒消肿、利湿作用，兼可用治水火烫伤、蛇虫咬伤、癌肿等病证。本类药物易伤脾胃，中病即止，不可过服，见表8-5。

表 8-5 清热解毒药

药名	性味归经	功效	应用	用法
金银花	辛、甘、苦，寒；双重趋向；归肺、心、胃经	清热解毒，疏散风热	疮痈疔疖；风热表证，温热病各期；咽喉疼痛；热毒痢疾	煎服或开水泡服
连翘	苦、辛，微寒；趋向升浮；归肺、心、小肠经	清热解毒，消肿散结，疏散风热	疮痈肿毒，瘰疬结核，咽喉肿痛；风热表证，温热病	煎服
穿心莲	苦，寒；归肺、胃、大肠、小肠、肝、胆、膀胱经	泻火解毒，清热燥湿，凉血，消肿	温病初起，风热表证，肺热咳嗽，肺痈，咽喉肿痛，痈肿疮毒，毒蛇咬伤；湿热病证	煎服
大青叶	苦，寒；归心、胃经	清热解毒，凉血消斑	疮痈，丹毒，口疮，咽痛喉痹；温热病	煎服
板蓝根	苦，寒；归心、胃经	清热解毒，凉血利咽	温病发热，头痛，喉痛或身发斑疹；大头瘟疫，丹毒，痄腮	煎服
青黛	苦、咸，寒，归肝、肺经	清热解毒，凉血消斑，泻火定惊	痄腮，喉痹，疮痈，丹毒；热毒发斑，吐血衄血；肝热惊痫，咳嗽痰血	入丸散
贯众	苦，微寒；有小毒；归肝、脾经	清热解毒，止血，驱虫	风热表证，温热病，热毒斑疹，痄腮；风热出血	煎服
蒲公英	苦、甘，寒；趋向沉降；归肝、胃经	清热解毒，消肿散结，利尿通淋	热毒疮痈；热淋，湿热黄疸	煎服
野菊花	苦、辛，微寒；趋向沉降；归肝、肺经	清热解毒，泻火平肝	疮痈疔肿，咽喉肿痛；目赤肿痛，头痛眩晕	煎服
漏芦	苦，寒；归胃经	清热解毒，消痈，下乳，舒经通脉	热毒疮痈，乳痈；产后乳房胀痛，乳汁不下；湿痹拘挛	煎服
土茯苓	甘、淡，平；趋向沉降；归肝、胃经	解毒，除湿，通利关节	梅毒；热淋，带下，疮痈，瘰疬	煎服
鱼腥草	辛，微寒；趋向沉降；归肺、肝经	清热解毒，消痈排脓，利尿通淋	肺痈，肺热咳嗽；热毒疮痈；热淋	煎服或捣汁，或煎水熏洗
金荞麦	微辛、苦，凉；归肺经	清热解毒，排脓祛瘀	肺痈吐脓，疮痈疔疖；肺热咳嗽，咽喉肿痛	煎服
大血藤	苦，平；归大肠、肝经	清热解毒，活血，祛风止痛	热毒肠痈，疮痈肿毒；跌打损伤，痛经，风湿痹痛	煎服
败酱草	辛、苦，凉；归肝、胃、大肠经	清热解毒，消痈排脓，祛瘀止痛	肠痈，肺痈，皮肤疮痈；产后瘀阻腹痛	煎服
射干	苦，寒；归肺经	清热解毒，消痰，利咽	咽喉肿痛，痰壅咳喘	煎服
山豆根	苦，寒；有毒；归肺、胃经	清热解毒，消肿利咽	咽喉肿痛，牙龈肿痛	煎服
白头翁	苦，寒；归大肠经	清热解毒，凉血止痢	热毒血痢	煎服
马齿苋	酸，寒；趋向沉降；归肝、大肠经	清热解毒，凉血止血，止痢	热毒血痢；疮痈肿毒；崩漏便血；热淋，血淋	煎服

续表

药名	性味归经	功效	应用	用法
白花蛇舌草	苦、甘、寒；趋向沉降；归胃、大肠、小肠经	清热解毒消痈，利湿通淋	疮疡肿毒，咽喉肿痛，毒蛇咬伤；湿热淋证	煎服
熊胆粉	苦、寒；归肝、胆、心经	清热解毒，清肝明目，息风止痉	惊痫抽搐；肝热目赤；热毒疮痈，痔疮肿痛	内服，多入丸散

4. 清热凉血药　本类药物味多苦或咸，性寒，主归心、肝经，有清解营分、血分热邪之功，主治营分、血分实热证。如热入营分，症见舌绛，身热夜甚，心烦不寐，脉细数，甚则神昏谵语，斑疹隐隐；或热入血分，热盛迫血，症见舌色深绛，吐血，衄血，尿血，便血，斑疹紫暗，躁扰不安，甚或昏狂等。部分药物尚有养阴生津或活血散瘀的功效，见表 8-6。

表 8-6　清热凉血药

药名	性味归经	功效	应用	用法
生地黄	甘、寒；归心、肝、肾经	清热凉血，养阴生津	热入营血，温毒发斑，吐血衄血；阴虚内热，骨蒸劳热；津伤口渴，内热消渴，津伤便秘	煎服
玄参	甘、苦、咸、微寒；归心、肺、胃、肾经	清热凉血，滋阴降火，解毒散结	热入营血，温毒发斑；热病伤阴，津伤便秘，骨蒸劳嗽；目赤咽痛，瘰疬，白喉，痈肿疮毒	煎服
牡丹皮	苦、辛，微寒；归心、肝、肾经	清热凉血，活血化瘀	热入营血，温毒发斑，吐血衄血；温病伤阴，无汗骨蒸；经闭痛经、跌打伤痛，痈肿疮毒	煎服
赤芍	酸、苦，微寒；归肝、心、脾经	清热凉血，散瘀止痛	热入营血，温毒发斑，吐血衄血；经闭痛经，癥瘕腹痛，跌打损伤，痈肿疮疡	煎服
紫草	甘、咸，寒；归心、肝经	清热凉血，活血解毒，透疹消斑	血热毒盛，斑疹紫黑，麻疹不透；疮疡，湿疹，水火烫伤	煎服
水牛角	苦、寒；归心、肝经	清热凉血，解毒，定惊	温病高热，神昏谵语，惊风癫狂；发斑发疹，吐血衄血	镑片或粗粉煎服，宜先煎 3 小时以上

5. 清虚热药　本类药物性寒凉，主归肝、肾经，以清虚热、退骨蒸为主要功效，主要用于肝肾阴虚，虚火内扰所致的骨蒸潮热、午后发热、手足心热、虚烦不寐、盗汗遗精、舌红少苔、脉细数等证；亦可用于温热病后期，余邪未尽，阴液耗伤，而致夜热早凉、热退无汗、舌质红绛、脉细数等病证。其中多数药物亦可用于治疗实热证。本类药物常配伍清热凉血药及养阴药，以标本兼顾，见表 8-7。

表 8-7　清虚热药

药名	性味归经	功效	应用	用法
青蒿	苦、辛、寒，趋向升浮；归肝、胆经	清虚热，除骨蒸，解暑热，截疟	温邪伤阴，夜热早凉；阴虚发热，劳热骨蒸；暑邪发热；疟疾寒热	煎服，不宜久煎

续表

药名	性味归经	功效	应用	用法
地骨皮	甘、寒；归肺、肝、肾经	凉血除蒸，清肺降火	阴虚发热，骨蒸盗汗；咯血衄血；肺热咳嗽	煎服
银柴胡	甘、微寒；归肝、胃经	清虚热，除疳热	阴虚发热，骨蒸劳热；小儿疳热	煎服

（三）泻下药

凡以泻下通便为主要功效，用于治疗里实积滞证的药物，称为泻下药。根据其药性特点、功效及临床应用的不同，一般将泻下药分为攻下药、润下药及峻下逐水药三类。

1. 攻下药 本类药物多具苦寒沉降之性，主归胃、大肠经，具有较强的泻下通便作用，并兼有清热泻火之功。主要用于肠胃积滞，里热炽盛，大便秘结，燥屎坚结，腹满急痛等里实证。临床应用时常配行气药，以增强泻下及消除胀满的作用；若治冷积便秘，则配温里药，见表8-8。

表8-8 攻下药

药名	性味归经	功效	应用	用法
大黄	苦，寒；趋向沉降；归脾、胃、大肠、肝、心包经	泻下攻积，清热泻火，凉血解毒，逐瘀通经，除湿退黄	实热积滞便秘；头痛，目赤眼肿，齿龈肿痛，口舌生疮；血热吐衄；热毒疮肿；瘀血诸证；黄疸，淋证	煎服，用于泻下不宜久煎
芒硝	咸、苦，寒；趋向沉降；归胃、大肠经	泻下通便，润燥软坚，清火消肿	实热便秘；咽痛口疮，目赤肿痛，乳痈疮肿	汤剂煎得后，此药溶入汤剂中服用
番泻叶	甘、苦，寒；趋向沉降；归大肠经	泻热行滞，通便，利水	热结便秘，腹水肿胀	煎服，后下或开水泡服
芦荟	苦，寒；趋向沉降；归肝、胃、大肠经	泻下通便，清肝泻火，杀虫疗疳	热结便秘，惊痫抽搐，小儿疳积	口服，宜入丸散服，外用适量

2. 润下药 本类药物多为植物种子或种仁，富含油脂，味甘质润，多入脾、大肠经，具有润燥滑肠之功效，作用缓和。适用于年老、体弱、久病、产后所致津枯、阴虚、血虚之便秘等证。使用时若热盛津伤而便秘者，当配以清热、养阴药；兼气滞者，配伍行气药；因气虚便秘者，配补气药；因血虚引起便秘者，可配伍补血药，见表8-9。

表8-9 润下药

药名	性味归经	功效	应用	用法
火麻仁	甘、平；趋向沉降；归脾、胃、大肠经	润肠通便	血虚津亏，肠燥便秘	煎服，打碎入煎
郁李仁	辛、苦、甘、平；趋向沉降；归脾、大肠、小肠经	润肠通便，下气利水	肠燥便秘；水肿腹满，脚气浮肿	煎服，打碎入煎
松子仁	甘、温；趋向沉降；归肺、肝、大肠经	润肠通便，润肺止咳	肠燥便秘；肺燥干咳	煎服，或入丸、膏用

3. 峻下逐水药　本类药物大多苦寒有毒，药力峻猛，服药后能引起剧烈腹泻，部分药物兼能利尿，使体内潴留的水液从二便排出，消除肿胀。适用于全身水肿，胸腹积水及痰饮积聚、喘满壅实等正气未衰之症。需注意本类药物攻伐力强，副作用大，易伤正气，临床应用当"中病即止"，切不可过量、久服，使用时常配伍补虚药以保护正气。体虚者慎用，孕妇忌用，见表8-10。

表8-10　峻下逐水药

药名	性味归经	功效	应用	用法
甘遂	苦、寒；有毒；趋向沉降；归肺、肾、大肠经	泻下逐饮，消肿散结	水肿、鼓胀，胸胁停饮；风痰癫痫；疮痈肿毒	炮制后多入丸散用
京大戟	苦、寒；有毒；趋向沉降；归肺、脾、肾经	泻水逐饮，消肿散结	水肿，胸腹积水，痰饮积聚；痈疮肿毒，瘰疬痰核	煎服或入丸散服
芫花	苦、辛，温；有毒；趋向沉降；归肺、脾、肾经	泻水逐饮，外用杀虫疗疮	水肿，胸腹积水，痰饮积聚，咳嗽痰喘；疥癣秃疮，痈肿，冻疮	煎服，或醋芫花研末吞服
巴豆霜	辛，热；有大毒；趋向沉降；归胃、大肠经	峻下冷积，逐水退肿，豁痰利咽，外用蚀疮	寒积便秘，乳食停滞，腹水鼓胀，二便不通；喉风，喉痹；痈疽，疥癣，恶疮	口服，多入丸散用，外用适量

（四）祛风湿药

凡以祛除风湿，解除痹痛为主要功效，主要用于风湿痹证的药物，称为祛风湿药。根据其药性、功效及临床应用的不同，一般将其分为祛风寒湿药、祛风湿热药和祛风湿强筋骨药三类。主要用于风寒湿热邪气留于肌肉、经络、筋骨、关节间而引起的风湿痹痛、筋脉拘挛、麻木不仁、半身不遂、腰膝酸痛、下肢痿弱等。此类药多辛温性燥，易伤阴耗血，阴血亏虚者应慎用。

1. 祛风寒湿药　本类药物味多辛苦，性温，入肝、脾、肾经。辛能行散祛风，苦能燥湿，温通祛寒，故有较好的祛风、除湿、散寒、止痛、通经络等作用，尤以止痛为其特点，主要适用于治疗风寒湿痹，肢体关节疼痛，痛有定处，遇寒加重等，见表8-11。

表8-11　祛风寒湿药

药名	性味归经	功效	应用	用法
独活	辛、苦，微温；归肾、膀胱经	祛风除湿，通痹止痛	风寒湿痹，风寒夹湿表证	煎服
威灵仙	辛、咸，温；趋向升浮；归膀胱经	祛风湿，通经络	风湿痹证	煎服
川乌	辛、苦，热；有大毒；趋向升浮；归心、肝、肾、脾经	祛风除湿，温经止痛	风寒湿痹，拘急疼痛，心腹冷痛，寒疝疼痛	煎服，宜先煎、久煎
蕲蛇	甘、咸，温；有毒；趋向升浮；归肝经	祛风，通络，止痉	风湿顽痹，中风半身不遂；小儿惊风，破伤风；麻风，疥癣	煎服，或研末吞服
乌梢蛇	甘，平；趋向升浮；归肝经	祛风，通络，止痉	风湿顽痹，中风不遂；小儿惊风，破伤风；麻风，疥癣	煎服，或研末吞服

续表

药名	性味归经	功效	应用	用法
木瓜	酸，温；双重趋向；归肝、脾经	舒筋活络，和胃化湿	风湿痹证，脚气水肿，吐泻转筋	煎服
伸筋草	微苦、辛，温；趋向升浮，归肝、脾、肾经	祛风除湿，舒筋活络	风寒湿痹，跌打损伤	煎服
路路通	苦，平；双重趋向；归肝、肾经	祛风活络，利水，通经	风湿痹痛，中风半身不遂；跌打损伤；水肿，小便不利；经行不畅，闭经，乳少，乳汁不通	煎服

2. 祛风湿热药 本类药物性味多为辛、苦、寒，入肝、脾、肾经。辛行散，苦降泄，寒清热。具有良好的祛风除湿，通络止痛，清热消肿之功，主要用于风湿热痹，关节红肿热痛等症，见表 8-12。

表 8-12 祛风湿热药

药名	性味归经	功效	应用	用法
秦艽	辛、苦，平；双重趋向；归胃、肝、胆经	祛风湿，清湿热，止痹痛，退虚热	风湿痹证；中风半身不遂；骨蒸潮热，疳积发热；湿热黄疸	煎服
防己	苦，寒；双重趋向；归膀胱、肺经	祛风止痛，利水消肿	风湿痹证；水肿，小便不利，脚气	煎服
桑枝	微苦，平；归肝经	祛风湿，利关节	风湿痹证	煎服
雷公藤	苦、辛，寒；有大毒；归肝、肾经	祛风除湿，活血通络，消肿止痛，杀虫解毒	风湿顽痹；麻风，顽癣，疥疮，湿疹；疔疮肿毒	煎服，文火煎 1～2 小时

3. 祛风湿强筋骨药 本类药物主入肝肾经，除祛风湿外，兼有一定的补肝肾、强筋骨的作用，主要用于风湿日久，肝肾虚损，腰膝酸软，脚弱无力等。风湿日久，易损肝肾，肝肾虚损，风寒湿邪又易犯腰膝部位，故选用本类药物有扶正祛邪、标本兼顾的意义。亦可用于肾虚腰痛、骨痿、软弱无力者，见表 8-13。

表 8-13 祛风湿强筋骨药

药名	性味归经	功效	应用	用法
五加皮	辛、苦，温；双重趋向；归肝、肾经	祛风湿，补肝肾，强筋骨，利水	风湿痹证；筋骨痿软，小儿行迟，体虚乏力；水肿、脚气	煎服
桑寄生	苦、甘，平；归肝、肾经	祛风湿，补肝肾，强筋骨，安胎元	风湿痹证；崩漏经多，妊娠漏血，胎动不安	煎服
狗脊	苦、甘，温；双重趋向；归肝、肾经	祛风湿，补肝肾，强腰膝	风湿痹证；腰膝酸软，下肢无力，遗尿，白带过多	煎服

（五）化湿药

凡气味芳香，以化湿运脾为主要功效，主要用于湿阻中焦证的药物，称为化湿药，又称芳香化湿药。此类多为辛温香燥之品，易耗气伤阴，故气虚及阴虚血燥者宜慎用。又因其气味芳香，多含挥发油，故入汤剂不宜久煎，以免药效降低，见表 8-14。

表 8-14 化湿药

药名	性味归经	功效	应用	用法
广藿香	辛，微温；双重趋向；归脾、胃、肺经	芳香化湿，和中止呕，发表解暑	湿阻中焦证；呕吐；暑湿表证，湿温初起	煎服，鲜品加倍
佩兰	辛，平；归脾、胃、肺经	芳香化湿，醒脾开胃，发表解暑	湿阻中焦证；暑湿表证，湿温初起	煎服，鲜品加倍
苍术	辛、苦，温，归脾、胃、肝经	燥湿健脾，祛风散寒，明目	湿阻中焦证；风湿痹证；风寒夹湿之表证；夜盲，眼目昏涩	煎服
厚朴	苦、辛，温；趋向沉降；归脾、胃、肺、大肠经	燥湿消痰，下气除满	湿阻中焦证；胃肠气滞证；痰饮咳喘	煎服
砂仁	辛，温；归脾、胃、肾经	化湿开胃，温脾止泻，理气安胎	湿阻中焦证，脾胃气滞证；脾胃虚寒，呕吐泄泻；妊娠恶阻，胎动不安	煎服，后下
豆蔻	辛，温；双重趋向；归肺、脾、胃经	化湿行气，温中止呕，开胃消食	湿阻中焦证，脾胃气滞证；湿温初起；呕吐；食积不化	煎服，后下
草果	辛，温；趋向沉降；归脾、胃经	燥湿温中，截疟除痰	寒湿重阻证；疟疾	煎服

（六）利水渗湿药

凡以通利水道，渗泄水湿为主要功效，主要用于治疗水湿内停病证的药物，称为利水渗湿药。根据其功效及临床应用的不同，又可分为利水消肿药、利尿通淋药及利湿退黄药三类。此类药物大多能使小便通畅、尿量增多、促进体内水湿之邪排泄，主要用于水湿内停的水肿、小便不利、淋证、黄疸、痰饮、泄泻、带下、湿疮、湿温、温病等病证。此类药物易耗伤津液，阴亏津少者应慎用或忌用；部分药物通利作用较强，孕妇慎用或忌用。

1. 利水消肿药　本类药物味多甘、淡或苦，性平或微寒，主归肾、膀胱经，有利水消肿之功，主治水湿内停之水肿、小便不利及痰饮、泄泻等证，见表 8-15。

表 8-15 利水消肿药

药名	性味归经	功效	应用	用法
茯苓	甘、淡，平；趋向沉降；归心、肺、脾、肾经	利水渗湿，健脾，宁心	水肿，小便不利；痰饮；脾虚泄泻；心悸失眠	煎服
薏苡仁	甘、淡，凉；趋向沉降；归脾、胃、肺经	利水渗湿，健脾止泻，除痹，排脓	水肿，小便不利；脾虚泄泻；痹证；肺痈，肠痈	煎服
猪苓	甘、淡，平；趋向沉降；归肾、膀胱经	利水渗湿	水肿，小便不利，泄泻，淋证，带下	煎服
泽泻	甘、淡，寒；趋向沉降；归肾、膀胱经	利水渗湿，泄热	水肿，小便不利，痰饮，泄泻；淋证，带下；遗精	煎服
冬瓜皮	甘，凉；趋向沉降；归脾、小肠经	利尿消肿，清热解暑	水肿，小便不利；暑热烦渴	煎服
玉米须	甘，平；趋向沉降；归膀胱、肝、胆经	利尿消肿，利湿退黄	水肿，小便不利，淋证；黄疸	煎服，鲜品加倍

2. 利尿通淋药 本类药物味多甘淡或苦，性偏寒凉，主归膀胱、小肠经，善入下焦，尤能清利下焦湿热，利尿通淋，主治湿热蕴结下焦所致热淋、血淋、石淋、膏淋、小便短赤等病证。因通利之性较强，易伤津液，故阴亏津少、肾虚遗精遗尿者及孕妇应慎用，见表8-16。

表 8-16　利尿通淋药

药名	性味归经	功效	应用	用法
车前子	甘，寒；趋向沉降；归肝、肾、肺、小肠经	清热利尿通淋，渗湿止泻，明目，祛痰	淋证，水肿；泄泻；目赤肿痛，目暗昏花；痰热咳嗽	包煎
滑石	甘、淡，寒；趋向沉降，归膀胱、肺、胃经	利尿通淋，清热解暑；外用祛湿敛疮	热淋，石淋，尿热涩痛；暑温，湿温，湿热水泄；湿疮，湿疹，痱子	煎服，宜先煎、包煎
木通	苦，寒；趋向沉降；归心、小肠、膀胱经	利尿通淋，清心除烦，通经下乳	淋证，水肿；口舌生疮，心烦尿赤；经闭，乳少；湿热痹证	煎服
通草	甘、淡，微寒；趋向沉降；归肺、胃经	清热利尿，通气下乳	湿热淋证，水肿尿少；乳汁不下	煎服
地肤子	辛、苦，寒；双重趋向；归肾、膀胱经	清热利湿，祛风止痒	小便涩痛，阴痒带下；风疹，湿疹，皮肤瘙痒	煎服，或煎汤熏洗

3. 利湿退黄药 本类药物性味多苦寒，主入肝、胆经。以清热利湿、利胆退黄为主要功效，主要用于湿热黄疸，症见目黄、身黄、小便黄等；寒湿偏盛之阴黄亦可配伍应用。部分药物还可用于湿疮、湿疹、淋证、疮肿等病证，见表8-17。

表 8-17　利湿退黄药

药名	性味归经	功效	应用	用法
茵陈	苦、辛，微寒；趋向沉降；归脾、胃、肝、胆经	清利湿热，利胆退黄	黄疸尿少；湿温暑湿；湿疮瘙痒	煎服，或煎汤熏洗
金钱草	甘、咸，微寒；趋向沉降；归肝、胆、肾、膀胱经	利湿退黄，利尿通淋，解毒消肿	湿热黄疸，胆胀胁痛；石淋，热淋，小便涩痛；痈肿疔疮，蛇虫咬伤	煎服
虎杖	苦，寒；趋向沉降；归肝、胆、肺经	利胆退黄，清热解毒，散瘀止痛，止咳化痰	湿热黄疸，淋浊，带下；水火烫伤，疮痈肿毒，毒蛇咬伤；经闭，癥瘕，跌打伤痛，风湿痹证；肺热咳嗽	煎服，或制成煎液或油膏涂敷

（七）温里药

凡以温里祛寒为主要功效，主要治疗里寒证的药物，称为温里药。此类药物性味均辛温，作用趋向以升浮为主，大多归脾、胃经，部分兼入肾、肝、心、肺经。此类药物能温中散寒止痛，用于治疗脾胃受寒证和脾胃虚寒证，症见脘腹冷痛、呕吐泄泻、舌淡苔白等。温里药多辛热燥烈，易助火伤阴，实热证、阴虚火旺、津血亏虚者忌用；孕妇慎用。部分药物有毒，应注意炮制、剂量和用法，见表8-18。

表 8-18　温里药

药名	性味归经	功效	应用	用法
附子	辛、甘，大热；有毒；趋向升浮；归心、肾、脾经	回阳救逆，补火助阳，散寒止痛	亡阳证；阳虚内寒证；寒湿痹证	煎服，先煎、久煎
干姜	辛，热；归脾、胃、肾、心、肺经	温中散寒，回阳通脉，温肺化饮	脾胃寒证；亡阳证；寒饮喘咳	煎服
肉桂	辛、甘，大热；归肾、脾、心、肝经	补火助阳，引火归元，散寒止痛，温通经脉	肾阳虚证；寒凝诸痛；寒凝血瘀证	煎服
吴茱萸	辛、苦，热；有小毒；趋向沉降；归肝、脾、胃、肾经	散寒止痛，降逆止吐，助阳止泻	寒滞肝经诸痛证；呕吐吞酸；虚寒泄泻	煎服
小茴香	辛，温；归肝、肾、脾、胃经	散寒止痛，理气和胃	寒疝，睾丸偏坠，少腹冷痛，痛经；中焦寒凝气滞证	煎服
丁香	辛，温；趋向沉降；归脾、胃、肺、肾经	温中降逆，补肾助养	脾胃虚寒呕吐，呃逆；肾虚阳痿	煎服，或研末外敷
高良姜	辛，热；归脾、胃经	温胃止呕，散寒止痛	胃寒腹痛；畏寒呕吐	煎服
花椒	辛，温；归脾、胃、肾经	温中止痛，杀虫止痒	脾胃寒证；阴痒，湿疹瘙痒，蛔虫腹痛	煎服，或适量煎汤熏洗

（八）理气药

凡以梳理气机为主要功效，主要用于治疗气滞证或气逆证的药物，称为理气药，其中行气作用强者，又称为破气药。此类药多辛香苦温，辛香行散、味苦降泄、性温通行，主归肝、脾、胃、肺经。善调畅气机，具有行气之功，主要用于治疗以情志抑郁、胀痛或攻窜痛、脉弦等症状为主的气滞证，如肝郁气滞、脾胃气滞、肺气壅滞、胃气上逆等。本类药物药性多属辛温香燥之品，有耗气伤阴之弊，故气阴不足者忌用，破气药作用峻猛而更易耗气，故孕妇慎用，见表 8-19。

表 8-19　理气药

药名	性味归经	功效	应用	用法
陈皮	苦、辛，温；归脾、肺经	理气健脾，燥湿化痰	脘腹胀痛，食少吐泻；呕吐，呃逆；湿痰胸闷咳喘	煎服
青皮	苦、辛，温；归肝、胆、胃经	疏肝破气，消积化滞	肝气郁滞证；食积气滞证；气滞血瘀证	煎服
枳实	苦、辛、酸，微寒；归脾、胃经	破气消积，化痰散痞	胃肠积滞，湿热泻痢；痰阻气滞，胸痹，结胸	煎服
木香	辛、苦，温；归脾、胃、大肠、三焦、胆经	行气止痛，健脾消食	脾胃气滞证；大肠气滞，泻痢后重；胁肋疼痛、黄疸	煎服
沉香	辛、苦，微温；趋向沉降；归脾、胃、肾经	行气止痛，温中止呕，纳气平喘	寒凝气滞诸痛证；胃寒呕吐；虚喘证	煎服，后下

续表

药名	性味归经	功效	应用	用法
檀香	辛，温；归脾、胃、心、肺经	行气温中，开胃止痛	寒凝气滞诸痛证	煎服
川楝子	苦，寒；有小毒；归肝、小肠、膀胱经	疏肝泄热，行气止痛，杀虫	肝郁化火诸痛证；虫积腹痛	煎服
荔枝核	甘，微苦，温；归肝、肾经	行气散结，祛寒止痛	疝气腹痛，睾丸肿痛；气滞疼痛	煎服
香附	辛、微苦、微甘，平；归肝、脾、三焦经	疏肝解郁，理气宽中，调经止痛	肝郁气滞证；月经不调，痛经，乳房胀痛	煎服
佛手	辛、苦、酸、温；归肝、脾、胃、肺经	疏肝理气，和胃止痛，燥湿化痰	肝郁气滞证；脾胃气滞证；咳嗽痰多	煎服
薤白	辛、苦、温；归心、肺、胃、大肠经	通阳散结，行气导滞	胸痹证；脘腹痞满，泻痢后重	煎服
刀豆	甘，温；趋向沉降；归胃、肾经	降气止呃，温阳助阳	呃逆，呕吐；肾虚腰痛	煎服

（九）消食药

凡以消化食积为主要功效，主要用于治疗饮食积滞证的药物，称为消食药。此类药物多味甘性平，作用趋向偏于沉降，主归脾、胃经。具有消积导滞，运脾开胃的作用。消食药多属渐消缓散之品，适用于病情较缓，积滞不甚者，见表8-20。

表8-20　消食药

药名	性味归经	功效	应用	用法
山楂	酸、甘、微温；归脾、胃、肝经	消食健胃，行气散瘀，化浊降脂	食积证；泄泻痢疾；瘀血证；高脂血证	煎服
神曲	甘、辛，温；归脾、胃经	消食和胃	食积证	煎服
麦芽	甘，平；归脾、胃、肝经	行气消食，健脾开胃，回乳消胀	食积证；乳汁郁积，乳房胀痛	煎服
莱菔子	辛、甘，平；趋向沉降；归脾、胃、肺经	消食除胀，降气化痰	食积证，痰壅喘咳	煎服
鸡内金	甘，平；归脾、胃、小肠、膀胱经	消食健胃，固精止遗，通淋化石	食积证；遗精遗尿；砂石淋证	煎服

（十）驱虫药

凡以驱除或杀灭人体寄生虫为主要功效，主要用于治疗虫证的药物，称为驱虫药。此类药物多具毒性，主要入脾、胃、大肠经。功能为麻痹或杀灭人体内的寄生虫，特别是肠道寄生虫，如蛔虫、蛲虫、绦虫、钩虫、姜片虫等。驱虫药一般应空腹时服用，是药物充分作用于虫体而保证疗效。驱虫药对人体正气多有损伤，且多有毒，故要注意用量、用法，以免中毒或损伤正气；素体虚弱、年老体衰、孕妇更当慎用，见表8-21。

表 8-21　驱虫药

药名	性味归经	功效	应用	用法
使君子	甘，温；归脾、胃经	杀虫消积	蛔虫病，蛲虫病；小儿疳积	捣碎煎服，或入丸散剂或单用，
苦楝皮	苦，寒；有毒；归肝、脾、胃经	杀虫，疗癣	蛔虫病，蛲虫病，钩虫病；疥癣，湿疮	煎服，或适量研末后与猪脂调敷患处
槟榔	苦、辛，温；趋向沉降；归胃、大肠经	杀虫，消积，行气，利水，截疟	肠道寄生虫病；食积气滞，泻痢后重；水肿，脚气肿痛；疟疾	煎服
鹤草芽	苦、涩，凉；归肝、小肠、大肠经	杀虫	绦虫病	研末吞服

（十一）止血药

凡以制止体内外出血为主要功效，主要用以治疗各种出血的药物，称为止血药。根据其药性、功效及临床应用的不同，一般将其分为凉血止血药、化瘀止血药、收敛止血药和温经止血药四类。止血药均入血分，药性有寒、温之别，作用趋向以沉降为主，主归心、肝、脾经。主要用于血液不循常道，或上溢于口鼻诸窍，或下泄于前后二阴，或渗于肌肤所导致的咯血、咳血、衄血、吐血、便血、尿血、崩漏、紫癜，以及外伤出血等体内外各种出血。

1. 凉血止血药　本类药物性属寒凉，味多甘、苦，入血分，既能止血，又能清泻血分之热。适用于热伤血络，迫血妄行所致的各种出血。部分药物尚有清热解毒之功，又可治热毒疮疡、水火烫伤。本类药物易凉遏留瘀，不宜过量使用，可配少量活血散瘀药，使血止而不留瘀，见表 8-22。

表 8-22　凉血止血药

药名	性味归经	功效	应用	用法
小蓟	甘、苦，凉；趋向沉降；归心、肝经	凉血止血，散瘀解毒消痈	血热出血，痈毒疮毒	煎服，或外用鲜品适量捣敷患处
大蓟	甘、苦，凉；归心、肝经	凉血止血，散瘀解毒消痈	血热出血；痈肿疮毒	煎服，鲜品加倍
地榆	苦、酸、涩，微寒；趋向沉降；归肝、大肠经	凉血止血，解毒敛疮	血热出血；水或烫伤，湿疹，痈肿疮毒	煎服，或外用适量（研末敷患处）
槐花	苦，微寒；趋向沉降；归肝、大肠经	凉血止血，清肝泻火	血热出血；肝热目赤，头痛眩晕	煎服
侧柏叶	苦、涩，寒；趋向沉降；归肺、肝、脾经	凉血止血，化痰止咳，生发乌发	血热出血；肺热咳嗽；血热脱发、须发早白	煎服
白茅根	甘，寒；趋向沉降；归肺、胃、膀胱经	凉血止血，清热利尿	血热出血；水肿、热淋、黄疸；热病烦渴、胃热呕逆、肺热咳嗽	煎服，鲜品加倍

2. 化瘀止血药　本类药物既能止血，又能行散血中之瘀滞，具有止血而不留瘀的特点，适用于瘀血内阻，血不循经之出血，或出血兼有瘀滞者。部分药物尚能消肿、止痛，还可用治跌

打损伤、经闭、瘀滞心腹疼痛等多种瘀血证。因本类药物具有行散之性，对于出血而无瘀者及孕妇宜慎用，见表 8–23。

表 8–23 化瘀止血药

药名	性味归经	功效	应用	用法
三七	甘、微苦，温；归肝、胃经	散瘀止血，消肿定痛	出血；瘀血证	研末吞服，或煎服，或外用适量
茜草	苦，寒；归肝经	凉血，祛瘀，止血，通经	出血；血瘀经闭、跌打损伤，风湿痹痛	煎服
蒲黄	甘，平；归肝、心包经	止血，化瘀，通淋	出血；瘀血痛证；血淋尿血	煎服，包煎；外用适量（研末外掺或调敷）
降香	辛，温；归肝、脾经	化瘀止血，理气止痛	出血；胸胁疼痛、跌损瘀痛	煎服，后下

3. 收敛止血药 本类药物大多味涩，或为炭类，或质黏，药性平和，有收敛固涩、宁络止血之功，主要用以治疗各种出血而无邪实者。因其性收涩，有留瘀恋邪之弊，故常须配伍化瘀止血药或活血化瘀药同用。对于出血有瘀或出血初期邪实者应慎用，见表 8–24。

表 8–24 收敛止血药

药名	性味归经	功效	应用	用法
白及	苦、甘、涩，微寒；趋向沉降，归肺、肝、胃经	收敛止血，消肿生肌	出血；疮疡肿毒，皮肤皲裂，水火烫伤	煎服或研末吞服
仙鹤草	苦、涩，平；趋向沉降；归心、肝经	收敛止血，截疟，止痢，解毒，补虚	出血；疟疾；腹泻、痢疾；痈肿疮毒，阴痒带下；脱力劳伤	煎服
血余炭	苦，平；趋向沉降；归肝、胃经	收敛止血，化瘀，利尿	出血；小便不利	煎服
藕节	甘、涩，平；趋向沉降；归肝、肺、胃经	收敛止血，化瘀	出血	煎服，或鲜用捣汁取加倍汁冲服，或入散剂

4. 温经止血药 本类药物性属温热，能温脏腑，益脾阳，固冲脉而统摄血液，具有温经止血之效。适用于脾不统血，冲脉失固之虚寒性出血。通过温里，也可用于腹痛、泄泻、月经不调、宫冷不孕等证，而具止痛、止泻、调经、暖宫之效。血热妄行之出血证应慎用本类药物。见表 8–25。

表 8–25 温经止血药

药名	性味归经	功效	应用	用法
艾叶	辛、苦，温；有小毒；趋向沉降；归肝、脾、肾经	温经止痛，散寒调经；外用祛湿止痒	出血；少腹冷痛，经寒不调，宫冷不孕；皮肤瘙痒	煎服，或外用适量（可灸治或熏洗）
炮姜	苦、涩，温；趋向沉降；归脾、胃、肾经	温经止血，温中止痛	出血；腹痛、腹泻	煎服

（十二）活血化瘀药

凡以疏通血脉，促进血行，消散瘀血为主要功效，主要用于治疗瘀血证的药物，称为活血化瘀药。部分药物活血力强，又被称为破血药。根据其功效和临床应用的不同，一般可分为活血止痛药、活血调经药、活血疗伤药、破血消癥药。此类药物味多辛、苦，性多偏温，部分药物性偏寒凉，主归肝、心经，主要用于瘀血证，主治范围遍及内、妇、外、伤等临床各科。活血化瘀药易耗血动血，出血证而无瘀血阻滞者及妇女月经过多均当慎用。孕妇当慎用或禁用。破血逐瘀之品易伤正气，中病即止，不可过服。

1. 活血止痛药　本类药多味辛，活血兼行气，止痛作用较好。主治气滞血瘀所致各类痛证，如头痛、胸胁痛、心腹痛、痛经、产后腹痛、痹痛及跌打损伤瘀肿疼痛等。亦可用于其他瘀血证，见表 8-26。

表 8-26　活血止痛药

药名	性味归经	功效	应用	用法
川芎	辛，温；双重趋向；归肝、胆、心包经	活血行气，祛风止痛	血瘀气滞诸证；头痛；风湿痹痛	煎服
延胡索	辛、苦，温，归肝、脾经	活血，行气，止痛	血瘀气滞诸痛证	煎服，或研末吞服
郁金	辛、苦，寒；归肝、肺、心经	活血止痛，行气解郁，清心凉血，利胆退黄	血瘀气滞痛证；热病神昏、癫狂、癫痫；血热出血证；肝胆湿热证	煎服
姜黄	辛、苦，温；趋向升浮；归肝、脾经	破血行气，通经止痛	血瘀气滞诸痛证；风湿痹痛	煎服
乳香	辛、苦，温；趋向升浮；归心、肝、脾经	活血定痛，消肿生肌	血瘀气滞诸痛证；疮疡痈肿，瘰疬痰核	煎服或入丸、散用
没药	辛、苦，平，归心、肝、脾经	散瘀定通，消肿生肌	血瘀之心腹诸痛，跌打损伤，风湿痹痛	煎服，炮制去油，多入丸、散用
五灵脂	苦、甘，温，归肝、脾经	化瘀止血，活血止痛	血瘀证；出血证	煎服，包煎；或入丸、散服

2. 活血调经药　本类药物具有活血祛瘀之功，善通调月经。主治妇女月经不调，痛经，经闭以产后瘀滞腹痛；亦可用于其他瘀血所致疼痛、癥瘕积聚、跌打损伤、疮痈肿毒等，见表 8-27。

表 8-27　活血调经药

药名	性味归经	功效	应用	用法
丹参	苦，微寒；归心、肝经	活血祛瘀，通经止痛，清心除烦，凉血消痈	瘀血证；烦躁不安，心悸失眠；疮疡痈肿	煎服
红花	辛，温；归心、肝经	活血通经，散瘀止痛	血瘀痛经，经闭，产后瘀滞腹痛；跌打损伤，心腹瘀阻疼痛，症瘕积聚；斑疹紫暗	煎服
桃仁	苦、甘，平，趋向沉降；归心、肝、大肠经	活血祛瘀，润肠通便，止咳平喘	血瘀证；肠燥便秘；咳嗽气喘	煎服

续表

药名	性味归经	功效	应用	用法
益母草	苦、辛、微寒；趋向沉降；归心包、肝、膀胱经	活血调经，利水消肿，清热解毒	血瘀证；水肿，小便不利；疮痈肿毒，皮肤痒疹	煎服
泽兰	辛、苦，微温；趋向沉降；归肝、脾经	活血调经，祛瘀消痈，利水消肿	血瘀证；跌打损伤，疮痈肿毒；水肿，小便不利	煎服
牛膝	苦、甘、酸，平；趋向沉降；归肝、肾经	逐瘀通经，补肝肾、强筋骨，利水通淋，引血（火）下行	血瘀证；腰膝酸痛，下肢痿软；淋证，水肿，小便不利；上部火热证	煎服
鸡血藤	苦、甘，温；归肝、肾经	活血补血，调经止痛，舒筋活络	月经不调，痛经，经闭；风湿痹痛，肢体麻木，半身不遂	煎服
王不留行	苦，平；趋向沉降；归肝、胃经	活血通经，下乳消痈，利尿通淋	通经，经闭；产后乳汁不下，乳痈；淋证	煎服

3. 活血疗伤药 本类药物善于活血化瘀，消肿止痛，续筋接骨，止血生肌敛疮。主要用于跌打损伤瘀肿疼痛，骨折筋伤，金疮出血等伤科疾患。也可用于其他瘀血病证。因肝主筋、肾主骨，本类药物常与补肝肾强筋骨之品同用，以促进骨折筋损的愈合复原，见表8-28。

表8-28 活血疗伤药

药名	性味归经	功效	应用	用法
马钱子	苦，温；有大毒；归肝、脾经	通络止痛，散结消肿	风湿顽痹，麻木瘫痪；跌打损伤，骨折肿痛；痈疽疮毒，咽喉肿痛	炮制后入丸、散用
苏木	甘、咸，平；归心、肝、脾经	活血祛瘀，消肿止痛	血瘀证；痈肿疮毒	煎服
骨碎补	苦，温；归肝、肾经	疗伤止痛，补肾强骨，消风祛斑	跌打损伤，骨折筋伤；肾虚腰痛，足膝痿弱，耳鸣耳聋，牙痛久泻；斑秃，白癜风	煎服
血竭	甘、咸，平；归心、肝经	活血定痛，化瘀止血，生肌敛疮	跌打损伤，瘀滞心腹刺痛；外伤出血，疮疡不敛	研末，或入丸剂

4. 破血消癥药 本类药物药性峻猛，善于破血逐瘀、消癥散积。主要用于治疗瘀血时间长，程度重的癥瘕积聚。亦可用于血瘀经闭、瘀肿疼痛、偏瘫等症，见表8-29。

表8-29 破血消癥药

药名	性味归经	功效	应用	用法
莪术	辛、苦，温；归肝、脾经	行气破血，消积止痛	癥瘕痞块，瘀血经闭，胸痹心痛；食积胀痛	煎服
三棱	辛、苦，平；归肝、脾经	破血行气，消积止痛	癥瘕痞块，痛经，瘀血经闭，胸痹心痛；食积胀痛	煎服
水蛭	咸、苦，平；有小毒；归肝经	破血通经，逐瘀消癥	癥瘕积聚，血瘀经闭；跌打损伤	煎服，或研末服
穿山甲	咸，微寒；归肝、胃经	活血消癥，通经下乳，消肿排脓，搜风通络	癥瘕积聚，经闭；产后乳汁不下；痈肿疮毒，瘰疬；风湿痹痛，中风偏瘫	煎服，先煎

（十三）化痰药

凡以祛痰或消痰为主要功效，主要用于治疗痰证的药物，称为化痰药。根据其药性、功效及临床应用的不同，一般将其分为温化寒痰药和清热化痰药两类。化痰药味多苦、辛，性分温、凉，作用趋向以沉降为主，主归肺、脾经。用药时热痰、燥痰证及阴伤或出血者应慎用或忌用性温燥之品；寒痰、湿痰证者慎用或忌用性凉润之品。

1.温化寒痰药 本类药物味多辛苦，性多温燥，主归肺、脾、肝经，有温肺祛寒、燥湿化痰之功，部分药物外用有消肿止痛的作用。主治寒痰、湿痰证，见表8-30。

表8-30 温化寒痰药

药名	性味归经	功效	应用	用法
半夏	辛，温；有毒，趋向沉降；归脾、胃、肺经	燥湿化痰，降逆止呕，消痞散结；外用消肿止痛	湿痰、寒痰证；呕吐；胸痹，结胸，心下痞，梅核气；瘰疬肿毒，瘰疬痰核，毒蛇咬伤	煎服，或外用适量（磨汁涂或研末以酒调敷患处）
天南星	苦，辛，温；有毒；归肺、肝、脾经	燥湿化痰，祛风止痉，散结消肿	顽痰咳嗽，湿痰寒痰；风痰眩晕，中风，癫痫，破伤风；痈疽肿痛，痰核瘰疬，蛇虫咬伤	煎服，或外用适量（研末以醋或酒调敷患处）
皂荚	辛，咸，温；有小毒；归肺、大肠经	祛痰开窍，散结消肿	顽痰阻肺咳喘证；痰涎壅盛，关窍闭阻之证；痈疽肿毒	入丸散
旋覆花	苦，辛，咸，微温；趋向沉降；归肺、脾、胃、大肠经	降气，消痰，行水，止呕	痰饮壅肺或痰饮蓄结证；嗳气，呕吐	煎服，包煎

2.清热化痰药 本类药物味多苦，性多寒凉，有清热化痰之功。部分药物味甘质润，有润燥化痰的作用；部分药物味咸，有软坚散结的作用，主治热痰、燥痰证，不宜用于寒痰、湿痰之证。见表8-31。

表8-31 清热化痰药

药名	性味归经	功效	应用	用法
川贝母	苦、甘，微寒；归肺、心经	清热润肺，化痰止咳，散结消痈	肺热燥咳，阴虚劳嗽；瘰疬，乳痈，肺痈，疮痈	煎服，或研粉冲服
浙贝母	苦，寒；归肺、心经	清热化痰止咳，解毒散结消痈	风热咳嗽，痰热咳嗽；瘰疬，瘿瘤，肺痈，乳痈，疮痈	煎服
瓜蒌	甘、微苦，寒；归肺、胃、大肠经	清热涤痰，宽胸散结，润燥滑肠	肺热咳嗽；胸痹，结胸；乳痈、肺痈、肠痈；肠燥便秘	煎服
竹茹	甘，微寒；趋向沉降；归肺、胃、心、胆经	清热化痰，除烦，止咳	肺热咳嗽；痰火内扰烦躁；胃热呕吐，妊娠恶阻	煎服
竹沥	甘，寒；趋向沉降；归心、肺、肝经	清热化痰，定惊利窍	肺热痰壅咳喘；中风痰迷，痰热惊痫，小儿惊风	冲服
前胡	苦、辛，微寒；双重趋向；归肺经	降气化痰，散风清热	痰热阻肺证；风热咳嗽	煎服
桔梗	苦、辛，平，趋向升浮；归肺经	宣肺，利咽，祛痰，排脓	咳嗽痰多，胸闷不畅；咽喉肿痛，音哑失音；肺痈吐脓	煎服

续表

药名	性味归经	功效	应用	用法
胖大海	甘，寒；归肺、大肠经	清热润肺，利咽开音，润肠通便	咽喉肿痛，音哑失音；肠燥便秘	沸水泡服或煎服
海藻	苦、咸，寒；趋向沉降；归肝、胃、肾经	消痰软坚散结，利水消肿	瘿瘤，瘰疬，睾丸肿痛；痰饮，水肿	煎服
昆布	咸，寒，趋向沉降；归肝、胃、肾经	消痰软坚散结，利水消肿	同上	煎服
黄药子	苦，寒；有小毒；归肺、肝、心经	化痰散结消瘿，清热凉血解毒	瘿瘤，瘰疬；疮疡肿毒，咽喉肿痛，毒蛇咬伤；血热出血	煎服，或外用适量（研末调敷患处）
海蛤壳	苦、咸，寒；归肺、肾、胃经	清热化痰，软坚散结，制酸止痛；外用收湿敛疮	肺热咳喘；瘿瘤，瘰疬	煎服，先煎，蛤粉包煎；外用适量（研极细粉撒布或油调后敷患处）

（十四）止咳平喘药

凡以制止咳嗽，平定喘息为主要功效，主要用于治疗咳嗽气喘的药物，称为止咳平喘药。此类药物味多辛、苦或甘，药性或温或寒，趋向沉降，主入肺经，少数有毒性。因其性味、质地、润燥之不同，又分别具有宣肺、清肺、润肺、泻肺、敛肺、降肺气及化痰的功效，见表8-32。

表 8-32　止咳平喘药

药名	性味归经	功效	应用	用法
苦杏仁	苦，微温；有小毒；趋向沉降；归肺、大肠经	降气止咳平喘，润肠通便	咳嗽气喘，胸满痰多；肠燥便秘	煎服，宜打碎煎；生品入煎剂宜后下
紫苏子	辛，温；趋向沉降；归肺经	降气化痰，止咳平喘，润肠通便	痰壅气逆，咳嗽气喘；肠燥便秘	煎服，或入丸散
百部	甘、苦，微温；趋向沉降；归肺经	润肺下气止咳，杀虫灭虱	新久咳嗽，肺痨咳嗽，顿咳；头虱，体虱，蛲虫病，阴痒	煎服，或外用适量（水煎或酒浸）
紫菀	辛、苦，温；趋向沉降；归肺经	润肺下气，消痰止咳	痰多咳喘，新久咳嗽，劳嗽咯血	煎服
款冬花	辛、微苦，温；趋向沉降；归肺经	润肺下气，止咳化痰	新久咳嗽，咳喘痰多，劳嗽咯血	煎服
枇杷叶	苦，微寒；趋向沉降；归肺、胃经	清肺止咳，降逆止呕	肺热咳嗽，气逆喘急；胃热呕逆，烦热口渴	煎服，鲜品加倍
桑白皮	甘，寒；趋向沉降；归肺经	泻肺平喘，利水消肿	肺热咳喘；水肿胀满尿少，面目肌肤浮肿	煎服
葶苈子	辛、苦，大寒；趋向沉降；归肺、膀胱经	泻肺平喘，行水消肿	痰涎壅肺，喘咳痰多，胸胁胀满，不得平卧；胸腹水肿，小便不利	煎服，宜包煎
白果	甘、苦、涩，平；有毒；趋向沉降；归肺、肾经	敛肺定喘，止带缩尿	痰多咳喘；带下白浊，遗尿，尿频	煎服，用时捣碎

（十五）安神药

凡以安定神志为主要功效，主要用于治疗心神不宁病证的药物，称为安神药。根据其药性及功效主治差异，可分为重镇安神药和养心安神药。此类药物多以矿石、贝壳或植物的种子入药，有质重沉降安定之性，主入心、肝经，除重镇安神、养心安神的功效外，部分药物还兼具平肝潜阳、纳气平喘、清热解毒、活血、敛汗、润肠通便、祛痰等作用。安神药多属对症治标之品，特别是矿石类药物，只宜暂用，不可久服，应中病即止；有毒药物，不宜过量，以防中毒。

1. 重镇安神药　本类药物多为矿石、化石、介类药物，主入心、肝经，具有质重沉降之性，重则能镇，重可去怯，故有重镇安神、平惊定志、平肝潜阳等作用，见表 8-33。

表 8-33　重镇安神药

药名	性味归经	功效	应用	用法
朱砂	甘，微寒；有毒；趋向沉降；归心经	清心镇惊，安神，明目，解读	心悸易惊，失眠多梦；惊风，狂乱，癫痫；口疮、鼻痈、疮疡肿毒；视物昏花	内服，多入丸散，不宜入煎剂
磁石	咸，寒，趋向沉降；归肝、心、肾经	镇惊安神，平肝潜阳，聪耳明目，纳气平喘	心神不宁，惊悸失眠，癫痫；肝阳上亢，头晕目眩；耳鸣耳聋，视物昏花；肾虚喘促	煎服，先煎
龙骨	甘，涩，平；趋向沉降；归心、肝、肾经	镇惊安神，平肝潜阳，收敛固涩，收湿敛疮	心神不宁，心悸失眠，惊痫狂癫；肝阳上亢，头晕目眩；滑脱诸证；湿疮湿疹，疮疡溃后不敛	煎服，或外用适量（煅后研末干掺）
琥珀	甘，平；趋向沉降；归肝、心、膀胱经	镇惊安神，活血散瘀，利尿通淋	惊悸失眠，惊风癫痫；血滞经闭，癥瘕；淋证，癃闭	内服，研末，或入丸散，不宜入煎剂

2. 养心安神药　本类药物多为植物类种子、种仁，多有甘润滋养之性，以滋养心肝、益阴补血为主要功效。主要适用于阴血不足、心脾两虚、心肾不交等导致的虚证。部分药物兼有止咳平喘、敛汗等作用，可用于治疗咳喘、自汗、盗汗等，见表 8-34。

表 8-34　养心安神药

药名	性味归经	功效	应用	用法
酸枣仁	甘、酸，平；趋向沉降；归肝、胆、心经	养心益肝，宁心安神、敛汗，生津	虚烦不眠，惊悸多梦；体虚多汗；津伤口渴	煎服
柏子仁	甘，平；趋向沉降；归心、肾、大肠经	养心安神，润肠通便，止汗	心悸失眠；肠燥便秘	煎服
远志	苦、辛，温；趋向沉降；归心、肾、肺经	安神益智，交通心肾，祛痰，消肿	失眠多梦，心悸怔忡，健忘；咳嗽咯痰不爽；痈疽疮毒，乳房肿痛	煎服，或外用适量
合欢皮	甘，平；归心、肝、肺经	解郁安神，活血消肿	心神不安，忧郁失眠；跌打骨折，血瘀肿痛；肺痈，疮痈肿毒	煎服，或外用适量（研末调敷）
首乌藤	甘，平；归心、肝经	养血安神，祛风通络	心神不宁，失眠多梦；血虚身痛，风湿痹痛；皮肤痒疹	煎服，或外用适量（煎汤外洗）
灵芝	甘，归心、肺、肝、神经	补气安神，止咳平喘	心神不宁，失眠心悸；肺虚咳喘；虚劳短气，不思饮食	煎服

（十六）平肝息风药

凡以平肝潜阳、息风止痉为主要功效，主要治疗肝阳上亢或肝风内动病证的药物，称平肝息风药。根据其药性、功效及临床应用的不同，一般将其分为平抑肝阳药和息风止痉药两类。此类药物皆入肝经，药性多属寒凉，少数要属性平或偏温，作用趋向为沉降。

1. 平抑肝阳药 本类药物多为质重之介类或矿石类药物，部分为植物药，具有平肝潜阳或平抑肝阳之效，以及清肝热、安心神等作用，主要用于治疗肝阳上亢证。部分药物易影响消化，脾胃虚弱者需配伍健脾养胃药、消食药等，见表8-35。

表8-35 平抑肝阳药

药名	性味归经	功效	应用	用法
石决明	咸，寒；趋向沉降；归肝经	平肝潜阳，清肝明目	肝阳上亢，头痛眩晕；目赤翳障，视物昏花，青盲雀目	煎服，打碎先煎
珍珠母	咸，寒；趋向沉降；归肝、心经	平肝潜阳，安神定惊，明目退翳	肝阳上亢，眩晕头痛；惊悸失眠；目赤翳障，视物昏花	煎服，打碎先煎，或入丸散剂
牡蛎	咸，微寒；趋向沉降；归肝、胆、肾经	潜阳补阴，重镇安神，软坚散结，收敛固涩	肝阳上亢，头晕目眩；心神不安，惊悸失眠；痰核、瘰疬、癥瘕积聚；滑脱诸证；胃痛泛酸	煎服，打碎先煎
赭石	苦，寒；趋向沉降；归肝、心、肺、胃经	平肝潜阳，重镇降逆，凉血止血	肝阳上亢，头晕目眩；呕吐，呃逆，嗳气；气逆喘息；血热吐衄，崩漏	煎服，打碎先煎
罗布麻叶	甘，苦，凉；趋向沉降；归肝经	平肝安神，清热利水	肝阳上亢，头晕目眩；水肿，小便不利	煎服或开水泡服

2. 息风止痉药 本类药主入肝经，多系虫类药，以平息肝风、制止痉挛抽搐为主要功效，部分药兼有平肝潜阳作用。虫类药物药力较强，应中病即止，不宜久服，见表8-36。

表8-36 息风止痉药

药名	性味归经	功效	应用	用法
羚羊角	咸，寒；趋向沉降；归肝、心经	平肝息风，清肝明目，凉血解毒	肝风内动，惊痫抽搐；肝阳上亢，头晕目眩；肝火上炎，目赤头痛；温热病壮热神昏，湿毒发斑	煎服，单煎2小时以上，取汁服
牛黄	苦，凉；趋向沉降；归心、肝经	凉肝息风，清心豁痰，开窍醒神，清热解毒	壮热神昏、惊厥抽搐；神昏口噤、痰鸣等症；咽喉肿痛、溃烂及痈疽疔毒	入丸散，或外用适量（研末敷患处）
钩藤	甘，凉；双重趋向；归肝、心包经	息风定惊，清热平肝	肝风内动，惊痫抽搐；肝阳上亢，头痛眩晕	煎服
天麻	甘，平；双重趋向；归肝经	息风止痉，平抑肝阳，祛风通络	肝风内动，惊痫抽搐；眩晕，头痛；中风手足不遂，风湿痹痛	煎服
地龙	咸，寒；趋向沉降；归肝、脾、膀胱经	清热定惊，通络，平喘，利尿	高热惊痫、癫狂；气虚血滞，中风不遂，风湿痹证；肺热哮喘；小便不利或尿闭不通	煎服

续表

药名	性味归经	功效	应用	用法
全蝎	辛，平；有毒；双重趋向；归肝经	息风镇痉，攻毒散结，通络止痛	痉挛抽搐；疮疡中毒、瘰疬结核；风湿顽痹，偏正头痛	煎服
蜈蚣	辛，温；有毒；双重趋向，归肝经	息风镇痉，攻毒散结，通络止痛	痉挛抽搐；疮疡中毒、瘰疬痰核；风湿顽痹，顽固性头痛	煎服
僵蚕	咸、辛，平；双重趋向；归肝、肺、胃经	息风止痉，祛风通络，化痰散结	惊痫抽搐；风中经络、口眼㖞斜；风热头痛、目赤、咽肿或风疹瘙痒；痰核、瘰疬	煎服

（十七）补虚药

凡以补虚扶弱，纠正人体气血阴阳虚衰为主要功效，主要用于治疗虚证的药物，称为补虚药。根据其药性、功效和临床应用的不同，一般将其分为补气药、补血药、补阳药和补阴药四类。补虚药原为虚证而设，凡身体健康，并无虚弱表现者，不宜滥用，以免导致阴阳平衡失调，气血不和，"误补益疾"。实邪方盛，正气未虚者，以祛邪为要，亦不宜用本类药，以免"闭门留寇"。

1. 补气药　本类药物味甘，性多温或平，主归肺、脾经，以补脾气和补肺气为主，部分药物能补心气、补肾气，个别药物能补元气，主治脾气虚证、肺气虚证、肾气虚证、元气虚之轻证、元气虚极欲脱等，见表 8-37。

表 8-37　补气药

药名	性味归经	功效	应用	用法
人参	甘、微苦，微温；归脾、肺、心、肾经	大补元气，复脉固脱，补脾益肺，生津养血，安神益智	元气虚极欲脱证；脾肺气虚证；热病气虚津伤口渴及消渴证；心悸、失眠、健忘；阳痿，宫冷	另煎兑服，也可研粉吞服
西洋参	甘、微苦，凉；归心、肺、肾经	补气养阴，清热生津	气阴两虚证；热病气虚津伤口渴及消渴	另煎兑服
党参	甘，平；归脾、肺经	补脾益肺，养血生津	脾肺气虚证；气津两伤证；气血两虚证	煎服
黄芪	甘，微温；双重趋向；归脾、肺经	补气升阳，固表止汗，利水消肿，托疮生肌	脾胃气虚及中气下陷诸证；肺气虚及表虚自汗，气虚外感诸证；气虚浮肿，小便不利；痈疽难溃或久溃不敛	煎服
白术	甘、苦，温；双重趋向；归脾、胃经	健脾益气，燥湿利水，止汗，安胎	脾气虚证；痰饮，水肿；气虚自汗；胎动不安	煎服
山药	甘，平；归脾、肺、肾经	补脾养胃，生津益肺，补肾涩精	脾虚证；肺虚证；肾虚证；消渴气阴两虚证	煎服
白扁豆	甘，微温；归脾、胃经	健脾化湿，和中消暑，解毒	脾气虚证；暑湿吐泻；食物中毒	煎服
甘草	甘，平；归心、肺、脾、胃经	补脾益气，祛痰止咳，缓急止痛，清热解毒，调和诸药	心气不足的心动悸，脉结代；脾气虚证；痰多咳嗽；脘腹及四肢挛急作痛；热毒疮疡，咽喉肿痛及药物、食物中毒	煎服

续表

药名	性味归经	功效	应用	用法
大枣	甘，温；双重趋向；归脾、胃、心经	补中益气，养血安神	脾虚证；脏躁，失眠证	煎服
蜂蜜	甘，平；双重趋向；归肺、脾、大肠经	补中，润燥，止痛，解毒；外用生肌敛疮	中虚脘腹挛急疼痛；肺虚燥咳及肠燥便秘；解乌头类药毒；外用于溃疡、烧烫伤	煎服或冲服，或外用适量

2. 补血药　本类药物性味多甘温质润，主入心、肝经，具有滋补阴血之效，主要用于血虚证，常与补气药配伍使用，即所谓"有形之血不能自生，生于无形之气"。补血药多滋腻黏滞，故脾虚湿阻，气滞食少者慎用，见表8-38。

表 8-38　补血药

药名	性味归经	功效	应用	用法
当归	甘、辛，温；双重趋向；归肝、心、脾经	补血活血，调经止痛，润肠通便	血虚萎黄，眩晕心悸；月经不调，经闭痛经；虚寒腹痛，风湿痹痛，跌扑损伤，痈疽疮疡；肠燥便秘	煎服
熟地黄	甘，微温；归肝、肾经	补血滋阴，益精填髓	血虚萎黄，心悸怔忡，月经不调，崩漏下血；肝肾阴虚，腰膝酸软，骨蒸潮热，盗汗遗精，内热消渴；肝肾亏虚，精血不足，眩晕耳鸣，须发早白	煎服，或入丸散，或煎膏，或浸酒
白芍	苦、酸，寒；趋向沉降；归肝、脾经	养血调经，敛阴止汗，柔肝止痛，平抑肝阳	血虚萎黄，月经不调，崩漏下血；自汗，盗汗；胁痛，腹痛，四肢挛痛；肝阳上亢，头痛眩晕	煎服
阿胶	甘，平；归肺、肝、肾经	补血滋阴，润燥，止血	血虚萎黄，眩晕心悸，肌痿无力；热病阴伤，心烦不眠，虚风内动，手足瘛疭；肺燥咳嗽，劳嗽咯血，吐血衄血，尿血便血，崩漏下血，妊娠胎漏	烊化兑服
何首乌	苦、甘、涩，微温；归肝、心、肾经	制何首乌：补肝肾，益精血，乌须发，强筋骨，化浊降脂 生何首乌：解毒，消痈，截疟，润肠通便	血虚萎黄，眩晕耳鸣，须发早白，腰膝酸软；疮痈，瘰疬，风疹瘙痒；久疟体虚；肠燥便秘	煎服，煎膏浸酒或入丸散，或外用适量煎水洗，研末调涂
龙眼肉	甘，温；归心、脾经	补益心脾，养血安神	气血不足，心悸怔忡，健忘失眠，血虚萎黄	煎服

3. 补阳药　本类药物味多甘辛咸，性温热，主归肾经。有补助阳气之功效，尤以温补肾阳为主，主治肾阳虚证，阳虚不能制水，肾阳虚失于纳气，肾阳虚而精髓亦亏，下元虚冷，冲任失调之崩漏不止、带下清稀等。因药性多燥烈，易助火伤阴，故阴虚火旺者忌用，见表8-39。

NOTE

表 8–39 补阳药

药名	性味归经	功效	应用	用法
鹿茸	甘、咸、温；归肾、肝经	壮肾阳，益精血，强筋骨，调冲任，托疮毒	肾阳不足，精血亏虚，阳痿滑精，宫冷不孕，羸瘦，神疲，畏寒，眩晕，耳鸣耳聋；腰脊冷痛，筋骨痿软；冲任虚寒，崩漏带下，阴疽不敛	研末冲服
淫羊藿	辛、甘、温；归肝、肾经	补肾阳，强筋骨，祛风湿	肾阳虚衰，阳痿遗精，筋骨痿软；风湿痹痛，麻木拘挛	煎服
巴戟天	甘、辛、微温；归肾、肝经	补肾阳，强筋骨，祛风湿	肾阳不足，阳痿遗精，宫冷不孕，月经不调，少腹冷痛；风湿痹痛，筋骨痿软	煎服
仙茅	辛、热；有毒；归肾、肝、脾经	补肾阳，强筋骨，祛寒湿	阳痿精冷，小便频数；腰膝冷痛，筋骨痿软；阳虚冷泻	煎服
杜仲	甘、温；归肝、肾经	补肝肾，强筋骨，安胎	肝肾不足，腰膝酸痛，筋骨无力，头晕目眩；肝肾亏虚，妊娠漏血，胎动不安	煎服
续断	苦、辛、甘、微温；归肝、肾经	补肝肾，强筋骨，续折伤，止崩漏	肝肾不足，腰膝酸软，风湿痹痛；跌扑损伤，筋伤骨折；肝肾亏虚，崩漏，胎漏，胎动不安	煎服
肉苁蓉	甘、咸、温；归肾、大肠经	补肾阳，益精血，润肠通便	肾阳不足，精血亏虚，阳痿不孕，腰膝酸软，筋骨无力；肠燥便秘	煎服
补骨脂	辛、苦、温；双重趋向；归肾、脾经	温肾助阳，纳气平喘，温脾止泻；外用消风祛斑	肾阳不足，阳痿遗精，遗尿尿频，腰膝冷痛；肾虚作喘；脾肾阳虚，五更泄泻；白癜风，斑秃	煎服
菟丝子	辛、甘、平；双重趋向；归肝、肾、脾经	补益肝肾，固精缩尿，安胎，明目，止泻；外用祛风消斑	肝肾不足，腰膝酸软，阳痿遗精，遗尿尿频；肾虚胎漏，胎动不安；肝肾不足，目暗耳鸣；脾肾虚泻；白癜风	煎服，外用适量
蛤蚧	咸、平；趋向沉降；归肺、肾经	补肺益肾，纳气定喘，助阳益精	肺肾不足，虚喘气促，劳嗽咯血；肾虚阳痿，遗精	煎服
核桃仁	甘、温；趋向沉降；归肾、肺、大肠经	补肾，温肺，润肠	肾阳不足，腰膝酸软，阳痿遗精；虚寒喘嗽；肠燥便秘	煎服
冬虫夏草	甘、平；归肺、肾经	补肾益肺，止血化痰	肾虚精亏，阳痿遗精，腰膝酸痛；久咳虚喘，劳嗽咯血	煎服，或入丸散
紫河车	甘、咸、温；趋向升浮；归肺、肝、肾经	温肾补精，益气养血	肾阳不足，精血亏虚，阳痿遗精，宫冷不孕；久咳虚喘，骨蒸劳嗽；气血两虚，面色萎黄，食少气短，虚劳羸瘦，产后少乳	研末吞服，或入丸剂

4. 补阴药 本类药物性味多甘寒（凉），主归肺、胃、肝、肾经，以滋补阴液、清热润燥为主要功效，主治肺、胃、肝、肾等脏腑阴虚证，有些药物兼归心经，有养心阴之功，可用于心阴虚证。本类药物性味甘寒，滋腻碍脾，故脾胃虚弱者慎用；痰湿内阻者忌用，见表 8–40。

表 8-40　补阴药

药名	性味归经	功效	应用	用法
北沙参	甘、微苦、微寒；趋向沉降；归肺、胃经	养阴清肺，益胃生津	肺阴虚证；胃阴虚证	煎服，鲜品加倍，或入丸散
百合	甘、寒，归肺、心经	养阴润肺，清心安神	肺阴虚证；心阴虚证	煎服，也可蒸食、煮粥食或拌蜜蒸食
麦冬	甘、微苦、微寒；趋向沉降；归心、肺、胃经	养阴生津，润肺清心	胃阴虚证；肺阴虚证；心阴虚证	煎服
天冬	甘、苦、寒；趋向沉降；归肺、肾经	养阴润燥，清肺生津	肺阴虚燥咳，劳嗽；肾阴虚证	煎服
石斛	甘、微寒；趋向沉降；归胃、肾经	益胃生津，滋阴清热	胃阴虚证；肾阴虚证	煎服，鲜品加倍
玉竹	甘、微寒；归肺、胃经	养阴润燥，生津止渴	肺阴虚证；胃阴虚证	煎服
黄精	甘、平；归脾、肺、肾经	补气养阴，健脾，润肺，益肾	肺阴虚燥咳劳嗽，脾胃虚弱证，肾精亏虚证	煎服，或熬膏，或入丸、散服
枸杞子	甘、平；趋向沉降；归肝、肾经	滋补肝肾，益精明目	精血亏虚证；肝肾亏虚，眼目昏花	煎服，或熬膏、浸酒或入丸、散
墨旱莲	甘、酸、寒；趋向沉降；归肝、肾经	滋补肝肾，凉血止血	肝肾阴虚证，出血证	煎服，或熬膏、捣汁或入丸、散
女贞子	甘、苦、凉；趋向沉降；归肝、肾经	滋补肝肾，明目乌发	肝肾阴虚证	煎服，或入丸、散剂
龟甲	咸、甘、微寒；趋向沉降；归肝、肾、心经	滋阴潜阳，益肾强骨，养血补心，固经止崩	肝肾阴虚证；肾虚筋骨痿弱；阴血亏虚之惊悸、失眠、健忘；月经量多	煎服，打碎先煎

第二节　方剂基本知识

药物的性味各异，功用也各有不同。在辨证论治的前提下，只有通过合理的配伍，调其偏胜，制其毒性，发挥其相辅相成或相反相成的综合作用，才能满足复杂多变的病证治疗的需要。

方剂是在使用单味药进而用多味药治病的基础上形成的。历代医家在长期医疗实践中积累了丰富的用药经验，总结出了一套遣药组方的理论。现将方剂的组成基本规律介绍如下。

一、组方原则

方剂的组成，最早见于《黄帝内经》，如《素问·至真要大论》："主病之为君，佐君之为臣，应臣之为使。"元代李东垣说："君药分量最多，臣药次之，佐使药又次之，不可令臣过于君。君臣有序，相与宣摄，则可以御邪治病也。"方剂的组成结构，一般分为君、臣、佐、使四个部分。

1. 君药 君药是针对主病或主症起主要治疗作用的药物，是方剂中不可缺少的主药。

2. 臣药 臣药有两种意义：①辅助君药加强对主病或主症治疗作用的药物；②针对主要兼病或兼证起主要治疗作用的药物。臣药与君药多具有特定的增效配伍关系。

3. 佐药 佐药有三种意义：①佐助药，是配合君、臣药以加强治疗作用，或直接治疗次要兼证，或针对某一症状发挥治疗作用的药物；②佐制药，是用以消除或减弱君、臣药的毒性，或制约君、臣药峻烈之性的药物；③反佐药，是病重邪甚而且拒药不受时，配用的与君药性味相反而又能在治疗中起相成作用的药物。药味具体是佐助、佐制还是反佐，视病情治疗的需要和君、臣药物的性能而定。

4. 使药 使药有两种意义：①引经药，用以引领方中诸药至病所或特定部位的药物；②调和药，调和方中诸药的性能，协调诸药的相互作用或起矫味作用的药物。

综上所述，除君药外，臣、佐、使药都具有两种以上的作用和意义。在遣药组方时，并没有固定的模式，既不是每一种意义的臣、佐、使药都具备，也不是每药只任一职。在临床应用中，每一方剂的具体药味多少，以及君、臣、佐、使是否齐备，全视病证的大小与治疗要求，以及所选药物的功用来决定。一般情况下，每一剂中必有君药，而且君药的药味较少，其用量比臣、佐、使药应用时要大。

二、方剂的组成变化

方剂的组成既有严格的原则性，又有极大的灵活性。具体药物的选择、配伍关系的安排、药量的大小、剂型、服法的要求等，与病证、患者体质、年龄、四时气候等因素密切相关。因此，遣药组方须灵活化裁，随症加减，做到"师其法而不泥其方"，才能使方药与病证完全吻合。方剂的组成变化归纳起来主要有下列三种。

（一）药味加减的变化

药物是组成方剂的基本单位，是决定方剂功效的主要因素。方剂中药味增加或减少，会使方剂的配伍关系发生变化，导致方剂功效的改变。这种变化用于临床，目的是使方剂更加切合新的病情。例如，麻黄汤主治外感风寒袭表的表实证，由麻黄、桂枝、杏仁、炙甘草组成，重在发汗解表。如果外感风寒袭肺，症见鼻塞声重，咳嗽痰多，则应当宣肺散寒，用麻黄、杏仁、甘草、生姜组成三拗汤，使肺气宣畅。须指出的是，对成方的加减，不可减去君药。否则就不是某方加减，而是另行组方。

（二）药量增减的变化

组成方剂的药物不变，通过调整方剂中药物的用量，以适应病情变化和治疗的需要。例如，四逆汤与通脉四逆汤，两方都由附子、干姜、炙甘草三味药组成。前方姜、附用量比较小，主治具有四肢厥逆，恶寒蜷卧，下利等证候的阴盛阳微证，有回阳救逆的功用；后方姜、附用量较大，主治具有四肢厥逆，身反不恶寒，下利清谷，脉微欲绝等证候的阴盛格阳证，有回阳逐阴，通脉救逆的功用。

（三）剂型更换的变化

通过更换方剂的剂型，以适应病情变化和治疗的需要。中药剂型种类较多，各有特点。同一方剂，配置的剂型不同，治疗作用也不相同。例如，理中丸由干姜、白术、人参、甘草四味药组成，炼蜜为丸，治中焦虚寒，自利不止，呕吐腹痛，舌淡苔白，脉沉迟少力。若是上焦阳虚而致的胸痹，症见心中痞闷，胸满，脉沉细等，则取上四味药煎成汤剂。取丸剂治缓，汤剂急治之用。

三、常用的剂型

临床应用中，根据所用中药材的性质、所含成分，结合用药目的和给药途径等，选择适宜的剂型，可以最大限度地发挥中药的临床疗效，减少其毒副作用。现将常用的剂型及其特点介绍如下。

（一）汤剂

汤剂是指将药物用煎煮或浸泡后去渣取汁的方法制成的液体剂型。特点是吸收快，药效发挥迅速，加减变化灵活，能较全面、灵活地照顾每一位患者和各种病证的特殊性。是目前临床上应用最广的一种剂型。汤剂可内服、含漱、熏洗、灌肠，一般内服较多，如麻黄汤、白虎汤等。

（二）散剂

中药散剂是指药材或药材提取物经粉碎、混合均匀制成的粉末状剂型。散剂的特点是吸收较快，制作简便，节约药材，不易变质，便于使用和携带。散剂有内服和外用两种。内服散剂末细量少，可直接冲服，如七厘散；外用散剂一般外敷、掺散疮面或患病部位，如生肌散、金黄散。

（三）丸剂

丸剂是将药材研末，以蜜、水或米糊、面糊、酒、醋、药汁等作为赋型剂制成的圆形固体剂型。丸剂的特点是吸收缓慢，药力持久，体积小，服用、携带都比较方便。临床常用的丸剂有蜜丸、水丸、糊丸、浓缩丸等类型。一般适用于慢性、虚弱性疾病，如归脾丸、六味地黄丸等；亦有用于急救，如安宫牛黄丸、苏合香丸等，因方中含有芳香药物，不宜煎煮。

（四）膏剂

膏剂是药物用水或植物油煎熬浓缩而成的剂型。有内服和外用两种。内服具有吸收快，浓度高，体积小，便于保存的特点。外用可缓慢吸收，持久发挥疗效，内服如甘草流浸膏、枇杷膏等；外用如三黄软膏、风湿跌打止痛膏等。

（五）丹剂

丹剂分内服和外用两种，没有固定剂型。有的将药物研成细末即成，有的再加糊或黏性药汁制成各种形状。因多由精炼药品或贵重药品制成，所以不称丸而称丹，如黑锡丹、至宝丹等。外用丹剂由矿物质经加工炼制而成，如红升丹、白降丹等。

（六）酒剂

酒剂是以酒为溶媒，浸制药物，或加温同煮，去渣取液以供内服外用的剂型。又称药酒。酒剂服用量少，吸收迅速，见效快。多用于身体虚弱、风湿痹痛、外伤瘀痛等病证。但酒性辛温行散，阴虚火旺者不宜使用酒剂，如十全大补酒、风湿药酒等。

四、常用方剂

（一）解表剂

凡以解表药组成为主，具有发汗、解肌、透疹等作用，用以解除表证的方剂，称为解表剂。适用于一切外感表证，如伤寒温病初起，疹出不透、疮疹、水肿、咳嗽、痢疾、疟疾初起等见有表证者。

外邪有寒热之异，人体有虚实之别，或原有其他病证又感外邪等。所以解表剂分为辛温解表剂、辛凉解表剂和扶正解表剂三大类，分别适用于表寒证，表热证和体虚感受外邪而致的表证。

解表剂多用辛散轻扬之品，不宜久煎，否则药性耗散，作用减弱。服法宜温服取微汗，汗后避风。若表证已解者则忌用；若兼有里证，则应表里同治。服药期间，饮食忌生冷、油腻，见表 8-41。

1. 辛温解表剂 主治外感风寒表证。风寒之邪侵袭人体，肌肤腠理闭塞，肺气不宣，卫气不得外达，营气为寒邪束缚涩而不畅。临床表现为恶寒发热，头项强痛，肢体酸痛，口不渴，舌苔薄白，脉浮紧或浮缓等。常用辛温解表药如麻黄、桂枝、荆芥、防风、苏叶等组成方剂。代表方有麻黄汤、桂枝汤、小青龙汤、九味羌活汤。

2. 辛凉解表剂 具有疏散风热的作用，适用于外感风热或温病初起的表证。临床表现为发热，有汗，微恶风寒，头痛，口渴，咽痛，或咳嗽，舌苔薄白或兼微黄，脉浮数等。常用辛凉解表药如薄荷、牛蒡子、桑叶、菊花、葛根等组成方剂。由于温热病邪具有发病急，传变快，易于壅结成毒的特点，加之温邪上受，首先犯肺，多致肺失宣降，故此类方剂常配伍清热解毒或宣肺利咽之品。代表方有桑菊饮、银翘散、麻黄杏仁甘草石膏汤。

3. 扶正解表剂 具有益气解表作用，主治体虚感冒。适用于体质素虚又感外邪的表证。临床表现为恶寒发热、头痛、鼻塞、咳嗽、倦怠无力、气短懒言，舌苔淡白、脉弱等。此时既要解表，又虑正虚，所以常用补益或助阳药与解表药配合组成方剂，使表证得解，正虚不受影响。代表方有败毒散。

表 8-41 解表剂

分类	方名	组成	功用	主治	临床表现
辛温解表	麻黄汤	麻黄、桂枝、杏仁、甘草	发汗解表宣肺平喘	外感风寒表实证	恶寒发热，头痛身疼，无汗而喘，舌苔薄白，脉浮紧
	桂枝汤	桂枝、芍药、炙甘草、生姜、大枣	解肌发表调和营卫	外感风寒表虚证	发热，汗出恶风，脉浮缓或浮弱
	九味羌活汤	羌活、防风、苍术、细辛、川芎、白芷、生地黄、黄芩、甘草	发汗祛湿兼清里热	外感风寒湿邪，兼有里热证	恶寒发热，无汗，头痛项强，肢体酸楚疼痛，口苦而渴
	小青龙汤	麻黄、芍药、桂枝、细辛、干姜、甘草、半夏、五味子	解表散寒止咳平喘	外寒内饮证	恶寒发热，无汗，喘咳，痰多而稀，舌苔白滑，脉浮

续表

分类	方名	组成	功用	主治	临床表现
辛凉解表	桑菊饮	桑叶、菊花、杏仁、连翘、薄荷、桔梗、甘草、苇根	疏风清热宣肺止咳	风温初起	咳嗽，身热不甚，口微渴
	银翘散	银花、连翘、桔梗、薄荷、竹叶、生甘草、荆芥穗、淡豆豉、牛蒡子	辛凉透表清热解毒	温病初起	发热，微恶风寒，咽痛，头痛口渴，咳嗽咽痛，脉浮数
	麻黄杏仁甘草石膏汤	麻黄、石膏、杏仁、甘草	辛凉宣肺清热平喘	表邪未解，肺热咳喘证	发热，喘急，口渴，苔薄黄，脉滑数
扶正解表	败毒散	柴胡、前胡、羌活、独活、川芎、枳壳、茯苓、桔梗、人参、甘草、生姜、薄荷	发汗解表散寒祛湿	感冒风寒湿邪	憎寒壮热，头项强痛，肢体酸痛，无汗，舌苔白腻，脉浮按之无力

（二）泻下剂

凡以泻下药物为主组成，具有通导大便、排除肠胃积滞、荡涤实热，或攻逐水饮、寒积等作用，以治疗里实证的方剂，统称泻下剂。适用于治疗胃肠积滞，实热内积，大便不通或寒积、蓄水证等里实证。根据泻下剂的不同作用，分为寒下剂、温下剂、润下剂、逐水剂、攻补兼施剂五类。

泻下剂大都易于耗损胃气，得效即止。对于年老体弱、孕妇、产后、月经期以及病后津伤及亡血者，均应慎用或禁用，见表 8-42。

1. 寒下剂　适用于里热与积滞互结的实证。临床表现为大便秘结、腹满或胀痛，舌苔黄，脉沉实。常用寒下药如大黄、芒硝等组成方剂，代表方有大承气汤。

2. 温下剂　适用于因寒成结之里实证。临床表现为大便秘结，脘腹胀满，腹痛喜温，脉沉紧。常用泻下药配伍温里药组成方剂，代表方有大黄附子汤、温脾汤。

3. 润下剂　适用于肠燥便秘者，能润燥滑肠，促使大便排出。肠燥便秘多由热邪伤津，或素体火盛，肠胃干燥所致。常用润下药如火麻仁、杏仁等与寒下药如大黄等组成方剂，代表方有麻子仁丸。

4. 逐水剂　适用于水饮壅盛于里所致的实证。能使体内积水通过大小便排出，达到消除积水肿胀的目的。常用峻泻逐水药如芫花、甘遂、大戟等为主组成方剂，代表方有十枣汤。

5. 攻补兼施剂　适用于里实正虚而大便秘结者。攻补兼施，能攻不伤正，补不实壅。常用泻下药如大黄、芒硝等与补气血、养阴液药如人参、当归、生地黄等组成方剂，代表方有黄龙汤。

表 8-42　泻下剂

分类	方名	组成	功用	主治	临床表现
寒下	大承气汤	大黄、厚朴、枳实、芒硝	峻下热结	阳明腑实证热结旁流里热实证	便秘，脘腹胀满，苔黄燥干或焦黑燥裂，脉沉实

分类	方名	组成	功用	主治	临床表现
温下	大黄附子汤	大黄、附子、细辛	温阳散寒泻结行滞	寒积里实	腹痛便秘，手足厥逆，苔白腻，脉紧弦
	温脾汤	大黄、附子、干姜、人参、甘草	温补脾阳攻下冷积	阳虚寒积	便秘腹痛，手足欠温，苔白，脉沉弦
润下	麻子仁丸	麻子仁、芍药、枳实、大黄、厚朴、杏仁	润肠泄热行气通便	胃肠燥热，脾约便秘	大便干结，小便频数
逐水	十枣汤	芫花、甘遂、大戟、大枣	攻逐水饮	悬饮，实水	咳唾引痛，脉沉弦；全身水肿，二便不利
攻补兼施	新加黄龙汤	细生地黄、甘草、人参、大黄、芒硝、玄参、麦冬、当归、姜汁、海参	泻热通便滋阴益气	热结里实，气阴不足	大便秘结，脘腹胀满，身热口渴，神疲少气，舌苔焦黄，脉虚

（三）清热剂

凡以清热药为主组成，具有清热、泻火、凉血、解毒以及滋阴透热等作用，主治里热证的方剂，统称为清热剂。一般应用于表证已解，里热正盛，或里热虽盛尚未结实的证候。由于里热证有气分、血分、脏腑等不同，所以清热剂又分为清气分热剂、清营凉血剂、清热解毒剂、清脏腑热剂、清虚热剂等五种，见表8-43。

1. 清气分热剂　具有清热除烦，生津止渴的作用。适用于热在气分或气阴两伤之证。临床表现为壮热烦渴，大汗，脉洪大等。代表方有白虎汤、竹叶石膏汤。

2. 清营凉血剂　具有清营透热，凉血散瘀，清热解毒的作用。适用于邪热传营，或热入血分诸证。入营之证有身热夜甚，神烦少寐，时有谵语，或斑疹隐隐等表现；入血之证有出血，发斑，发狂，谵语，舌绛起刺等表现。本类方剂常用水牛角、生地黄、丹皮、芍药等组成。代表方有清营汤、犀角地黄汤。

3. 清热解毒剂　具有清热、泻火、解毒的作用。适用于三焦火毒热盛；上中二焦邪郁生热，胸膈热盛；或风热疫毒发于头面等证。代表方有黄连解毒汤、凉膈散、普济消毒饮。

4. 清脏腑热剂　具有清解脏腑、经络邪热的作用。适用于邪热偏胜于某一脏腑所产生的火热证候。代表方有导赤散、龙胆泻肝汤、泻白散、清胃散、芍药汤。

5. 清虚热剂　具有养阴透热，清热除蒸的作用。适用于热病后期，邪留未尽，阴液已伤；或肝肾阴虚，阴虚火扰之证。本类方剂常以滋阴清热的鳖甲、知母、生地黄、青蒿、地骨皮等组成。代表方有青蒿鳖甲汤、当归六黄汤。

表 8-43　清热剂

分类	方名	组成	功用	主治	临床表现
清气分热	白虎汤	石膏、知母、甘草、粳米	清热生津	气分热盛	身大热，汗大出，口大渴，脉洪大
	竹叶石膏汤	竹叶、石膏、半夏、麦门冬、人参、甘草、粳米	清热生津益气和胃	伤寒、温病、暑病余热未清，气津两伤	身热，多汗，气逆欲呕，口干喜饮，舌红少津，脉虚数

续表

分类	方名	组成	功用	主治	临床表现
清营凉血	清营汤	犀角（水牛角代）、生地黄、元参、竹叶心、麦冬、丹参、黄连、金银花、连翘	清营透热养阴活血	邪热传营	身热夜甚，神烦少寐，谵语，或斑疹隐隐，舌绛而干，脉数
	犀角地黄汤	犀角、地黄、芍药、牡丹皮	清热解毒凉血散瘀	热伤血络热扰心营蓄血留瘀	吐血，便血，尿血等；昏狂谵语，舌绛起刺；大便色黑易解
清热解毒	黄连解毒汤	黄连、黄芩、栀子、黄柏	泻火解毒	实热火毒三焦热盛	大热烦躁，口燥咽干，吐血；发斑；痈疽疔毒，舌红苔黄，脉数有力
	凉膈散	川大黄、朴硝、连翘、栀子、黄芩、甘草、薄荷、蜂蜜	泻火通便清上泄下	上中二焦邪郁发热	身热口渴，口舌生疮，便秘溲赤，舌红苔黄，脉滑数
	普济消毒饮	黄芩、黄连、陈皮、甘草、玄参、柴胡、桔梗、连翘、板蓝根、马勃、牛蒡子、薄荷、僵蚕、升麻	疏风散邪清热解毒	大头瘟	恶寒发热，咽喉不利，舌燥口渴，头面红肿痛，目不能开，舌红苔黄，脉数有力
清脏腑热	导赤散	生地黄、木通、生甘草梢、竹叶	清心养阴利水通淋	心经热盛	心胸烦热，口渴面赤，小便溲赤刺痛
	龙胆泻肝汤	龙胆草、黄芩、栀子、泽泻、柴胡、木通、当归、生地黄、生甘草、车前子	泻肝胆实火，清下焦湿热	肝胆实火上炎证肝胆湿热下注证	头痛目赤，胁痛口苦，耳聋，耳肿，阴肿，阴痒，小便淋浊，带下黄臭
	左金丸	黄连、吴茱萸	清泄肝火降逆止呕	肝火犯胃	胁肋胀痛，呕吐口苦，脘痞嗳气，舌红苔黄，脉弦数
	泻白散	桑白皮、地骨皮、甘草、粳米	清泻肺热止咳平喘	肺热咳嗽	气急欲喘，皮肤蒸热，日晡尤甚，舌红苔黄，脉细数
	清胃散	生地黄、当归身、牡丹皮、黄连、升麻	清胃凉血	胃有积热	牙痛牵引头疼，面颊发热，牙龈溃烂；口气热臭，舌红苔黄，脉滑数
	玉女煎	石膏、熟地黄、麦冬、知母、牛膝	清胃滋阴	胃热阴虚	烦热干渴，头痛，牙痛，牙龈出血，舌红苔黄且干
清虚热	青蒿鳖甲汤	青蒿、鳖甲、细生地黄、知母、丹皮	养阴透热	温病后期邪伏阴分	夜热早凉，热退无汗，舌红少苔，脉来细数
	当归六黄汤	当归、生地黄、熟地黄、黄芩、黄柏、黄连、黄芪	滋阴泻火固表止汗	阴虚盗汗	面赤，心烦，口干唇燥，便结溲黄，舌红，脉数

（四）温里剂

凡以温热药为主组成，具有温里助阳、散寒通脉的作用，用于治疗一切里寒证的方剂，统称为温里剂。由于里寒证的轻重之别，寒邪所在的部位不同，温里剂分为温中祛寒剂、回阳救逆剂、温经散寒剂三大类，见表8-44。

温里剂多由辛温燥热之品组成，在临证运用时，首先要注意辨清寒热真假。其次应注意患者素体若有阴虚、失血，则不可过剂，以免伤阴。

1. 温中祛寒剂　主治中焦虚寒证。脾居中州，脾阳不振，可见脘腹胀痛，手足不温，或腹痛下利，不思饮食等。常用干姜、吴茱萸、蜀椒等配伍补气健脾药组成方剂。代表方有理中丸、吴茱萸汤、小建中汤。

2. 回阳救逆剂　主治阴盛阳衰，亡阳欲脱证。病至阳气衰微，内外俱寒，症见四肢厥逆，恶寒蜷卧，呕吐腹痛，下利清谷，脉沉细。故常用附子、干姜、肉桂等辛热药组成方剂。代表方有四逆汤。

3. 温经散寒剂　适用于阳气不足，阴血亦弱者。外寒伤于经络的痹证治疗不宜纯用辛热之品温阳祛寒，须温经散寒与养血通脉配合组方。代表方有当归四逆汤、黄芪桂枝五物汤。

表 8-44　温里剂

分类	方名	组成	功用	主治	临床表现
温中祛寒	理中丸	干姜、人参、炙甘草、白术	温中祛寒补气健脾	中焦虚寒阳虚失血	脘腹疼痛，喜温欲按，自利不渴，畏寒肢冷，呕吐，不欲饮食
	吴茱萸汤	吴茱萸、人参、大枣、生姜	温中补虚降逆止呕	虚寒呕吐厥阴头痛少阴吐利	食谷欲呕，胃脘痛，吞酸嘈杂；厥阴头痛，干呕涎沫；少阴吐利，手足逆冷，烦躁欲死
	小建中汤	芍药、桂枝、炙甘草、生姜、饴糖、大枣	温中补虚和里缓急	虚劳里急	腹痛，喜温喜按，舌淡苔白，脉细弦；心中悸动，虚烦不宁，面色无华；或手足烦热，咽干口燥
回阳救逆	四逆汤	生附子、干姜、炙甘草	回阳救逆	少阴病太阳病误汗亡阳	四肢厥逆，恶寒蜷卧，腹痛下利，神衰欲寐，舌淡苔白滑，脉微；太阳病误汗亡阳
温经散寒	当归四逆汤	当归、桂枝、芍药、细辛、炙甘草、通草、大枣	温经散寒养血通脉	血虚寒厥	手足厥寒，肢体疼痛，口不渴，舌淡苔白，脉沉细或细而欲绝
	黄芪桂枝五物汤	黄芪、芍药、桂枝、生姜、大枣	益气温经和血通痹	血痹证	肌肤麻木，舌淡，脉微涩而紧

（五）补益剂

凡以补益药物为主组成，具有补养人体气、血、阴、阳等作用，治疗各种虚证的方剂，统称为补益剂。

人体虚损不足，归纳为气虚、血虚、气血俱虚、阴虚、阳虚。因此，补益剂分补气剂、补血剂、气血双补剂、补阴剂、补阳剂五种，见表 8-45。

1. 补气剂　适用于脾肺气虚的病证。脾肺气虚证可见肢体倦怠乏力，少气懒言，语音低微，动则气促，面色萎黄，食少便溏，舌淡苔白，脉虚弱，甚或虚热自汗，或脱肛、子宫脱垂等。常以补气药如人参、黄芪、白术等组成方剂。代表方有四君子汤、参苓白术散、补中益气汤、生脉散、玉屏风散。

2. 补血剂　适用于治疗血虚病证。血虚病证临床表现有面色萎黄，头晕目眩，唇爪色淡，心悸，失眠，舌淡，脉细，或妇女月经不调，量少色淡，或经闭不行等。多以熟地黄、当归、芍药、阿胶等补血药物组成方剂。代表方如四物汤、当归补血汤、归脾汤、炙甘草汤。

3. 气血双补剂　适用于治疗气血俱虚病证。气血俱虚的临床表现有面色无华，头晕目眩，心悸怔忡，食少倦怠，气短懒言，舌淡，脉虚无力等。常用补气药如人参、黄芪、白术等与补血药如当归、熟地黄、白芍、阿胶等共同组成方剂。代表方如八珍汤。

4. 补阴剂 适用于治疗阴虚病证。阴虚证可见形体消瘦，头晕耳鸣，潮热颧红，五心烦热，盗汗失眠，腰酸遗精，咳嗽咯血，口燥咽干，舌红少苔，脉细数。常用地黄、麦冬、天冬、知母等补阴药物组成方剂。代表方有六味地黄丸、大补阴丸、一贯煎、左归丸。

5. 补阳剂 适用于治疗肾阳虚病证。肾阳虚证临床表现有面色㿠白，形寒肢冷，腰膝酸痛，下肢软弱无力，小便不利，或小便频数，尿后余沥，少腹拘急，男子阳痿早泄，妇女宫寒不孕，舌淡苔白，脉沉细，尺部尤甚等。常用药物附子、肉桂、杜仲、巴戟天、补骨脂等组成方剂。代表方有肾气丸、右归丸。

表 8-45 补益剂

分类	方名	组成	功用	主治	临床表现
补气	四君子汤	人参、白术、茯苓、甘草	益气健脾	脾胃气虚	面色萎黄，语音低微，气短乏力，食少便溏，舌淡，脉细缓
	参苓白术散	莲子、薏苡仁、人参、白茯苓、砂仁、桔梗、白扁豆、甘草、白术、山药	益气健脾渗湿止泻	脾胃虚弱	食少，胸脘胀满，便溏，四肢乏力，形体消瘦，面色萎黄，舌苔白，质淡红，脉细缓或虚缓
	补中益气汤	黄芪、炙甘草、人参、当归、升麻、陈皮、柴胡、白术	补中益气升阳举陷	脾胃气虚气虚下陷气虚发热	饮食减少，体倦肢软，少气懒言，面色㿠白，大便稀溏；脱肛，子宫脱垂，久泄久痢，崩漏；身热，自汗，渴喜热饮，气短乏力
	生脉散	人参、麦冬、五味子	益气生津敛阴止汗	暑热伤气阴久咳伤气阴	体倦气短，咽干口渴；呛咳少痰，气短自汗，口干舌燥，脉虚细
	玉屏风散	黄芪、防风、白术	益气固表止汗	表虚自汗	汗出恶风，面色㿠白
补血	四物汤	熟地黄、当归、川芎、白芍	补血调血	冲任虚损	心悸失眠，头晕目眩，面色无华，月经不调，量少或经闭不行，脐腹作痛
	当归补血汤	黄芪、当归	补气生血	血虚发热	肌热面赤，烦渴欲饮，脉洪大而虚，重按无力，妇人经期、产后血虚，发热头痛；疮疡溃后，久不愈合
	归脾汤	白术、茯神、黄芪、龙眼肉、酸枣仁、人参、木香、炙甘草、当归、远志	益气补血健脾养心	心脾两虚脾不统血	心悸怔忡，健忘失眠，面色萎黄，体倦食少。妇女崩漏，月经超前，量多色淡
	炙甘草汤	炙甘草、生地黄、生姜、人参、桂枝、阿胶、麦冬、麻仁、大枣	益气滋阴通阳复脉	气虚血弱虚劳肺痿	心动悸，脉结代，虚赢少气，舌光少苔，质干瘦；咳嗽，咳痰不多，涎唾多，虚烦不眠，自汗盗汗，咽干舌燥，大便干结，脉虚数
气血双补	八珍汤	当归、白芍、熟地黄、人参、白术、茯苓、炙生姜、甘草、川芎	补益气血	气血两虚	面色苍白或萎黄，头晕目眩，四肢倦怠，气短懒言，心悸怔忡，饮食减少，舌质淡，苔薄白，脉细虚

续表

分类	方名	组成	功用	主治	临床表现
补阴	六味地黄丸	熟地黄、山茱萸、山药、泽泻、牡丹皮、茯苓	滋补肝肾	肝肾阴虚	腰膝酸软，头晕目眩，耳鸣耳聋，牙齿动摇，遗精，舌红，脉细数
	大补阴丸	黄柏、知母、熟地黄、龟甲	滋阴降火	阴虚火旺	骨蒸潮热，盗汗遗精，咳嗽咯血，足膝疼热，舌红少苔，尺脉数而有力
	一贯煎	北沙参、麦冬、生地黄、当归、枸杞子、川楝子	滋阴疏肝	肝肾阴虚血燥气郁	胸脘胁痛，吞酸吐苦，咽干口燥，舌红少苔，脉细弱及疝气瘕聚
	左归丸	熟地黄、山药、山茱萸、川牛膝、枸杞子、菟丝子、鹿胶、龟胶	滋阴补肾填精益髓	真阴不足	头晕目眩，腰膝酸软，遗精滑泄，自汗盗汗，舌光少苔，脉细或数
补阳	肾气丸	干地黄、山药、山茱萸、泽泻、茯苓、丹皮、桂枝、附子	温补肾阳	肾阳不足	腰痛脚软，下半身常有冷感，少腹拘急，小便不利，或小便反多，舌质淡胖，脉沉细
	右归丸	熟地黄、山药、山茱萸、制附子、鹿角胶、杜仲、枸杞、菟丝子、当归、肉桂	温阳补肾填精益髓	真阳不足，命门火衰	气衰神疲，畏寒肢冷；阳痿遗精；大便不实，甚则完谷不化；小便自遗

（六）安神剂

凡以安神药组成为主，具有安神定志作用，治疗神志不安的方剂，统称为安神剂。

根据安神作用不同，安神剂可分为重镇安神剂、滋养安神剂两类，见表 8-46。

重镇安神剂多由金石类药物组成，中病即止，不宜久服，以免有碍脾胃运化。金石类药物质硬，宜打碎久煎，可使药力尽出。朱砂等安神药具有一定毒性，只可暂用，不可久服。

1. 重镇安神剂　常用于治疗心阳偏亢之证，症见烦乱、失眠、惊恐、怔忡等。常用药物朱砂、龙骨等组成方剂。代表方有朱砂安神丸。

2. 滋养安神剂　常用于治疗阴血不足，心神失养所致的神志不安，症见心烦失眠，咽干口燥，舌红，脉弦细数。常用药物生地黄、知母、酸枣仁、五味子等组成方剂。代表方有天王补心丹、酸枣仁汤。

表 8-46　安神剂

分类	方名	组成	功用	主治	临床表现
重镇安神	朱砂安神丸	朱砂、黄连、炙甘草、生地黄、当归	镇心安神泻火养阴	心火亢盛阴血不足	心神烦乱，失眠多梦，怔忡，惊悸，舌红，脉细数
滋养安神	天王补心丹	生地黄、人参、丹参、元参、白茯苓、五味子、远志、桔梗、当归、天冬、麦冬、柏子仁、酸枣仁、朱砂	滋阴养血补心安神	阴亏血少	虚烦少寐，心悸神疲，梦遗健忘，口舌生疮，舌红少苔，脉细数
	酸枣仁汤	酸枣仁、甘草、知母、茯苓、川芎	养血安神清热除烦	虚烦不眠	虚烦不眠，心悸盗汗，头目眩晕，咽干口燥，弦细

（七）开窍剂

凡以芳香开窍药组成为主，具有开窍醒神作用，治疗神昏窍闭之证的方剂，统称开窍剂。

神昏窍闭之证，属于实证者，称为闭证，有热闭、寒闭之分。热闭由温热邪毒内陷心包所致，治宜清热开窍，简称凉开；寒闭由寒邪或气郁、痰浊蒙蔽心窍引起，治宜温通开窍，简称温开。开窍剂分凉开和温开两类功效，见表8-47。

开窍剂中的芳香开窍药物，辛散走窜，久服易伤元气，临床多用于急救，中病即止。

1. 凉开　凉开法，适用于温热之邪内陷心包的热闭证。临床表现为高热烦躁，神昏谵语，甚或痉厥等。常用芳香开窍药，如麝香、冰片、郁金等组成方剂。代表方有安宫牛黄丸、紫雪丹、至宝丹。

2. 温开　温开法，适用于中风、中寒、痰厥等属于寒闭之证。临床表现为突然昏倒，牙关紧闭，神昏不语等。常用芳香开窍药，如苏合香、麝香、冰片等组成方剂。代表方有苏合香丸。

表 8-47　开窍剂

分类	方名	组成	功用	主治	临床表现
凉开	安宫牛黄丸	牛黄、郁金、水牛角、黄连、黄芩、山栀、朱砂、雄黄、麝香、珍珠、金箔衣、梅片	清热开窍豁痰解毒	邪热内陷心包	高热烦躁，神昏谵语，中风昏迷，小儿惊厥属邪热内闭者
	紫雪	石膏、寒水石、滑石、磁石、犀角、羚羊角、青木香、沉香、玄参、升麻、甘草、丁香、朴硝、硝石、麝香、朱砂、黄金	清热开窍镇痉安神	热邪内陷心包	高热烦躁，神昏谵语，痉厥，口渴唇焦，尿赤便闭，小儿热盛惊厥
	至宝丹	生乌犀屑、朱砂、雄黄、生玳瑁屑、琥珀、金箔、银箔、牛黄、安息香、麝香研龙脑	清热开窍化浊解毒	痰热内闭	神昏谵语，身热烦躁，痰盛气粗，或小儿惊厥属痰热内闭
温开	苏合香丸	苏合香、麝香、冰片、安息香、白术、青木香、犀角、香附、朱砂、诃黎勒、檀香、沉香、丁香、荜茇、乳香、龙脑	芳香开窍行气止痛	寒闭证	突然昏倒，牙关紧闭，不省人事，心腹卒痛，甚则昏厥，亦治中风、中气及感受时行瘴疠之气见有上述症状者

（八）理气剂

凡以理气药为主组成，具有行气或降气作用，以治疗气滞或气逆证的方剂，统称理气剂。

气机升降失常，导致气机郁滞或气逆不降。气机郁滞须行气解郁散结；气逆不降须降逆平冲。因此，本类方剂分为行气剂、降气剂两类，见表8-48。

理气剂多属芳香辛燥之品，易伤津耗气，应适可而止，勿使过剂，尤其对年老体弱、阴虚火旺者、孕妇或素有崩漏吐衄者，更应慎用。

1. 行气剂　适用于气机郁滞的病证。临床表现有脘腹胀满，嗳气吞酸，胸胁胀痛，或月经不调，或疝气痛等。常用行气通滞、疏肝解郁药如陈皮、厚朴、木香、川楝子、乌药、香附等组成方剂。代表方有越鞠丸、枳实薤白桂枝汤、半夏厚朴汤、天台乌药散。

2. 降气剂 适用于肺胃气逆不下的病证。临床表现有咳喘，呕吐，嗳气，呕逆等症。常用降气祛痰、止咳平喘药如苏子、杏仁、沉香等组成方剂。代表方有苏子降气汤、定喘汤、旋覆代赭汤、橘皮竹茹汤。

表 8-48　理气剂

分类	方名	组成	功用	主治	临床表现
行气	越鞠丸	苍术、香附、川芎、神曲、栀子	行气解郁	郁证	胸膈痞闷，脘腹胀痛，嗳腐吞酸，恶心呕吐，饮食不消
	枳实薤白桂枝汤	枳实、厚朴、薤白、桂枝、瓜蒌	通阳散结祛痰下气	胸痹	胸满而痛，甚或胸痛彻背，喘息咳唾，短气，气从胁下抢心，舌苔白腻，脉沉弦或紧
	半夏厚朴汤	半夏、厚朴、茯苓、生姜、苏叶	行气散结降逆化痰	梅核气	咽中如有物阻，咯吐不出，吞咽不下，胸膈满闷
	天台乌药散	天台乌药、木香、小茴香、青皮、高良姜、槟榔、川楝子、巴豆	行气疏肝散寒止痛	寒凝气滞	小肠疝气，少腹引控睾丸而痛，偏坠肿胀
降气	苏子降气汤	紫苏子、半夏、川当归、炙甘草、前胡、厚朴、肉桂、生姜、大枣	降气平喘祛痰止咳	上实下虚证	痰涎壅盛，喘咳短气，胸膈满闷；腰疼脚软，或肢体浮肿，苔白滑，脉弦滑
	定喘汤	白果、麻黄、款冬花、半夏、桑白皮、杏仁、苏子、黄芩、甘草	宣降肺气祛痰平喘	风寒外束痰热内蕴	痰多气急，痰稠色黄，哮喘咳嗽，舌苔黄腻，脉滑数
	旋覆代赭汤	旋覆花、人参、代赭石、生姜、炙甘草、半夏、大枣	降逆化痰益气和胃	胃气虚弱痰浊内阻	心下痞硬，嗳气不除
	橘皮竹茹汤	橘皮、竹茹、大枣、人参、甘草、生姜	降逆止呃益气清热	胃虚有热之呃逆	呃逆或干呕

（九）理血剂

凡以理血药为主组成，具有活血调血或止血作用，治疗血瘀或出血证的方剂，统称为理血剂。

根据血瘀和出血两证，理血剂分为活血祛瘀剂、止血剂两种，见表 8-49。

使用活血祛瘀剂时，逐瘀太过，易伤正气，可配伍补血益气之品。使用止血剂时，止血太急，易留瘀滞，可配伍活血祛瘀之品，或选用兼有活血祛瘀作用的止血药，止血而不留瘀。此外，活血化瘀剂性多破泄，孕妇、月经过多者慎用或禁用。

1. 活血祛瘀剂 适用于瘀血证。临床多表现为瘀积肿痛，外伤瘀肿，以及经闭、痛经、产后恶露不行等。常用活血祛瘀药如川芎、桃仁、红花、赤芍、丹参等组成方剂。代表方有桃核承气汤、血府逐瘀汤、补阳还五汤、复元活血汤、温经汤、生化汤。

2. 止血剂 适用于各种出血证。临床表现为吐血、衄血、咯血、便血、崩漏等。常用止血药，如侧柏叶、小蓟、槐花等组成方剂。代表方有十灰散、咯血方、小蓟饮子、槐花散、黄土汤。

表 8-49 理血剂

分类	方名	组成	功用	主治	临床表现
活血祛瘀	桃核承气汤	桃仁、大黄、桂枝、炙甘草、芒硝	破血下瘀	下焦蓄血	少腹急结,小便自利,谵语烦躁,至夜发热,其人如狂
	血府逐瘀汤	桃仁、红花、当归、川芎、赤芍、生地黄、牛膝、桔梗、柴胡、枳壳、甘草	活血化瘀行气止痛	胸中血瘀	胸痛,头痛,痛如针刺而有定处,或急躁易怒,或内热烦闷,或入暮潮热,舌紫暗或瘀斑,脉涩或弦紧
	补阳还五汤	生黄芪、当归尾、赤芍、地龙、川芎、红花、桃仁	补气,活血,通络	中风后遗症	半身不遂,口眼㖞斜,语言謇涩,口角流涎,下肢痿废,小便频数,或遗尿不禁,舌暗淡苔白,脉缓
	复元活血汤	柴胡、天花粉、大黄、当归、红花、甘草、穿山甲、桃仁	活血祛瘀疏肝通络	跌打损伤,瘀血留于胁下	瘀血留于胁下,痛不可忍
	温经汤	吴茱萸、当归、白芍、川芎、人参、桂枝、阿胶、丹皮、生姜、甘草、半夏、麦冬	温经散寒祛瘀养血	冲任虚寒,瘀血阻滞	漏下不止,月经不调,月经或前或后,或一月再行,唇口干燥,手心烦热,或崩中漏下,月经后期、不至甚或经停,或久不受孕
	生化汤	当归、川芎、桃仁、干姜、甘草	活血化瘀温经止痛	产后血虚受寒	恶露不行,少腹冷痛
止血	十灰散	大蓟、小蓟、荷叶、侧柏叶、茅根、茜根、山栀、大黄、牡丹皮、棕榈皮	凉血止血	血热妄行	呕血、吐血、咯血、嗽血
	咯血方	青黛、瓜蒌仁、海浮石、山栀子、诃子	清火化痰敛肺止咳	肝火犯肺	咳嗽痰稠,或心烦易怒,胸胁刺痛,颊赤,便秘,舌红苔黄,脉弦数
	小蓟饮子	生地黄、小蓟、滑石、木通、蒲黄、藕节、淡竹叶、当归、栀子、炙甘草	凉血止血利水通淋	血淋	尿中带血,小便频数,或尿血,赤涩热痛,舌红脉数
	槐花散	槐花、侧柏叶、荆芥穗、枳壳	清肠止血疏风下气	肠风脏毒下血	便前出血,或便后出血,或粪中带血,以及痔疮出血,血色鲜红或晦暗
	黄土汤	甘草、灶心黄土、干地黄、白术、附子、阿胶、黄芩	温阳健脾养血止血	阳虚便血	大便下血,或吐血、衄血,妇人崩漏,血色暗淡,四肢不温,面色萎黄,舌淡苔白,脉沉细无力

(十)治风剂

凡以辛散祛风或息风止痉药物为主组成,具有疏散外风或平息内风作用,治疗风病的方剂,统称治风剂。

风病的范围广,病情变化复杂,临床分为"外风"和"内风"两大类。在治疗上,外风宜疏散,内风宜平息。因此,本类方剂可分为疏散外风剂、平息内风剂两类,见表 8-50。

1. 疏散外风剂 适用于外风所致病证。临床表现为头痛、眩晕,口眼㖞斜,语言謇涩,关节酸痛,肌肤麻木,甚则口噤,角弓反张等。常以辛散祛风药如羌活、防风、白芷、白附子、秦艽、川芎等组成方剂。代表方有大秦艽汤、消风散、川芎茶调散、牵正散。

2. 平息内风剂 适用于内风病证。临床表现有高热,抽搐,痉厥,眩晕,甚或卒然昏倒,不省人事，半身不遂，筋脉挛急，手足蠕动等。常用地黄、阿胶、白芍、鸡子黄、麦冬、龟板等组成方剂。代表方有羚角钩藤汤、镇肝息风汤、天麻钩藤饮。

表 8-50　治风剂

分类	方名	组成	功用	主治	临床表现
疏散外风	大秦艽汤	秦艽、甘草、川芎、当归、白芍、羌活、独活、防风、白芷、细辛、黄芩、生地黄、熟地黄、石膏、茯苓、白术	疏风清热养血活血	风邪初中经络	口眼㖞斜，舌强不能言语，手足不能运动
	消风散	当归、生地黄、荆芥、防风、牛蒡子、蝉蜕、知母、苦参、胡麻、苍术、石膏、甘草、木通	疏风养血清热除湿	风疹，湿疹	皮肤疹出色红，遍身云片斑点，瘙痒，抓破后渗出津水，苔白或黄，脉浮数有力
	川芎茶调散	川芎、荆芥、白芷、羌活、甘草、细辛、防风、薄荷	疏风止痛	风邪头痛	偏正头痛，或颠顶作痛，恶寒发热，目眩鼻塞，舌苔薄白，脉浮
	牵正散	白附子、僵蚕、全蝎	祛风化痰通络止痉	风中头面经络	中风，口眼㖞斜
平息内风	羚角钩藤汤	羚角片、霜桑叶、京川贝、鲜生地黄、双钩藤、滁菊花、茯神木、生白芍、生甘草、淡竹茹	凉肝息风增液舒筋	热极生风	高热不退，烦闷燥扰，手足抽搐，发为痉厥，甚则神昏，舌绛而干，舌焦起刺，脉弦而数
	镇肝息风汤	怀牛膝、生赭石、生龙骨、生牡蛎、生龟板、白芍、玄参、天冬、川楝子、生麦芽、茵陈、甘草	镇肝息风滋阴潜阳	类中风	头目眩晕，目胀耳鸣，脑部热痛，面色如醉，心中烦热，或时常嗳气，或肢体渐觉不利，口角渐形㖞斜，或眩晕跌仆，昏不知人，或肢体不利，半身不遂，脉弦长而有力
	天麻钩藤饮	天麻、钩藤、石决明、栀子、黄芩、川牛膝、杜仲、益母草、桑寄生、夜交藤、朱茯神	平肝息风清热活血补益肝肾	肝阳偏亢，肝风上扰	头痛，眩晕，失眠

（十一）治燥剂

凡具有甘凉滋润或轻宣燥邪的作用，治疗燥证的方剂，统称为治燥剂。

燥证有外燥和内燥之分。外燥是外感燥邪所致，内燥是脏腑精亏液耗所致。在治疗上，外燥宜轻宣，内燥宜滋润。因此，治燥剂分轻宣外燥剂、滋阴润燥剂两类，见表 8-51。

临床应用中，滋阴润燥之剂多为寒凉滋润之品，易助湿碍气，凡素体多痰湿或脾虚便溏者慎用。

1.轻宣外燥剂　轻宣外燥剂，适用于凉燥或温燥之证。常用苏叶、桔梗、前胡、杏仁等组成方剂。代表方有杏苏散、桑杏汤、清燥救肺汤。

2.滋阴润燥剂　滋阴润燥剂，适用于脏腑津伤液耗的内燥证。常用沙参、麦门冬、生地黄、玄参等组成方剂。代表方有养阴清肺汤、麦门冬汤、百合固金汤、玉液汤、增液汤。

表 8-51 治燥剂

分类	方名	组成	功用	主治	临床表现
轻宣外燥	杏苏散	苏叶、半夏、茯苓、前胡、苦桔梗、枳壳、甘草、生姜、橘皮、大枣、杏仁	轻宣凉燥 宣肺化痰	外感凉燥	头微痛，恶寒无汗，咳嗽痰稀，鼻塞咽干，苔白，脉弦
	桑杏汤	桑叶、杏仁、沙参、象贝、香豉、栀皮、梨皮	轻宣温燥 润肺止咳	外感温燥	身热不甚，口渴咽干，鼻燥干咳，无痰或痰少而黏，舌红苔薄白而干，右脉数大
	清燥救肺汤	冬桑叶、石膏、人参、真阿胶、麦冬、杏仁、甘草、胡麻仁、枇杷叶	清燥润肺	温燥伤肺	头痛身热，干咳无痰，气逆而喘，咽喉干燥，口渴鼻燥，胸膈满闷，舌干少苔，脉虚大而数
滋阴润燥	养阴清肺汤	大生地黄、麦冬、生甘草、玄参、贝母、丹皮、薄荷、炒白芍	养阴清肺 解毒利咽	白喉	喉间起白如腐，不易拭去，咽喉肿痛，鼻干唇燥，咳或不咳，呼吸有声，似喘非喘
	百合固金汤	生地黄、熟地黄、麦冬、百合、白芍、当归、贝母、生甘草、元参、桔梗	滋养肺肾 化痰止咳	肺肾阴亏	咳嗽带血，咽喉燥痛，手足心热，骨蒸盗汗，舌红少苔，脉细数
	麦门冬汤	麦门冬、半夏、人参、甘草、粳米、大枣	清养肺胃 降逆下气	肺阴不足 胃阴不足	咳唾涎沫，短气喘促，咽喉干燥；气逆呕吐，口渴咽干，舌红少苔，脉虚数
	增液汤	玄参、麦冬、细生地黄	增液润燥	阳明温病	便秘，口渴，舌干红，脉细数或沉而无力

（十二）祛湿剂

凡以祛湿药物为主组成，具有化湿利水、通淋泄浊等作用，治疗水湿病证的方剂，统称祛湿剂。

湿邪为病，常有风、寒、暑、热相间，人体又有虚实强弱之别，所犯部位又有上下表里之分，病情亦有寒化、热化之异。因此，祛湿治法较为多样。根据不同治法，祛湿剂分为燥湿和胃剂、清热祛湿剂、利水渗湿剂、温化水湿剂、祛风胜湿剂五类，见表 8-52。

祛湿剂多由辛香温燥或甘淡渗利之品组成，易耗伤阴津，故素体阴虚津亏，病后体虚及孕妇应慎用。

1. 燥湿和胃剂 适用于湿浊内阻，脾胃失和所致的脘腹胀满，嗳气吞酸，呕吐泄泻等症。常用苦温燥湿与芳香化浊药物，如苍术、陈皮、藿香、白豆蔻等组成方剂。代表方有平胃散、藿香正气散。

2. 清热祛湿剂 适用于湿热外感，或湿热内盛，以及湿热下注所致的暑湿、湿温、黄疸、热淋痿痹等证。常用清热利湿药如茵陈、薏苡仁、山栀、滑石等组成方剂。代表方有茵陈蒿汤、八正散、三仁汤。

3. 利水渗湿剂 适用于水湿壅盛所致的癃闭，淋浊，水肿、泄泻等证。常用利水渗湿药如茯苓、泽泻、猪苓等组成方剂。代表方有五苓散、猪苓汤、防己黄芪汤。

4. 温化水湿剂 适用于湿从寒化或阳虚不能化水所致的痰饮、水肿等证。常用温阳药如桂枝、附子，与健脾祛湿药如茯苓、白术等组成方剂。代表方有苓桂术甘汤、真武汤、实脾散、萆薢分清饮。

5. 祛风胜湿剂　适用于风湿在表所致的头痛，身重，或风湿侵袭，痹阻经络所致的腰膝顽麻痛痹等证。常用祛风湿药如羌活、独活、防风、秦艽等组成方剂。代表方有羌活胜湿汤、独活寄生汤。

表 8-52　祛湿剂

分类	方名	组成	功用	主治	临床表现
化湿和胃	平胃散	苍术、厚朴、陈皮、甘草、生姜、大枣	燥湿运脾行气和胃	湿滞脾胃	脘腹胀满，不思饮食，呕吐恶心，嗳气吞酸，肢体沉重，怠惰嗜卧，常多自利，舌苔白腻而厚，脉缓
	藿香正气散	大腹皮、白芷、紫苏、茯苓、半夏曲、藿香、白术、陈皮、厚朴、桔梗、炙甘草	解表化湿理气和中	外感风寒内伤湿滞	霍乱吐泻，发热恶寒，头痛，脘腹疼痛，舌苔白腻
清热祛湿	茵陈蒿汤	茵陈、栀子、大黄	清热，利湿，退黄	湿热黄疸	一身面目俱黄，黄色鲜明，腹微满，口渴，小便短赤，苔黄腻，脉沉数
	八正散	车前子、瞿麦、扁蓄、木通、滑石、栀子、炙甘草、大黄	清热泻火利水通淋	湿热下注	热淋，血淋，溺时涩痛，淋漓不畅，甚或癃闭不通，小腹急满，口燥舌干，苔黄腻，脉滑数
	三仁汤	杏仁、飞滑石、白通草、生薏苡仁、白蔻仁、竹叶、厚朴、半夏	宣畅气机清利湿热	湿温初起及暑温夹湿	头痛恶寒，身重疼痛，午后身热，胸闷不饥，面色淡黄，苔白不渴，脉弦细而濡
	二妙散	黄柏、苍术	清热燥湿	湿热下注	筋骨疼痛，或两足痿软无力，或足膝红肿热痛，或湿热带下，苔黄腻
利水渗湿	五苓散	猪苓、泽泻、白术、茯苓、桂枝	利水渗湿温阳化气	1. 蓄水 2. 水湿内停 3. 痰饮	小便不利，头痛身热，口渴欲饮，甚则水入即吐；水肿，泄泻，霍乱；吐涎沫而头眩，或短气而咳
	猪苓汤	猪苓、茯苓、泽泻、阿胶、滑石	利水养阴清热	水热互结	小便不利，发热，口渴欲饮，或心烦不寐，或咳嗽，呕恶，下利
	防己黄芪汤	防己、黄芪、甘草、白术、生姜、大枣	益气祛风健脾利水	风水、风湿	汗出恶风，身重，小便不利，舌淡苔白，脉浮
温化寒湿	苓桂术甘汤	茯苓、桂枝、白术、炙甘草	温阳化饮健脾利湿	中阳不足之痰饮	胸胁支满，目眩心悸，或短气而咳，舌苔白滑，脉弦滑
	真武汤	茯苓、附子、白芍、白术、生姜	温阳利水	1. 脾肾阳虚，水气内停 2. 太阳病	四肢沉重疼痛，腹痛下利，或肢体浮肿，小便不利；心下悸，头眩，身瞤动，振振欲扑地
	实脾散	厚朴、白术、木瓜、附子、干姜、木香、草果仁、大腹子、白茯苓、炙甘草、干姜、大枣	温阳健脾行气利水	阳虚水肿	身半以下肿甚，手足不温，口中不渴，胸腹胀满，大便溏薄，舌苔白腻，脉沉迟
	萆薢分清饮	益智仁、川萆薢、石菖蒲、乌药	温暖下元利湿化浊	虚寒白浊	小便频数，白如米泔，凝如膏糊

续表

分类	方名	组成	功用	主治	临床表现
祛风胜湿	羌活胜湿汤	羌活、独活、藁本、防风、川芎、蔓荆子、甘草	祛风胜湿	风湿在表	肩背痛不可回顾，头痛身重，或腰背疼痛，难以转侧，苔白脉浮
	独活寄生汤	独活、桑寄生、秦艽、防风、细辛、当归、川芎、生地黄、牛膝、杜仲、茯苓、桂心、人参、芍药、甘草	祛风湿，止痹痛，益肝肾，补气血	痹证日久，肝肾两虚，气血不足证	膝腰疼痛，肢体屈伸不利，或麻木不仁，畏寒喜温，心悸气短，舌淡苔白，脉细弱

（十三）祛痰剂

凡以祛痰药为主组成，具有消除痰饮作用，治疗各种痰的方剂，统称祛痰剂。

痰的成因很多，治法各不相同。根据不同治法，祛痰剂分为燥湿化痰剂、清热化痰剂、润燥化痰剂、温化寒痰剂、治风化痰剂五类，见表8-53。

1. 燥湿化痰剂 适用于湿痰证。湿痰证临床表现有痰多易咯，胸脘痞闷，呕恶眩晕，肢体困重，舌苔白腻或白滑，脉缓或滑等。常用燥湿化痰药如半夏、南星、陈皮等组成方剂。代表方有二陈汤、温胆汤。

2. 清热化痰剂 适用于热痰证。热痰证临床表现有咳嗽痰黄，咯吐不利，舌红苔黄腻，脉滑数等。常用清热化痰药如瓜蒌、胆南星等组成方剂。代表方有清气化痰丸。

3. 润燥化痰剂 适用于燥痰证。燥痰证临床表现有痰稠而黏，咯痰不爽，咽喉干燥，声音嘶哑等。常用润肺化痰药如贝母、瓜蒌等组成方剂。代表方有贝母瓜蒌散。

4. 温化寒痰剂 适用于寒痰证。寒痰证临床表现有痰清色稀，舌苔白腻等。常用温肺化痰药如干姜、细辛等组成方剂。代表方有苓甘五味姜辛汤。

5. 治风化痰剂 适用于内风夹痰证。内风夹痰证临床表现有眩晕头痛，或发癫痫，甚则昏厥，不省人事等。常用平肝息风药与化痰药为主以组成方剂。代表方有半夏白术天麻汤。

表 8-53 祛痰剂

分类	方名	组成	功用	主治	临床表现
燥湿化痰	二陈汤	半夏、陈皮、茯苓、炙甘草、乌梅、生姜	燥湿化痰理气和中	湿痰咳嗽	痰多色白易咳，胸膈痞闷，恶心呕吐，肢体困倦，或头眩心悸，舌苔白润，脉滑
	温胆汤	半夏、竹茹、枳实、陈皮、炙甘草、茯苓	理气化痰清胆和胃	胆胃不和痰热内扰	虚烦不眠，或呕吐呃逆，以及胆怯易惊，癫痫
清热化痰	清气化痰丸	瓜蒌仁、陈皮、黄芩、杏仁、枳实、胆南星、茯苓、制半夏	清热化痰理气止咳	痰热咳嗽	咳嗽痰黄，咯之不爽，胸膈痞闷，小便短赤，舌质红，苔黄腻，脉滑数
润燥化痰	贝母瓜蒌散	贝母、瓜蒌、天花粉、茯苓、橘红、桔梗	润肺清热理气化痰	燥痰咳嗽	咯痰不爽，涩而难出，咽喉干燥
温化寒痰	苓甘五味姜辛汤	茯苓、甘草、干姜、细辛、五味子	温肺化饮	寒饮内蓄	咳嗽痰多，清稀色白，胸膈不快，苔白滑，脉弦滑
治风化痰	半夏白术天麻汤	半夏、天麻、茯苓、橘红、白术、甘草、生姜、大枣	燥湿化痰平肝息风	风痰上扰	眩晕头痛，胸闷呕恶，舌苔白腻，脉弦滑

（十四）消食剂

以消食药为主组成，具有消食健脾或化积导滞等作用，治疗食积停滞证的方剂，统称为消食剂。

根据功效不同，消导剂分为消食导滞剂、健脾消食剂两类，见表8-54。

1. 消食导滞剂 适用于食积证。食积证临床表现有胸脘痞闷、嗳腐吞酸、恶食呕逆、腹痛泄泻等。常用消食药如山楂、神曲、莱菔子等组成方剂。代表方有保和丸、枳实导滞丸、木香槟榔丸、健脾丸。

2. 健脾消食剂 适用于脾虚失运，食积内停证。临床表现有食少难消，脘腹痞满，不思饮食，面黄体瘦，倦怠乏力，大便溏薄等。常用消食药配伍益气健脾之品，组成消补兼施之剂。代表方有枳实消痞丸。

表8-54 消食剂

分类	方名	组成	功用	主治	临床表现
消食导滞	保和丸	山楂、神曲、半夏、茯苓、陈皮、连翘、萝卜子	消食和胃	一切食积	脘腹痞满胀痛，嗳腐吞酸，恶食呕吐，或大便泄泻，舌苔厚腻，脉滑
	枳实导滞丸	大黄、枳实、神曲、茯苓、黄芩、黄连、白术、泽泻	消导化积清热祛湿	湿热食积	脘腹胀痛，下痢泄泻，或大便秘结，舌苔黄腻，脉沉有力
	木香槟榔丸	木香、槟榔、青皮、陈皮、广茂、黄连、黄柏、大黄、香附、牵牛、枳壳	行气导滞攻积泄热	痢疾，食积	脘腹痞满胀痛，赤白痢疾，里急后重，或大便秘结，舌苔黄腻，脉沉实
	健脾丸	白术、木香、黄连、茯苓、甘草、人参、神曲、陈皮、砂仁、麦芽、山楂、山药、肉豆蔻	健脾和胃消食止泻	脾虚停食	食少难消，脘腹痞闷，大便溏薄，苔腻微黄，脉象虚弱
健脾消食	枳实消痞丸	枳实、干姜、甘草、麦芽、茯苓、白术、半夏曲、人参、厚朴、黄连	消痞除满健脾和胃	脾虚气滞寒热互结	心下痞满，不欲饮食，倦怠无力，大便不调

第三节　汤药煎煮法

汤剂是临床最常用的剂型，为了使药物更好地发挥疗效，历代医家均非常重视汤剂的煎煮方法，如徐灵胎在《医学源流论》说："煎药之法，最宜深讲，药之效不效，全在乎此。"因此，我们必须正确掌握中药的煎煮方法。

一、煎药器具

（一）适宜器具

首选砂锅、瓦罐和陶瓷器罐。此类器具材质稳定，在煎药过程中不易与药物成分发生化学反应，且受热均匀，导热性能缓和，被历代医家认为是较为理想的煎药容器。其次可用搪瓷、不锈钢和玻璃器皿。此类器具虽然材质稳定，但传热散热较快，不利于药物中某些有效成分的析出。

（二）禁忌器具

忌用铁、铜、锡、铝等材质的器具。此类器具金属活性较强，化学性质不稳定，在煎煮过程中可与中药成分发生化学反应，如与鞣质类的成分反应可生成鞣酸铁；与有机酸类成分反应可生成盐类等，轻者使药物中的某些有效成分发生沉淀，药物有效含量降低；重者生成对人体有害的物质，产生毒性。

二、煎药用水

（一）水质

以水质洁净、矿物质少为原则。现在常用的有自来水、井水或蒸馏水等。必须用凉水或凉开水，忌用开水煎药。因为许多中药为植物药，生药的外层组织细胞如果骤然受热，会立即紧缩、凝固，蛋白质在细胞壁上形成一层不可逆的变性层，使组织内部的药物成分难以析出，影响药物有效成分的利用。

（二）水量

加水量应根据药物的性质、药量、吸水程度、煎煮时间及治疗所需的药量等因素而定。煎煮花、叶、全草类药物，加水量可适当增多；煎煮矿物类、贝壳类药物时，加水量可稍减。煎药时应一次将水加足，避免在煎药过程中频频加水，如不慎将药煎糊，应弃去，不可加水再煎后服用。一般汤剂经水煎两次，其中 70% ～ 80% 的有效成分已析出，因此临床多采用两种煎法：

1. 传统的加水方法　将药物均匀放入药锅内，看准药物表面的位置，第一煎加水超过药物表面 3 ～ 5cm，第二煎的加水量以水超过药物表面 2 ～ 3cm 为准。

2. 其他加水方法　按平均每 1g 药加水约 10mL，计算出该方总的需水量，第一煎加入总水量的 70%，第二煎加入剩余的 30%。

三、煎前泡药

煎药前，宜先用冷水将药材泡透。因为中药多为植物类，有的药用根茎、果实，其质地坚硬致密，不易煎透；且大多为干品，含有淀粉与蛋白质，通过凉水浸泡，让水分充分渗入药物组织内，使药材变软，组织细胞膨胀后可恢复其天然状态，煎药时利于有效成分的析出。

一般复方汤剂加水搅拌后应浸泡 30 ～ 60 分钟；以花、叶、草类等药为主的方剂，需浸泡 20 ～ 30 分钟；以根、茎、种子、果实类等药材为主的方剂，需浸泡 60 分钟。浸泡时间也不宜过久，以免引起药物酶解或霉变。

煎药前不可用水洗药，因为某些中药成分中含有糖和贰类等易溶于水的物质，若用水洗，会丧失一部分有效成分，还有些中药是添加蜜、醋和酒等炮制过的，用水洗会降低药效。

四、煎药火候

煎药温度的高低，中医称之为"火候"，有文火和武火之分。武火是指大火急煎；文火是指小火慢煎。一般以"先武后文"为原则。《本草纲目》说："先武后文，如法服之，未有不效者。"即在煎药开始用武火，至水沸后改用文火，并保持在微沸状态，既可减慢水分的蒸发，又有利于有效成分的煎出，同时避免药物溢出。

解表药、清热类、芳香类药不宜久煎，宜用急火快煎以防药性挥发；滋补药宜用武火煮沸后，改用文火久煎，使有效成分充分煎出。

五、煎药时间

煎药时间从水沸时开始计算时间，一般一煎需要 20 ～ 30 分钟，二煎需 10 ～ 20 分钟。煎煮时间主要根据药物和疾病的性质而定。

解表药、芳香类药，一煎需 15 ～ 20 分钟，二煎需 10 ～ 15 分钟；受热易破坏的药物，如钩藤、大黄等，应待其他药物煎好前 5 ～ 10 分钟加入；滋补类药物，一煎需 40 ～ 50 分钟，二煎需 30 ～ 40 分钟；有毒性的药物，如附子、乌头等需久煎，60 ～ 180 分钟。

药物煎好后，用纱布将药液过滤或绞渣取汁，每剂取液量 300 ～ 400mL，小儿减量，每日可服 2 ～ 3 次。

六、特殊煎煮法

有些药材因性质、成分特殊，煎煮时需要特殊处理，方可产生最佳效果。通常有以下几种：

（一）先煎

为了增加药物的溶解度或降低药物毒性，使其充分发挥疗效，将一些药物先煎煮一段时间，再放入其他药物同煎。常见药物如下：

1. 难溶于水及质地坚硬、不易煎煮的药物　如贝壳类（海蛤壳、牡蛎、珍珠母等），角、骨、甲类（水牛角、龟板、鳖甲、穿山甲、鹿角等），矿石类（生石膏、寒水石、磁石、代赭石等），打碎后先煎煮 30 分钟，再下其他药。

2. 有毒的药物　如附子、乌头、半夏、商陆等。需先煎 1 ～ 3 小时，以消除或降低毒性。

（二）后下

凡气味芳香借挥发油起效的药物，为防其有效成分挥发，宜在一般药物即将煎好前 10 分钟放入，再与其他药物同煎，如薄荷、藿香、砂仁、豆蔻、沉香等。

（三）包煎

为防止煎后药液混浊及减少对消化道、咽喉的不良刺激，粉末类、含绒毛类的药物需用纱布包好，再放入锅内与其他药同煮。如旋覆花、滑石、车前子、青黛、赤石脂等。

（四）另煎

某些贵重药物，为了尽量保存其有效成分，减少同时煎煮时被其他药物吸收，将其切成小片单味煎煮 2 ～ 3 小时，煎好后，单独服用或兑入汤药中同服，如人参、西洋参、鹿茸、犀角等。

（五）烊化

胶质、黏性大且易溶的药物，如与其他药物同煎易粘锅煮糊，且易附着于他药影响药效，应单独加温溶化或置于刚煎好的去渣药液中微煮或趁热搅拌，使之溶解。如阿胶、龟板胶、鹿角胶、枇杷叶膏等。

（六）冲服

对某些不耐高温又难溶于水的药物可先研成粉末，再用开水或煎好的汤液冲服。如三七、琥珀、犀角、珍珠、羚羊角等。

（七）泡服

某些易出味、挥发性较强的药不宜煎煮，宜采用泡服。将药物放入茶杯中加沸水泡10～15分钟，出味后服用，如番泻叶、胖大海、菊花等；也可将药物放入刚煮好的药液中泡服。

（八）煎汤代水

将泥沙多的药物或质轻量大的药物煎好后，去掉药渣，澄清取汁，再用其药液煎煮其他药物，如灶心土、芦根、茅根、玉米须等。

第四节 中药用药方法

中医用药根据病变的性质、病变的部位和药物的性质，分内服法和外用法两种。

一、内服法

（一）服药时间

适时服药是合理用药的重要方面，《神农本草经》指出："病在胸膈以上者，先食而后服药；病在心腹以下者，先服药而后食；病在四肢血脉者，宜空腹而在旦；病在骨髓者，宜饱满而在夜。"表明正确掌握服药时间，将直接影响药效的发挥。具体服药时间应根据病情的需要、药物的特性和胃肠道的状况来确定。

1.饭前服 补益药、制酸药及部分治疗胃肠道疾病的药物，宜饭前30～60分钟服用，饭前胃中空虚，可避免药物与食物混合，使药物迅速进入肠道，充分发挥药效。

2.饭后服 消导药、抗风湿药等对胃肠有刺激的药物，宜饭后30～60分钟服用，饭后胃中存有较多食物，可减少对胃的刺激，以便充分发挥药物疗效。

3.睡前服 安神药、涩精止遗药、缓下药均宜睡前服。安神药于睡前服在药物起效后即能起到安眠的效果；涩精止遗药所治疗的遗精遗尿病证多于夜间发生，此间服用可起到治疗的作用；缓下药需要长时间在胃肠道作用，睡前服用晨起后正好发挥泻下效果。

4.定时服 平喘药、截疟药和主治月经不调的药，需要定时服用。平喘药和截疟药所治疗的喘咳和疟疾一般发作多有规律性，故宜于发作前2～3小时服用，恰好在疾病发作时起效。主治月经不调的药物，尤其是治疗痛经的药物宜在月经前3～7天服用，以起到调经作用。

（二）服药方法

一般疾病服药，多采用每日1剂，每剂药物煎2次，有些滋补药也可以煎3次。可将头煎、二煎药汁混合后"分服"，也可将两次所煎药汁"顿服"、分数次服等，视病情不同而分别对待。

1.一般服法 病缓者一天服一剂。重病、急病者可隔4小时服药一次，以使药效持续。

2.顿服 病情紧急者，可一次一煎，大量顿服。

3.不拘时服 急性病、热性病和治疗咽喉疾病的药物应不拘固定的时间服用，有的也可煎汤代茶饮。

4.小量频服 呕吐患者一次服用大量药物可引发或加重呕吐症状；小儿体弱而不胜大的药

力，故均宜选择小量频服。

（三）服药温度

服药温度是指中药汤剂的温度或送服药物液体的温度，分为温服、热服和冷服。

1. 温服　将煎好的汤剂放温后服用，或将中成药用温开水、酒、药汁等液体送服的方法称为温服。一般中药多采用温服，尤其对脾胃虚弱的患者，中医认为凉（冷）者属阴，阴盛损阳，脾胃之气属阳，患者脾胃之气虚弱时再进凉汤，势必更伤阳气，对病情不利。温服又可减轻某些药物的不良反应，如乳香、没药等对胃肠道有刺激作用，能引起恶心、呕吐等不良反应，温服后能缓解上述症状。

要注意的是，汤剂放凉后，再需温服时，应先加热煮沸，使汤剂中沉淀的有效成分重新溶解后，再放温服用。因为汤剂放冷后许多有效成分因溶解度小而析出沉淀，如果只服用上面的清液，舍去沉淀部分必然影响疗效。如加热至沸，则已沉淀的有效成分又可溶解，放温后服用，基本上与刚煎时效果相近。

2. 热服　将煎好的汤剂趁热服下或将中成药用热开水送服的方法称为热服。解表药必须热服以助药力发汗。寒证用热药，应热服，属"寒者热之"之法。真热假寒用寒药，应热服，属"寒药热服""治热以寒，温而行之"之法，以减少患者服药格拒。不论是汤剂还是中成药，理气、活血、化瘀、补益剂均应热服。

3. 凉服　将煎好的汤剂放凉后服用或将中成药用凉开水送服的方法称为凉服。热证用寒药应凉服，属"热者寒之"之理。真寒假热用热药，应凉服，属"热药凉服""治寒以热药，凉而行之"之法。不论是汤剂还是中成药，一般止血、收敛、清热、解毒、祛暑剂均应凉服。服药呕吐者，应先口服少许姜汁或嚼少许陈皮后再凉服，以减轻症状。

（四）服药后的观察及护理

服药后患者宜休息一段时间，以利于药物更好地吸收；同时要严密观察服药后的反应，尤其是服用有毒副作用的药物和药性峻烈的药物，更应严密观察服药后有无不良反应。

1. 观察药物的作用　药物进入人体之后，必然会产生一定的药理作用，如服解表药后，患者会有汗出；服利水渗湿药后，患者排尿次数和尿量增加，这说明药物在体内发挥了正常疗效。此外，还要全面综合观察服药后的各种反应，如服用泻下药后除观察大便的次数以外，还要观察大便的性质、颜色、形状、气味，以及是否伴有腹痛，腹痛的性质及腹痛发作的时间、程度等。

2. 观察药物毒副反应　有些药物，由于加工炮制或使用不当可能引起毒副反应，因此，对中草药的性能及可能发生的不良反应，护士要有清楚的认识。用药前，应将用药的注意事项向患者交待清楚，纠正中草药不会引起中毒的错误观念，严格掌握常用药物的用法和应用剂量，避免滥用。

正确服用中药、施以服药前后的护理，不仅能及时发挥药效，也可以提高其远期疗效，使慢性疾病得到渐渐恢复，使急性疾病得到及时控制，再施以渐治之法，可以根治疾病，战胜顽疾。

二、外用法

外用法是将药物直接作用于患者体表某部位或病变部位以达到治疗目的的一种治疗方法。

临床上外治法操作简单，疗效确切，应用广泛。外治医家吴师机曾说："外治之理即内治之理，外治之药即内治之药，所异者，法耳。"指出了外治法与内治法在给药途径上的不同。外治就是将药物制成不同的剂型，施于患处，并赖于药物的性能，使其直达病所，产生作用，从而达到治疗目的。

（一）膏药的用法与护理

膏药，古称薄贴，又称硬膏，是按处方将药物置于植物油中煎熬去渣，加入黄丹再煎，熬成膏状摊在布、纸或皮上而成。具有消肿止痛、通血活络、祛风胜湿、软坚散结、拔毒透脓等作用。

1. 适用范围　用于外科痈疡疖肿，已成脓未溃，或已溃脓毒未尽和瘰疬、痰核、风湿、跌打损伤等病证。

2. 操作及护理方法　清洁局部皮肤，将膏药加温软化后趁热敷贴患处。加热温度不可过高，以防烫伤皮肤；膏药敷贴后，可适当加以固定；注意观察皮肤反应，如皮肤出现红肿、丘疹、水疱或瘙痒异常，应及时取下膏药；治疗结束去除膏药后，局部可用松节油擦拭干净。薄型的膏药，多适用于溃疡，宜于勤换，一般1～2天换一次；厚型的膏药，多适用于肿疡，宜于少换，一般5～7天换一次。

（二）油膏的用法与护理

油膏，又称软膏，是将药物与油类煎熬或捣匀成膏的制剂。油膏方剂组成不同，可针对疾病的不同阶段和性质分别选择运用。

1. 适用范围　肿疡、溃疡、皮肤病糜烂结痂渗液不多者或肛门疾患等。

2. 操作及护理方法　清洁皮肤，将油膏涂在大小适宜的纱布上，敷于患处后包扎，一般2～3天换药1次。目前调制油膏大多应用凡士林，可刺激皮肤引起皮炎，注意观察患者局部皮肤情况，若出现皮炎或药物过敏现象，及时去除油膏，改用其他治疗。

（三）掺药的用法与护理

掺药，古称散剂，又称粉剂，是将药物研制成极细粉末，散布于创面局部，以达到去腐生新、清热止痛、生肌收口等作用。

1. 适用范围　疮疡创面、皮肤溃烂或湿疹、口腔黏膜炎症与溃疡、肛肠疾病等。

2. 操作及护理方法　清洁创面后，将药粉均匀掺布于疮面上，用消毒纱布或油膏纱布覆盖；或掺布于膏药、油膏上，或粘附在纸捻上再插入疮口内，或将药粉时时扑于病变部位。一般1～2天换药一次。去腐拔毒药末，有时会刺激创面，引起疼痛，应告知患者，以便取得合作。

（四）鲜药捣敷的用法与护理

鲜药捣敷，是将具有药用作用的新鲜植物药洗净、捣碎，直接敷于患处，利用植物药浆汁中的有效成分达到清热解毒、消肿止痛、收敛止血等目的。常用的鲜药有蒲公英、紫花地丁、马齿苋、仙人掌、七叶一枝花、野菊花等。

1. 适用范围　一切外科阳证，如红肿热痛、创伤表面浅表出血皮肤瘙痒、虫蛇咬伤等均可采用鲜药捣敷法。

2. 操作及护理方法　清洁局部皮肤，将鲜药洗净后用手揉烂或放入容器内捣碎，直接敷于患处，固定包扎。使用时应注意清洁消毒，防止感染。

第五节　中药用药"八法"及护理

中药用药"八法"是清代医家程钟龄根据历代医家对治法的归类总结出来的，通常指汗、吐、下、和、温、清、消、补八法。他在《医学心悟》中指出："论病之原，以内伤外感四字括之。论病之情，则以寒热虚实表里阴阳八字统之。而论治病之方，则又以汗和下消吐清温补八法尽之。"在临床上，每一种治法可单独使用，也可随病情变化而相互配合使用。中医护理人员掌握用药"八法"将有助于提高辨证施护的效果。

一、汗法及其护理

（一）概述

汗法，亦称解表法。是通过宣发肺气，调畅营卫，开泄腠理等作用，促使人体微微出汗，将肌表的外感六淫之邪随汗而解的一种治法。

早在《黄帝内经》中已有关于汗法的记载，如《素问·生气通天论》篇记载道："体若燔炭，汗出而散。"意为身体发热如同焚烧的炭火，汗出之后，热随汗外散。《素问·阴阳应象大论》曰："其在皮者，汗而发之。"

这些都是使用汗法的理论依据，但汗法不是以使人出汗为目的，主要是汗出标志着腠理开，营卫和，肺气畅，血脉通，从而能祛邪外出。

（二）适应证及禁忌证

适用于外感表证、疹出不透、疮疡初起及水肿、泄泻、咳嗽、疟疾而见恶寒发热、头痛身疼等表证者。由于病情有寒热，邪气有兼夹，故汗法又有辛温、辛凉之分。凡淋家、疮家、亡血家和剧烈吐下之后均禁用汗法。病邪已经入里或麻疹已透，疮疡已溃，虚证水肿，吐泻失水等，也不宜应用汗法。

（三）护理方法

1. 病情观察　观察生命体征及出汗特点，如有汗、无汗、出汗时间、出汗部位等。一般汗出热退即停药，并以遍身微微汗出最佳，即汗出邪去为度。若汗出不彻，则病邪不解，需继续用药；而汗出过多，会伤津耗液损伤正气，可口服糖盐水或输液；若大汗不止，易导致伤阴亡阳，应立即报告医师，及时采取措施。病位在表，药后仍无汗者，可针刺大椎、曲池穴，以透邪发汗；忌食冷饮及冷敷，避免"闭门留寇"，使邪无出路，而入里化热成变证，热反更甚。

2. 生活起居护理　病室安静、空气新鲜。汗出热退时，及时用干毛巾或热毛巾擦干汗液；大汗淋漓者，暂时不应给予更衣，可在胸前、背后铺上干毛巾，汗止后更换衣被，并注意避风寒，以防复感。

3. 饮食护理　服药期间饮食宜清淡，忌黏滑、五辛、酸性和生冷食物。因酸性食物有敛汗作用，而生冷食物不易散寒。

4. 服药护理　汤药宜武火快煎热服，并饮热水、热饮料等，以助药力，服药后宜卧床加盖衣被，促其发汗。服发汗解表药时，应禁用或慎用解热镇痛药，如阿司匹林、比理通等，防止汗出太过；服用含有麻黄的药物后，要注意观察患者的血压及心率变化。要因人因时而发汗，如暑天炎热，汗之宜轻；冬令寒冷，汗之宜重；体虚者，汗之宜缓；体实者，汗之宜峻等。

二、吐法及其护理

（一）概述

吐法，亦称涌吐法，是通过涌吐，使停留在咽喉、胸膈、胃脘等部位的痰涎、宿食或毒物从口中吐出的一种治法。

《素问·至真要大论》中指出："病在上者，引而越之。"张仲景在《金匮要略》中以"呕家有痈脓，不可治呕""患者欲吐者，不可下之"为例，阐明审因论治，因势利导的治疗原则。

由于吐法可以引邪上越，宣壅塞而导正气，所以在吐出有形实邪的同时，往往汗出，使在肌表的外感病邪随之而解。

（二）适应证及禁忌证

常用于中风、痰涎壅盛、癫狂、宿食、食厥、气厥、胃中残留毒物及霍乱吐泻不得等。涌吐药作用迅速凶猛，易伤胃气，宜中病即止，并注意用量、用法和解救方法。对年老体弱、婴幼儿、心脏病、高血压及孕妇慎用或忌用。

（三）护理方法

1. 病情观察　吐而不止者，可服用少许姜汁或冷粥、冷开水解之。若仍不止者，可根据给药的种类分别处理：服稀涎散可用甘草、贯众汤解之；服藜芦可用葱白汤解之；服瓜蒂散可用麝香 0.03～0.06g 开水冲服解之；误食其他毒物，可用绿豆汤解之；若吐后气逆不止，宜给予和胃降逆之剂止之。严重呕吐者应注意观察生命体征及呕吐物的量、气味、性质、性状并记录，必要时给予补液、纠正电解质平衡等对症处理。食物中毒或服毒患者，可根据需要保留呕吐物，以便化验。

2. 生活起居护理　病室清洁、光线充足、空气新鲜无异味。吐后给患者温开水漱口，及时清除呕吐物，撤换被污染的衣被，整理好床单位，嘱患者勿坐卧当风，以防吐后体虚，复感外邪。

3. 饮食护理　服药应暂禁食，待胃肠功能恢复后再给少量流质或易消化食物，以养胃气。

4. 用药护理　药物应小量渐增，采取二次分服法，以防涌吐太过或中毒，一服便吐者，需通知医生，决定是否继续二服。服药后不吐者可用压舌板刺激上腭咽喉部，助其呕吐。呕吐时协助患者坐起，并轻拍患者背部促使胃内容物吐出。不能坐起者，协助患者头偏向一侧，避免呕吐物误吸入呼吸道。

三、下法的护理

（一）概述

下法，亦称泻下法，是通过运用泻下药荡涤肠胃、通利大便，使停留在肠胃中的宿食、燥屎、冷积、瘀血、结痰、停水等从下窍而出，以驱邪除病的一种治疗方法。

《素问·至真要大论》曰"其下者，引而竭之""中满者，泻之于内"，就是下法的理论依据之一。

因病性有寒热，正气有虚实，病邪有兼夹之分，故下法有寒下、温下、润下、逐下、攻补兼施之别。

（二）适应证及禁忌证

1. 寒下　适用于里实热证，高热烦渴，大便燥结，腹胀疼痛，腑气不通；或热结旁流，下利清水，腹胀疼痛，按之坚硬有块，口舌干燥；或里热实证之高热不退，谵语发狂；或咽喉、牙龈肿痛以及火热炽盛等证。表里无实热者及孕妇忌用。

2. 温下　适用于因寒成结之里实证，脐下硬结，大便不通，腹痛喜温，手足不温。

3. 润下　适用于热盛伤津，或病后津亏未复，或年老津涸，或产后血枯便秘，或习惯性便秘等。

4. 逐水　适用于水饮停聚体内，或胸胁有水气，或腹肿胀满，凡脉证俱实者。此药有毒而力峻，易伤正气，体虚、孕妇忌用，有恶寒表证者不可服用。

5. 攻补兼施　适用于里实证虚而大便秘结者。

（三）护理方法

1. 病情观察　严密观察病情变化，生命体征，排泄物性质、量、次数、颜色及腹痛减轻的情况，若泻下太过出现虚脱，应及时配合救治；温下服药后应观察腹部冷结疼痛情况，宜连续取轻泻之剂，如服药后腹痛渐减，肢温回缓，为病趋好转之势；逐水药泻下作用峻猛，能引起剧烈腹泻，使体内潴留的水液从大便排出，部分药兼有利尿作用，应注意观察大、小便情况。

2. 生活起居护理　病室宜安静、通风、空气清新、温湿度适宜。寒下患者病室宜凉爽；温下患者宜安排向阳病室，注意保暖。帮助患者养成定时排便习惯，也可在腹部进行按摩疗法，保持肛周清洁干燥。

3. 饮食护理　饮食清淡，易消化，富于营养，服药期间暂禁食。寒下患者待燥屎泻下后给以米汤、面条等养胃理气之品，3～5日后给予清淡，易消化饮食，忌油腻、辛辣食物及饮酒，以防热结再作；温下患者给予温热性味之食品；润下患者给予具有通便作用的食品，如香蕉、蜂蜜、果仁、菜泥等；逐水患者应给予低盐饮食。

4. 用药护理　用药中病即止，不可久服。寒下用大承气汤时，应先煎方中的枳实和厚朴，大黄后下，芒硝冲服，以保证其泻下功效，服药期间不可同时服用辛燥、滋补药；温下用温脾汤时，方中大黄应先用酒洗后再与其他药同煎，药宜饭前温服；润下药一般宜早、晚空腹服用；逐水药多用于胸水和腹水病证，服药后要注意心下痞满和腹部胀痛情况。攻补兼施服用新加黄龙汤需加姜汁冲服，即可以防呕逆拒药，又可以借姜振胃气。

四、和法的护理

（一）概述

和法，亦称和解法，是通过和解或调和的作用，以祛除病邪为目的的一种治法。

《伤寒明理论》记载道："伤寒邪在表者，必渍形以为汗；邪气在里者，必荡涤以为利。其于不内不外，半表半里，既非发汗之所宜，又非吐下之所对，是当和解则可以矣。"

和解是专治病邪在半表半里的一种方法，它既没有明显的祛邪作用，也没有明显的补益作用，通过缓和和解与调和疏解而达到气机调畅，使表里寒热、虚实错杂、脏腑阴阳气血的偏盛偏衰，归于至复。

（二）适应证及禁忌证

适用于邪犯少阳，肝脾不和，寒热错杂等病邪在半表半里之证。和法不宜用于邪在肌表而未入少阳半表半里者，或邪已入里而阳明热盛者。

（三）护理方法

1.病情观察　服药后，要仔细观察患者的体温、脉象、以及出汗情况。服调和肠胃药时应注意观察腹胀及呕吐情况，并注意排便的性质和量。

2.生活起居护理　病室安静，空气新鲜，起居有常，适当锻炼。

3.饮食护理　服药期间宜给予清淡易消化的饮食，以健脾行气消食，忌食生冷瓜果、肥甘厚味及辛辣之品。

4.用药护理　服和解少阳药如小柴胡汤时，忌食萝卜，因方中有人参，而萝卜可破坏人参的药效；服截疟药应在疟疾发作前 2～4 小时，并向患者交待有关事项，鼓励多饮水；服调和肝脾药时应配合情志护理，使患者保持心情舒畅，有利于提高疗效。因方中以柴胡为主药，服药时应避免同时服用碳酸钙、维丁胶性钙、硫酸镁、硫酸亚铁等西药，以免产生毒副作用。

五、温法的护理

（一）概述

温法，亦称温阳法，是通过温中、祛寒、回阳、通络等作用，使寒气去，阳气复，经络通，血脉和的一种治法。

《素问·至真要大论》记载的"寒者热之""治寒以热"就是温法的理论依据之一。

寒病的成因有外感、内伤之不同。或由寒邪直中于里；或因治不如法，误伤阳气；或素体阳气虚弱，寒从中生。寒病部位也有在中、在下、在脏、在腑、在经络之不同，因此温法有温中祛寒、回阳救逆和温经散寒的区别。由于寒病的发生，常为阳虚与寒邪并存，故常与补法配合运用。另外，寒邪伤人肌表的病证，当用汗法治疗，不在此例。

（二）适应证及禁忌证

适用于脏腑经络因寒为病的病证。凡阴虚、血虚、津液不足，以及血热而出血者皆当忌用。应辨别寒热真假，以免妄用温热护法，致病势逆变。

（三）护理方法

1.病情观察　服药期间应密切观察病情变化，注意患者神志、面色、体温、血压、脉象及四肢回温等情况。如服药后患者汗出不止，厥冷加重，烦躁不安，脉细散无根等，为病情恶化，应及时与医生联系，并积极配合医生抢救。

2.生活起居护理　病室宜温暖向阳，空气清新，注意保暖。

3.饮食护理　宜进热饮，饮食宜给性温的狗肉、羊肉、桂圆等，以助药物的温中散寒之功效，忌生冷寒凉。

4.用药护理　服温中祛寒药，如理中丸、建中汤等时，应在服药后饮热粥少许，有微汗时避免揭衣；服温经散寒药时，不宜单纯用辛热之品，要与养血通脉药组合来用，服药后应注意保暖；服回阳救逆药时，昏迷患者可采用鼻饲法给药。方中有附子需久煎。

六、清法的护理

（一）概述

清法，亦称清热法，是通过清热泻火的方法，使邪热外泄，以清除里热的一种方法。

NOTE

《素问·至真要大论》记载道"热者寒之""温者清之""治热以寒"，就是清法的理论依据之一。

由于里热证有热在气分、血分、脏腑等不同，因此清法之中，又相应分为清气分热、清营凉血、气血两清、清热解毒、清脏腑热以及清虚热等六类。

（二）适应证及禁忌证

对于由温、热、火所致的里热证皆可适用，尤其治疗温热病中更为常用。外感六淫之邪的表热证，当用辛凉解表法治疗，不在此例。年老体弱、脾胃虚寒者慎用，或减量服用；孕妇忌用。

（三）护理方法

1. 病情观察 服药后需观察病情变化，如服白虎汤后，若患者体温渐降，汗止渴减，神清脉静，为病情好转；若壮热烦渴不减，并出现神昏谵语，舌质红绛，提示病由气分转为气营两燔；若药后壮热不退而出现四肢抽搐或惊厥者，提示热盛动风，应立即报告医师采取救治措施。

2. 生活起居护理 病室宜空气新鲜，光线柔和，整洁安静，室温、衣被等均宜偏凉。

3. 饮食护理 给以清淡易消化的流质或半流质，多食蔬菜水果类及维生素丰富的食物，鼓励患者多饮水、西瓜汁、梨汁、柑橘等生津止渴之品。

4. 用药护理 汤药宜凉服或微温服。苦寒滋阴药久服伤胃或内伤中阳，必要时添加醒胃、和胃药。

七、消法的护理

（一）概述

消法，亦称消导法，即通过消食导滞和软坚散结作用，对气、血、痰、食、水、虫等积聚而成的有形之邪逐渐消散的一种治法。

《素问·至真要大论》记载的"坚者削之""结者散之"就是消法的理论依据之一。《医学心悟》曰："消者，去其壅也，脏腑、经络、肌肉之间，本无此物而忽有之，必为消散，乃得其平。"

由于消法治疗的病证较多，病因也各不相同，所以消法又分消导食积、消痞化癥、消痰祛水、消痈杀虫、消疮散痈等。

（二）适应证及禁忌证

适用于病势较缓，虚实夹杂之证，尤其是气血积聚而成之癥块，不可能迅速消除，必须渐消缓散者。年老、体弱者慎用；脾胃虚弱、无食积者及孕妇禁用。

消法与下法虽皆治有形之实邪，但两者有所不同：下法是适用于病势急迫，形证俱实之证，必须急下，速除；消法适用于病势较缓，虚实夹杂之证，尤其是气血积聚而成之癥块，不可能迅速消除，必须渐消缓散。

（三）护理方法

1. 病情观察 应用消食导滞剂，应注意观察患者大便的性状、次数、质、量、气味、腹胀、腹痛及呕吐情况等；若泻下如注，次数频繁或出现眼窝凹陷等伤津脱液表现时，应立即报告医生；应用消痞化积药，应注意观察患者的局部症状，如疼痛、肿胀、包块等，详细记录癥块的大小、部位、性质、活动度、有无压痛、边缘是否光滑等。

2. 生活起居护理 病室清洁，安静，空气新鲜，劳逸适度，起居有常，防止外邪入侵。

3. 饮食护理 服药期间饮食宜清淡、易消化，勿过饱，婴幼儿应注意减少乳食量，必要时可暂时停止喂乳。

4. 用药护理 不可久服，中病即止。要根据其方药的气味清淡、重厚之别，采用不同的煎药法。如药味清淡，临床取其气者，煎药时间宜短；如药味重厚，取其质者，煎药时间宜延长。汤剂宜在饭后服用。与西药同服时，应注意配伍禁忌，如山楂丸味酸，忌与胃舒平、碳酸氢钠等碱性药物同服，以免酸碱中和，降低药效。另外，不与补益和收敛药同用，以免降低药效。

八、补法的护理

（一）概述

补法，亦称补益法，是针对人体气血阴阳，或某一脏腑之虚损，给以补养的一种治疗方法，即通过滋养、补益人体气血阴阳。

《素问·三部九候论》曰"虚则补之"；《素问·至真要大论》曰"损者益之"；《素问·阴阳应象大论》指出"形不足者，温之以气，精不足者，补之以味"，都是指此而言。

补法的目的，在于通过药物的补益，使人体脏腑或气血阴阳之间的失调重归于平衡，同时，在正气虚弱不能祛邪时，也可用补法扶助正气，或配合其他治法，达到扶正祛邪的目的。补法虽可以间接收到祛邪的效果，但一般在无外邪时使用，以避免"闭门留寇"之弊。

补法的内容很多，既有补阴、补阳、补血、补气、补心、补肝、补脾、补肺、补肾之分，又有峻补、平补之异，更有兼补、双补、补母生子之法。

（二）适应证与禁忌证

适用于某一脏腑或几个脏腑，或气、血、阴、阳之一，或全部虚弱。不宜用于邪气未退，或邪盛正虚者，以免造成"闭门留寇"或"误补益疾"之患。

（三）护理方法

1. 病情观察 注意观察生命体征、血色素、体重等情况；若遇外感，应停服补药以防"闭门留寇"。患者多处在大病初愈或久病不愈等情况，易产生悲观、紧张、焦虑等情绪，护士应注意患者情绪变化，及时做好患者的心理疏导工作，给予安慰和鼓励，引导患者正确对待疾病，保持乐观情绪，树立战胜疾病的信心。

2. 生活起居护理 病室的温度、湿度可根据患者的临床症状进行调整，合理安排生活起居。做到起居有常，保持充足睡眠，适当锻炼身体，提高抗病能力，避免劳累。

3. 饮食护理 对证进补，气虚者可选用山药、母鸡人参汤、黄芪粥等健脾、补肺、益气之品，忌生冷饮食；血虚者可选用动物血、猪肝、大枣、菠菜等补血养心之品；阴虚者应选用银耳、木耳、甲鱼等清补食物，忌烟、酒、辛温香燥，耗津伤液之品；阳虚者，可选用牛、羊肉和桂圆等温补之品，忌生冷瓜果和凉性食品；冬季宜温补，夏季宜清补。

4. 用药护理 补益药多质重味厚，宜文火久煎才能出汁；阿胶需烊化，贵重药品应另煎或冲服，采用空腹或饭前服下。虚羸不足之证，多病势缠绵，久治不愈，病程较长，需指导患者坚持用药，正确用药。

第六节 中草药中毒的处理方法

中药毒性在我国历代中药文献中早有记载。《素问·五常政大论》篇载："大毒治病，十去其六。常毒治病，十去其七。小毒治病，十去其八。无毒治病，十去其九。"《神农本草经》中将中药分为"上、中、下"三品，有"有毒""无毒"之分。我国历代本草及现行国家药典中将部分有毒药标明"大毒""小毒"，认识上已具有现代意义上的毒性和不良反应的药物之分。在临床护理中，护士必须熟悉常见中药的毒性及反应，掌握解救护理方法，才能保证中药的用药安全。

一、中草药中毒一般处理原则

（一）快速排除尚未吸收的毒物

1. 催吐法 口服 2～3 小时内，病情轻且清醒者，可用压舌板、手指或羽毛等刺激咽喉部，引起呕吐，反复几次。必要时可皮下注射阿扑吗啡 0.06mg/kg 以催吐。对吞服腐蚀性毒物、惊厥处于高度抑制状态、体质虚弱、产后及老年者禁用。

2. 洗胃法 口服药物 4～6 小时内，常用的洗胃液有 1：（15000～20000）的高锰酸钾、温开水、苏打水等，可根据药毒的性质选用洗胃液，如毒蕈、马钱子等生物碱中毒可选用苏打水，罂粟壳中毒可用 3% 过氧化氢溶液。

3. 导泻法 加速毒物从肠道排出，避免肠内吸收，可口服通下药。50% 硫酸镁 40～50mL，或玄明粉 15～30g 温水冲服。

4. 灌肠法 如果中毒时间已超过 6 小时或服通下药 2 小时后，可采取温水或肥皂水灌肠，排出肠道毒素。

（二）促进已吸收毒物的排泄和解毒

可根据病情采用血液透析、腹膜透析、静脉输液及药物中和毒性等方法。

（三）支持疗法

患者若出现烦躁不安、惊厥，可遵医嘱给予镇定剂，如氯丙嗪、水合氯醛等。病床两旁应加装床挡，以免患者坠床，必要时，可使用约束带。患者若出现呼吸困难，可给予半卧位及氧气吸入；呼吸衰竭的患者，应遵医嘱给予呼吸兴奋剂等。

二、中草药中毒的一般护理

（一）病情观察

密切观察中毒者的生命体征、意识、神志、面色、瞳孔、呕吐物、二便以及并发症等情况，询问用药史，留标本化验，并认真做好详细记录，发现异常及时报告医生。

（二）生活起居护理

保持病室安静、整洁、空气清新、温湿度适宜、光线柔和，急性中毒患者应卧床休息。惊厥患者应安置于安静的单人房间，光线宜暗，各项检查、治疗尽量集中进行，动作轻快，避免声响，以减少对患者的各项刺激。烦躁不安者给予半衰期较短的镇静剂，必要时加床旁护栏，防止坠床。做好口腔护理，保持气道通畅，及时吸出气道分泌物。

（三）饮食护理

饮食宜清淡，中、轻度中毒者，给予流质或半流质饮食，重度中毒者初期以静脉供给营养，后期给流质，昏迷者鼻饲饮食。中毒症状消失后，适当补充蛋白质，宜少食多餐，忌辛辣、油炸、粗糙等食物。

（四）情志护理

意识清醒者，安定患者情绪，避免不良刺激。有轻生意念者，专人守护，防止意外。

（五）健康指导

在医师和药师的指导下用药，不盲目使用剧毒药及民间偏方，纠正中草药不会中毒的错误观念。服中药后如有舌麻、心慌等症状应立即停药并尽快就诊。

三、常见中草药中毒的临床表现及解救护理

（一）半夏中毒

半夏为天南星科植物，药用其块茎，辛、温、有毒，归脾、胃、肺经。具有燥湿化痰，降逆止呕、消痞散结之功效。主治痰多咳喘，反胃呕吐，胸脘痞满，瘿瘤痰核，疮疡肿痛等证。一般用姜汁、明矾制过入药，一般用量为 3～10g，煎服，外用适量。

1. 临床表现 轻者口、舌、咽喉麻木无感觉；重者口腔咽喉肿胀疼痛、烧灼流涎、言语不清、嘶哑、张口困难，可有呼吸困难或不规则、甚至呼吸肌麻痹、呼吸停止。全身症状为轻度发热、头痛、心悸、面色苍白、出汗，重则四肢麻痹。

2. 解救

（1）按中毒一般原则处理。先以药物或物理刺激催吐；再以 0.5% 明矾溶液（或 1% 鞣酸、0.02% 高锰酸钾溶液、浓茶）洗胃，口服 50% 硫酸钠或硫酸镁 30g 导泻；口服吸附剂、沉淀剂和胃黏膜保护剂。

（2）口服解毒剂。①以生姜 30g、防风 60g、甘草 15g，煎汤 2 碗，先含漱一半，后内服一半。或嚼服生姜或口服生姜汁，先含于口中，略漱后徐徐咽下。②用醋 30～60mL，加姜汁冷漱和内服。③用生姜汁 5mL、明矾 3g，调匀内服，或服万能解毒剂。

（3）对症处理。抽搐痉挛时，给予解痉挛药物水合氯醛等，但因半夏中毒为先兴奋后抑制，故镇静药要慎用，最好针刺人中、合谷、涌泉等穴。呼吸困难或麻痹者可吸氧，人工呼吸、注射可拉明、洛贝林、苯甲酸钠咖啡因，或用呼吸三联针，必要时行气管切开术。

（二）乌头类中毒

乌头为毛茛科植物，为多年生有毒草本，其块根（母根）入药称乌头，辛、热、有大毒，入心、脾、肝、肾经。有祛风除湿，温经散寒，消肿止痛之功效，主治风寒湿痹，半身不遂，头风头痛，瘀血肿痛等证；其侧根（子根）入药，称附子，有回阳救逆，补火助阳，散寒止痛之功效，主治亡阳虚脱，肢冷脉微，阳痿宫冷，心腹冷痛，寒湿痹痛等证。乌头分川乌和草乌，草乌毒性更大，必须经过炮制才可内服。乌头因采集时间、炮制、煎煮时间不同，中毒剂量差别很大。川乌为 3～30g，草乌为 3～4.5g，乌头碱 0.2mg 口服即可中毒，临床使用乌头宜以小剂量开始试用。

1. 临床表现 首先出现唇、舌及四肢发麻、恶心，继而出现运动不灵活，头昏、眼花、烦

NOTE

躁不安、呕吐、视力模糊、语言不清、心慌、面白、痛觉减退、严重者心律失常、血压下降、甚至突然抽搐、昏迷、瞳孔散大、心跳呼吸停止而死亡。

2. 解救

（1）按中毒一般原则处理。1%～2%鞣酸洗胃，酌情给予催吐剂；服活性炭（混于水中服下）。

（2）口服解毒剂。①用肉桂泡水催吐；②生姜 200g、甘草 50g，煎服，或绿豆 200g、甘草 100g，煎服；③甘草 6g、生姜 6g、绿豆 30g、防风 10g，煎服；④大豆或绿豆汤内服，或蜂蜜豆浆（一碗豆浆加蜂蜜 50g）内服；⑤三豆汤（黑豆 30g、绿豆 30g、赤小豆 30g、甘草 12g 煎汁）顿服。

（3）对症处理。静脉注射葡萄糖盐水；及时使用尼可刹米等兴奋剂；注意保温；必要时给氧或进行人工呼吸；心跳缓慢而弱时可皮下注射阿托品。

（三）洋金花中毒

洋金花又名曼陀罗，为茄科植物白曼陀罗、毛曼陀罗的花，辛、温、有毒，归肺、肝经。有平喘止咳，镇痛止痉之功效。主治哮喘咳嗽，脘腹冷痛，风湿痹痛，癫痫，惊风等，还可用于麻醉。内服宜入丸、散用，一般用量为 0.3～0.5g；如作卷烟吸用，每日量不超过 0.5g。外用适量。

1. 临床表现　头晕、口干渴、皮肤潮红、无汗、呕吐烦躁、视力模糊、瞳孔散大，有的存在猩红热样皮疹，多数有心动过速、体温上升等症，少数有小便失禁、结膜充血、血压升高、嗜睡、声音嘶哑、尿潴留等症。严重者四肢发冷发麻、末梢发绀，抽搐、昏迷而死于呼吸衰竭。

2. 解救

（1）按中毒一般原则处理。用 0.5% 硫酸铜催吐，1%～3% 碳酸氢钠洗胃，硫酸钠导泻。用碘酒 10～30 滴加温开水口服，使生物碱沉淀，或大量饮糖水、蛋清、药用炭溶液等吸收毒素，保护黏膜。

（2）口服解毒剂。①多吃红糖，口含米醋；②甘草 120g 煎服，或生甘草、生绿豆各 60g，捣烂煎服；③绿豆衣 120g、金银花 60g、连翘 30g、甘草 15g，加水至 1000mL，煎至 200mL，每次服 20mL，每 2 小时 1 次；④生姜 30g，捣汁加红糖 150g，开水冲服。

（四）巴豆中毒

巴豆为大戟科植物巴豆的种子，辛、热、有大毒，归胃、肺、脾、肝、肾、大肠经。有泻下寒积，逐水退肿，祛痰利咽，蚀疮杀虫之功效。主治寒积便秘急症，腹水鼓胀，喉痹，痈疽，恶疮疥癣等。巴豆霜入丸、散服用，0.1～0.3g。外用适量，捣膏涂或以纱包擦患处。

1. 临床表现　有明显的消化道刺激症状，如流涎、恶心、呕吐、吐物带血、腹痛、水泻、大便中含有黏液及肠黏膜。部分患者出现肌肉痉挛、黄疸、尿路刺激征等。严重者有脱水、虚脱、谵语、休克等症状。

2. 解救

（1）按中毒一般原则处理。保护胃黏膜，迅速给牛奶、豆浆、蛋清，以减少其对胃肠壁的腐蚀作用。

（2）口服解毒剂。①给黄连水、冷水、大豆汁口服；②黄连粉 6g，与大、小豆汁同服；

③捣烂芭蕉叶榨汁饮服。

（五）白果中毒

白果又名银杏，为银杏科植物银杏的种子，甘、苦、涩，性平，有小毒，归肺、肾经。有敛肺定喘，止带缩尿之功效。主治哮喘痰嗽，白带白浊，遗精尿频，无名肿毒等。煎服，一般用量为 5 ~ 10g，捣碎，白果仁的红白色皮含毒素最多，入药时宜去掉，不要生食，熟食时去其心芽。

1. 临床表现 呕吐、腹痛、腹泻；呼吸急促、发绀、喉中痰鸣、甚则呼吸衰竭；恐惧、惊叫、大小便失禁、感觉减退、抽搐，严重者昏迷。

2. 解救

（1）按中毒一般原则处理。

（2）口服解毒剂，用白果壳 100g 煎服。

（3）对末梢神经功能障碍者，可用维生素 B_1、B_{12} 等穴位注射治疗。

【知识拓展】

机器煎药是目前临床较为常用的煎药方法，根据处方将药物混合装入以特殊布料制成的煎药袋内，用冷水浸泡 30 ~ 60 分钟，加入适量水，将水和浸泡好的中药连袋投入煎药机内，当温度和时间达到设定的标准时，机器自动停止加温，中药即煎好。药汁可直接进入包装机，被灌注到耐高温的密封塑料袋内。需要先煎的矿物类、贝壳类中药质地坚实，在机器高温煎煮且有一定压力的情况下比较容易煎出，不需要先煎。需要后下的中药主要含挥发性成分，由于煎药机是密闭的，挥发性成分仍然保留在药液中。此方法具有方便卫生、剂量均匀、省时省力、可随时服用，一剂或多剂一次煎成等优点。

【复习思考题】

1. 案例分析题：

刘某，女，42 岁。患者近日感身体不适，发热重，微恶风，头胀痛，咽喉红肿疼痛，咳嗽，痰黄黏稠，鼻塞，流浊涕，口渴，舌尖边红，苔薄白微黄，脉浮紧。

思考：应采取"八法"中的什么方法来缓解患者的痛苦，如何给予正确的用药指导及护理。

2. 什么是中药的升降沉浮？中药的升降沉浮与哪些因素有关系？

3. 中药配伍应用的意义是什么？试举例说明什么是相须、相使、相畏、相杀、相恶、相反。

扫一扫，知答案

扫一扫，看课件

第九章　常用辨证施护方法

【学习目标】

识记：1. 辨证施护、八纲及八纲辨证的概念。

2. 心与小肠、肺与大肠、脾与胃、肝与胆、肾与膀胱的护理要点。

3. 卫分证、气分证、营分证、血分证的概念、临床表现及护治原则。

理解：1. 辨证施护的程序。

2. 八纲辨证中各个纲领证的病因病机、证候特点及表、里、寒、热、虚、实、阴、阳的护理要点。

3. 心与小肠、肺与大肠、脾与胃、肝与胆、肾与膀胱的证候特征。

4. 卫分证、气分证、营分证、血分证的证候分析及辨证要点。

应用：1. 运用辨证施护程序开展临床工作。

2. 运用八纲辨证、脏腑辨证及卫、气、营、血辨证方法正确辨证，并制定相应的护理措施。

【案例导入】

陈某，女，22岁。咳嗽一周。一周前因受凉出现恶寒，头痛，肢节酸疼，鼻塞声重，咽痒，咳嗽等症。自服感冒药后症状稍缓解，但仍咳嗽不止，遂来就诊。现症见：咳嗽声重有力，气促，咽痒，咯痰稀薄色白，舌苔薄白，脉浮紧。

思考：1. 该患者是何脏腑病证，如何辨证？

2. 其护理要点是什么？

第一节　辨证施护的程序

辨证施护是在中医基本理论的指导下，从整体出发，将四诊所收集的有关疾病发生、发展的资料进行综合分析，判断疾病的病因、病变部位、性质、邪正盛衰等情况，辨明病证，从而制定相应的护理原则和措施的过程。辨证是施护的前提和依据，施护是患者康复的手段和方法，是辨证的目的之一，同时又可检验辨证结果的正确与否。辨证施护是中医护理学的精髓所在，是中医理论和护理实践相结合的体现。

护理程序是以促进和恢复护理对象的健康为目标所进行的一系列有目的、有计划的护理活动，其由评估、诊断、计划、实施和评价等多个步骤或阶段组成，将过去以疾病为中心的护理转变为以患者为中心的系统化的整体护理。

由此可见，护理程序与辨证施护运用方法不同，但目标一致，内涵非常接近和统一。辨证施护的程序应包含以下步骤：四诊（评估）、辨证/症/病（诊断）、护则（计划）、施护（实施，包括健康教育）、评价、健康管理（包括院前、院中、院后为患者提供的护理服务，如建立健康档案、提供饮食指导、起居护理、情志护理等中医优势特色护理）。

一、运用四诊方法收集病情资料

中医学主要通过望、闻、问、切四种方法收集相关的病情资料，称为"四诊"。收集病情资料是中医辨证施护的第一步，是指中医护理人员通过四诊，有目的地收集有关资料，对患者的病情进行全面而周密的观察和了解，并将资料按中医辨证归类的方法进行分析和整理的过程。四诊是收集患者病情资料的主要方法。

资料信息应包括患者的病史、症状、体征、实验室检查等，同时还包括患者的生活习惯、饮食起居、情志状态、家庭状况、社会背景以及患者对疾病的认识等。由于病情资料是辨证的基础，所以资料应高度准确而全面，运用四诊方法收集资料时要认真、细致。望诊主要是对患者全身和局部以及分泌物、排泄物等进行有目的的观察，通过患者的神、色、形态、头面、五官、皮肤、舌象、分泌物和排泄物的变化，可以由表及里，探知患者脏腑气血阴阳的变化；闻诊主要包括听声音和嗅气味两部分内容，主要是通过听呼吸声、语声、咳嗽声、呕吐声、呃逆声等各种声音和嗅患者口气、体气、分泌物和排泄物的气味等，来判明疾病的寒热虚实变化；问诊主要是通过询问患者本人或患者家属等，以了解疾病的发生、发展、诊治经过，目前状况、既往史、家族史等，以便得到全面的资料，准确掌握病情；切诊主要是通过体察患者的脉象及触按病变局部，以探知脏腑气血变化，从而推断疾病的性质、部位、预后等。

望、闻、问、切各有其独特的作用，但是又相互联系，相互补充，不可分割，临床应用时必须四诊合参，才能全面了解病情，为辨证施护提供依据。在进行中医病情资料收集时，还应结合西医学化验、检查等手段，以便对病情做出更为全面、准确的判断。另资料的记录应客观、真实、全面、及时，并且使用专业术语。

二、运用辨证方法辨明证候类型

证，又称证候，是疾病过程中某一阶段或某一类型的病理概括。辨证就是将四诊所收集的有关疾病的各种现象和体征加以分析、综合、概括，诊断为某种性质的证候。中医的辨证方法有很多，包括八纲辨证、脏腑辨证、气血津液辨证、卫气营血辨证、六经辨证、病因辨证等。不同类别的疾病适宜不同的辨证方法，其中，八纲辨证是各种辨证的总纲，适用于临床各科的辨证。八纲指阴、阳、表、里、寒、热、虚、实八个辨证纲领。表里是辨别疾病病位的一对纲领，一般来说，外邪通过肌肤、口鼻侵犯人体，病位轻浅者多属于表证；病变部位在内，由脏腑、气血、骨髓等受病所反映的证候多属于里证。寒热是辨别疾病性质的一对纲领，一般来说，寒证为感受寒邪，或阳虚阴盛，机体功能活动衰退所表现的证候；热证为感受热邪或阳盛阴虚，机体功能活动亢进所表现的证候。虚实是辨别邪正盛衰的一对纲领，虚指正气不足，实指邪气亢盛。阴阳是辨别疾病类别的一对纲领，也是八纲中的总纲，即表、实、热属阳证，里、虚、寒属阴证。脏腑辨证是在认识脏腑生理功能、病变特点的基础上，将四诊所收集的症状、体征及有关病情资料，进行综合分析，从而判断疾病所在的脏腑部位、病因、病性等，为临床治疗提供依据的一种辨证方法。简而言之，即以脏腑为纲，对疾病进行辨证，是中医辨证体系中重要的组成部分。

临床上因病因病机不同，患者的病情复杂多变，疾病表现形式也各不相同，护理人员应通过四诊所得到的资料，运用适宜的辨证方法，辨清患者的病因、病性、病位，得出疾病的具体证型，为施护提供依据。

三、在中医护理原则指导下采取护理措施

护士应按照"护病求本""扶正祛邪""调整阴阳""急则护标、缓则护本、标本同护""因时、因地、因人制宜"等护理原则的要求，根据患者的病因、病位、病性等不同情况，采取适宜的护理措施。

护理措施指护理人员为帮助护理对象达到预定目标而设计的工作项目及具体的实施方法。护理措施包括独立性、依赖性和合作性三种类型。独立性护理措施指不依赖医嘱，护士能够独立提出和采取的措施。包括针对患者的病室环境、起居、情志、饮食、服药等方面，制定出的辨证施护原则及具体措施，例如胃火炽盛便秘的患者，护理人员可根据清胃泄火、润肠通便的护理原则，为其制定"病室凉爽，饮食宜凉润，忌辛辣燥热之品，多饮水及果汁、腹部按摩、中药汤剂宜稍凉服"等护理措施；依赖性护理措施是指在护理人员执行医嘱或实施被授权的常规护理时所采取的行动。如给药、输液、刮痧、熏洗等均为医生开处方或在医生监管下实施；合作性护理措施是护理人员与其他健康保健人员相互合作采取的行动，如针对中风半身不遂患者，护理人员需要与康复理疗师共同制定和实施促进患者恢复运动能力的康复计划。总之，护理措施应有针对性，考虑护理对象的条件及愿望，使其乐意接受，又切实可行，有科学依据，安全有效。

四、及时客观评价做好护理记录

护士在采取合适措施对患者进行护理的同时，应不断观察患者病情及情志的发展变化，通过各种反馈信息对施护效果进行评价。评价的目的是了解实施一系列有计划的护理措施后，患者的健康问题是否得到真正的解决，护理方案应如何调整、完善等。护理评价是辨证施护不可缺少的步骤之一，是验证施护效果、调控护理质量、总结护理经验的有力手段，通过护理评价能够反映出护理效果，还可以及时发现护理工作中的偏差及问题。

评价指标是衡量护理质量的标准，构建适宜的护理质量评价指标体系，已成为提高中医护理质量的关键。根据不同的目的和形式，可以从护理的结构、过程和效果等方面进行护理质量评价。其中，效果评价是最重要的组成部分，其重点是评价实施护理措施后，患者的行为和身心健康是否达到了预期目标。

护理记录是患者在住院期间，护理人员对患者实施的护理措施和进行整体护理全过程的记录，具有真实性、动态性，也是评价患者的健康问题是否好转或解决的依据。因此，护理记录应做到及时、准确、客观、全面。

五、运用中医养生康复知识进行健康教育

健康教育是护理工作的重要内容，护理人员应在中医"治未病"思想的指引下，遵循三因制宜的原则，从生活起居、饮食调护、情志调节、用药指导、运动保健等方面，针对患者的具体情况进行健康教育。通过健康教育，可以使患者掌握自我调养、保健的方法，必将对患者疾病的恢复及身心健康起到很好的促进作用。

第二节　八纲辨证施护

八纲，即表、里、寒、热、虚、实、阴、阳八种纲领的统称。

八纲辨证是将四诊收集的资料，根据疾病现阶段病位深浅、病邪性质及盛衰，人体正气强弱等方面的情况，分析归纳为表证、里证、寒证、热证、虚证、实证、阴证、阳证八类不同的证候，以此作为中医辨证的纲领。

一、表里辨证施护

表里辨证是辨别疾病病变部位内外深浅、病情轻重和病势趋向的一对纲领。表与里是一个相对的概念，一般而言，病在皮毛、肌腠、经络，属表；病在脏腑、血脉、骨髓，属里。从病势深浅论，表证病浅而轻，里证病深而重，表邪入里为病进，里邪出表为病退。外感病者，病邪入里一层，病深一层；出表一层，病轻一层。表里辨证，对外感热病诊断和治疗具有重要的意义，通过辨疾病在表在里，可以判断病情的轻重，明确病变部位的深浅，了解疾病的轻重进退，预测病理变化的趋势。从而掌握疾病的演变规律，采取适当治疗措施，取得治疗主动权。

（一）表证辨证施护

1. 表证辨证　表证是指六淫、疫疠等邪气经皮毛、口鼻侵入机体的初期阶段，正气（卫气）抗邪于肤表浅层，以新起恶寒发热为主要表现的轻浅证候。

【临床表现】初起恶寒发热，或恶风。头身疼痛、脉浮、舌淡红、苔薄为主要表现，或兼见鼻塞、流清涕、喷嚏、咽喉痒痛、微咳、气喘等症状。

【证候分析】表证见于外感病初期，一般由感受六淫之邪客于皮毛肌表所致，往往具有起病急、病情轻、病位浅、病程短等特点。外邪袭表，正邪相争，阻遏卫气的正常宣发，故郁而发热；卫气受遏，失于温煦肌表，故恶风寒；邪郁于经络，气血运行不畅，不通则痛，而致头身疼痛。表邪尚未入里，舌象可无明显变化，故舌淡红、苔薄白；正邪相争于表，脉气鼓动于外，故脉见浮象；肺主皮毛，鼻为肺窍，皮毛受邪，邪气袭肺，肺气失宣，故出现流清涕、喷嚏、鼻塞、咽喉痒痛，严重者出现喘促等症状。

【辨证要点】主要见于外感疾病。本证以新起恶寒，或恶寒发热并见，苔薄白、脉浮为辨证的主要依据。

【护治原则】辛散解表

2. 表证施护

【病情观察】注意观察寒热、汗、舌象、脉象的变化，以区别表寒证、表热证、表虚证。表寒证一般由风寒束表，卫阳郁遏所致；表热证一般由风热袭表，肺卫失宣所致；表虚证一般由风邪犯表，营卫不和，或正气亏虚，外邪袭表所致。同时注意观察，防止表证内传入里。

【生活起居护理】

（1）保持病室环境安静，空气流通，温湿度适宜。

（2）注意休息，较重者应卧床休息。

（3）注意保暖，防止外感。随病情以及气候的变化及时增减衣被；汗出后，及时擦干汗液、更换汗湿衣被，防止吹对流风，尤其防汗出当风及感受寒凉，导致无汗。

（4）平时应注意锻炼身体，以增强体质，提高抗病能力，抵御外邪入侵。

（5）感受疫疠之邪致病者，注意隔离。

【饮食护理】以清淡、细软、易消化的半流质或软食为主，不可过饱，忌生冷、肥甘油腻之品，以免恋邪伤正。

【中医适宜护理技术】

头痛者，针刺合谷、太阳、风池，或贴压脑、额、枕、神门等耳穴。

（二）里证辨证施护

1. 里证辨证　里证是泛指病变部位在内，由脏腑、气血、骨髓等受邪所反映的证候。里证与表证相对而言，其概念非常笼统，范围非常广泛，凡不是表证（及半表半里证）的特定证候，一般均可属里证的范畴，即所谓"非表即里"。

【临床表现】里证病因复杂，症状繁多，涉及脏腑和寒热虚实等。里证常见于内伤疾病及外感病的中后期，病程长，无恶风寒，脉象不浮，可与表证相鉴别。里证常见壮热、烦躁神昏、口渴、腹痛、便秘或腹泻、呕吐、小便短赤、舌苔黄或白、脉沉等。

【证候分析】形成里证的原因主要有以下几个方面：一是外邪袭表，表证不解，病邪传里，形成里证；二是外邪直接入里，侵犯脏腑等部位，即"直中"；三是情志内伤、饮食、劳倦等因素，直接损伤脏腑气血，或脏腑气血功能紊乱，或因病理产物引起的种种证候。

【辨证要点】里证的范围极为广泛，病位虽然同属于里，但仍有浅深之别。病变在腑、在上，在气者轻浅，在脏、在下、在血者较深重。

【护治原则】里证总的护治原则可用"和里"加以概括，根据寒、热、虚、实等具体病证的不同，分别选用不同的治疗护理方法。

2. 里证施护

【病情观察】根据里证的常见证候，注重相应的病情观察。如高热患者，注意观察体温、神志、脉搏、呼吸、血压等症状；若声高气粗，腹胀便结，疼痛拒按，心烦不安，甚至胡言乱语，苔厚，脉沉实，应密切观察神志、瞳孔、血压、脉搏、大便的变化，以防止"卒中"及"痉证"发生。

【生活起居护理】

（1）病室应安静、整洁，室内空气流通。随病情的不同以及气候的变化增减衣被，患者避免直接吹风。

（2）注意休息，病情严重者绝对卧床休息。有潮热盗汗、手足心热、两颧红赤等虚热表现者，秋冬季节晚上应早睡，以合"秋冬养阴"。

（3）注意皮肤及口腔的卫生。

（4）根据病情轻重及体质强弱，适当运动，如练太极拳、五禽戏、内养功、松静功、站桩功等，有利于经络通畅，营卫气血调和，加快病情好转。

【情志护理】由于患者的性格、病情、环境、经济条件、家庭情况等不同，造成患者的思想情绪各异。护理人员应充分了解患者的情况，有的放矢，用不同的方法进行情志护理。如危重患者，易出现悲观情绪，要给予其鼓励，在生活上多关心照顾，帮助洗脸、擦浴、洗脚等，使患者感到温暖。部分或全部失去生活自理能力的患者，精神压力较大，忧心忡忡，护理人员则应满腔热忱、耐心地做好护理工作。对意志脆弱、多愁善感、焦虑不安者，护理人员必须因人而异，做好思想工作，以促使其疾病早日痊愈。

【饮食护理】根据不同的证候给予不同的饮食护理。里寒证者，饮食宜温热，忌瓜果等生冷寒凉之品，可食糯米饮、桂圆汤、姜糖；里热证者饮食宜清凉，忌温热动火之品，多饮清凉饮料，如绿茶、菊花茶、西瓜汁、绿豆汤等，以清热生津止渴。

【中医适宜护理技术】

（1）腹部冷痛者，可艾灸神阙、气海、关元及足三里。

（2）大便秘结者，可用番泻叶泡水代茶饮，或大黄粉泡水内服，以通腑泄热。

（3）若高热者，可刮痧，曲池、大椎针刺或三棱针放血，以清内热。

（三）表证和里证的关系

1. 表里同病　表证和里证在同一时期出现，称为表里同病。如患者既有发热、恶寒、头痛、无汗、鼻塞等表证，又有腹痛、腹胀、小便黄、便秘等里证。一般多见于表证未解，邪已入里；或旧病未愈，复感外邪；或病邪同时侵犯表里。

2. 表里转化　在一定条件下，表证和里证可以相互转化，即出现"表邪入里"和"里邪出表"两种情况。表证和里证的相互转化是有条件的，主要取决于正邪相争的状况。若机体免疫力下降，正气不足，或邪气过盛，或护理不当、失治误治等，均能导致表邪不解，内传入里，表证转化为里证。若经及时护理和治疗，患者热势逐渐减退，咳喘渐平，机体抗病能力增强，则表示里邪透达于外，由里出表。

（四）半表半里证

外邪由表内传，尚未完全入于里，或里邪出表，尚未完全出表，邪正相搏于表里之间引起的一类证候，称为半表半里证。在六经辨证中称之为少阳病。其证候表现为寒热往来，胸胁苦满，口苦咽干，目眩，心烦喜呕，默默不欲食，脉弦等。在护理时，对该类症状应注意观察发热及寒热往来变化的特点，如发热持续时间、热势的高低、恶寒有无消失、汗出的情况，及有无黄疸、呕吐、腹痛、二便异常等。病室应安静整洁，空气清新，光线柔和。热势较高者，应适当降低室温。饮食以清淡、易于消化、富有营养的流食或半流食为宜，并可多食新鲜蔬菜水果等，忌食辛辣油腻之物。加强情志护理，对患者进行心理疏导，以消除烦躁、郁闷等不良情绪。

二、寒热辨证施护

寒热是辨别疾病性质的两个纲领，同时也是机体阴阳偏盛与偏衰的具体表现。阳盛或阴虚表现为热证，阴盛或阳虚表现寒证。寒热辨证，在治疗护理上有重要意义。《素问·至真要大论》记载道"寒者热之""热者寒之"，即寒证要用温热药治疗，热证要用寒凉药治疗，两者治法迥然不同。临床上如寒热不辨，其不良反应很快显现，后果严重。因此，寒热辨证在八纲辨证中尤其重要。

（一）寒证辨证施护

1.寒证辨证　寒证是指感受寒邪，或机体阳虚阴盛表现出具有冷、凉等性质属寒的证候。有实寒证、虚寒证之分。寒证多由外感寒邪，或过食生冷，导致阳气被遏，或内伤久病，阳气耗伤，虚寒内生所致。

【临床表现】恶寒或畏寒，冷痛喜暖，面色㿠白，口淡不渴，肢冷蜷卧，痰、涎、涕清稀，小便清长，大便稀溏，舌淡白，苔白而润滑，脉迟或紧等。

【证候分析】本证可因感受寒邪而致，也可因久病、年老、先天阳虚而致。寒邪遏制阳气，或阳虚阴寒内盛，形体失去温煦则恶寒喜暖、畏冷、肢凉、冷痛、蜷卧、面色㿠白。阳虚不能温化水液，而致痰、涎、涕、尿等分泌物、排泄物清长；阴寒内盛，未伤津液，故口淡不渴；寒邪伤及脾阳则运化失职而见大便稀溏；阳虚气化失司，寒湿内生，则舌淡苔白而润滑；阳气虚弱，鼓动血脉之力不足，故脉迟；寒主收引，受寒则脉道收缩，故脉紧。

【辨证要点】本证以恶寒、喜温热、肢冷、分泌物及排泄物清稀为辨证的主要依据。

【护治原则】温阳散寒。

2.寒证施护

【病情观察】根据寒证的常见证候，注重相应的病情观察，如观察患者的面色、神志、体温、肢体、二便、舌苔、脉象等表现与变化。

【生活起居护理】病室宜温暖、朝阳，室温可适度偏高，肢体局部可适当热熨、保暖。平时注意防寒保暖，多添加衣被。

【情志护理】对病程长、病情重的患者，要注意安定其情绪，使其保持心情愉快，气机调畅。

【饮食护理】饮食宜温热，冬天宜多食用羊肉、狗肉、生姜、红糖等温热性食物，忌食生冷瓜果、寒凉性食物及油腻食物。感受寒邪所致的表寒或里寒证，可用姜糖水趁热服下，食物中可酌量加入姜、葱、胡椒等辛散之品，以助驱邪外出。虚寒证患者，可食用温补类药膳，以助阳散寒。

【用药护理】汤药宜温热服。寒证多用辛温燥热之品，应中病即止，以免辛热之品过用伤阴，尤其是夏日病寒证，要注意"用热远热"。

【中医适宜护理技术】

（1）风寒痹证患者，关节疼痛，可针灸、拔火罐、热熨以及适当活动关节，注意保暖。

（2）虚寒性胃脘痛、呕吐、泄泻较甚者，可艾灸中脘、关元、足三里等穴。

（二）热证辨证施护

1.热证辨证　热证是指感受热邪，或机体阴虚、阳亢，导致机体功能活动亢进所表现的具有温、热特点的证候。多由于外感热邪，或素体阳盛，或寒邪入里化热，或情志内伤，郁而化火；或过食辛辣，蓄积为热；或房室劳伤，劫夺阴精；或久病伤阴，阴虚内热所致。热证包括表热、里热、虚热、实热等。

【临床表现】各类热证的证候表现不尽一致，症见发热，面赤，烦躁不宁，恶热喜冷，口渴喜冷饮，痰、涕黄稠，吐血、衄血，大便干结，小便短赤，舌红，苔黄，干燥少津，脉数等。

【证候分析】本证多因热邪侵袭，或素体阳气亢盛，或过食辛甘厚味之品以及过用温燥药物所致。阳热偏盛，津液被耗，或阴液亏虚而阳气偏亢，则可见发热、恶热、面赤、烦躁不宁、舌红、苔黄、脉数等热象证候。热伤阴津，则出现口渴欲饮、痰涕黄稠、小便短黄、大便干结、舌燥少津等症。

【辨证要点】本证以发热、喜寒凉、面红、舌红苔黄、脉数为辨证的主要依据。

【护治原则】清热泻火或滋阴清热。

2. 热证施护

【病情观察】严密观察病情变化，如发热、神志、汗出、斑疹、出血、食欲、二便、舌脉象等，并详细记录体温、脉搏、呼吸、血压。另外，观察是否有真热假寒证、真寒假热证的出现。

【生活起居护理】

（1）病室空气新鲜，通风良好，温湿度适宜，清洁卫生，夏天要有降温设备，如风扇、空调等。保持床铺清洁凉爽，透气性能好。

（2）对时邪疫病患者，要做好消毒隔离工作，严格控制探访人员。

（3）对高热神昏的危重患者，按危重病护理常规护理。

【情志护理】热证患者情绪易于激动，护理人员服务态度须耐心、细致，注意安定患者情绪，助其安心配合治疗。

【饮食护理】饮食宜新鲜凉爽清淡，忌食辛辣刺激动火之品。鼓励患者多饮水。如烦热口渴者，多饮清凉饮料或多食瓜果蔬菜以辅助清热生津。

【用药护理】宜凉服或微温服。清热药多寒凉，中病即止，不可过服、久服。其煎煮之法视药物的不同而有别，如白虎汤中的生石膏要先煎，然后再加入其他药。

【中医适宜护理技术】

（1）高热者，可予降温法及针刺、刮痧、灌肠等法。

（2）高热神昏者，可用安宫牛黄丸或紫雪丹等，以清热开窍。

（3）热毒内盛，腑气不通者，可加用大黄浸泡口服，以通腑泻便。

（4）热迫血妄行者，若有少量出血症状，可用云南白药、三七粉、白及粉等处理。

（5）咽喉肿痛、口腔糜烂者，可用锡类散、冰硼散、养阴生肌散吹喉。

（三）寒证和热证的关系

寒证与热证虽有阴阳盛衰的本质不同，但在疾病过程中，既可出现寒热错杂的证候，又可在一定条件下寒热互相转化。在疾病的危重阶段，还可出现与本质相反的寒热假象。

1. 寒热错杂　寒证和热证同时出现的现象，称之为寒热错杂。临床上常见上热下寒、上寒下热、表寒里热、表热里寒等几种情况。

（1）上热下寒。上热下寒是指患者在同一时间内，既表现为胸中烦热、频频欲吐的上热证，又表现在腹部冷痛喜按、大便稀薄等的下寒证。

（2）上寒下热。上寒下热是指患者在同一时间内，表现为上部有寒、下部有热的证候。如胃脘冷痛、呕吐清稀，同时并见小便短赤、大便燥结等，是中焦有寒、下焦有热的表现。

（3）表寒里热。表寒里热是指患者在同一时间内，表有寒，里有热，是表里寒热错杂的一种表现。如本有腹满痛、烦躁、口渴饮冷、尿赤便秘等食积内热的表现，又复感风寒，而见恶寒、发热、无汗、身痛等寒邪束表的征象。

（4）表热里寒。表热里寒是指患者在同一时间内，表有热，里有寒，也是表里寒热错杂的表现。如平素阳虚之人，又感风热之邪，表现为既有畏寒肢冷、小便清长、大便溏薄等脾肾阳虚证症状，又有发热、头痛、咽喉肿痛等外感风热证之症。

2.寒热转化　寒热转化是在一定条件下，寒证和热证的性质发生相互转化，出现寒证化热、热证化寒的情况。

（1）寒证化热。寒证化热即寒证转化为热证，是指原为寒证，后出现热证，而寒证随之消失。如寒湿痹证，初为关节冷痛、重着、麻木，病程日久，或过用温燥，转而患处红肿灼痛，并伴有身热、舌红、苔黄等。

（2）热证化寒。热证化寒即热证转化为寒证，是指原为热证，后转化为寒证，而热证随之消失。若邪热炽盛，或因失治、误治，以致邪气过盛，正不胜邪，功能衰败，阳气散失，则会转化为虚寒证，甚至表现出亡阳的证候。如患者高热，面红目赤，口渴，舌红苔黄，脉洪数，为里热炽盛，若患者大汗不止，气随汗泄，则出现体温骤降、面色苍白、四肢厥冷、脉微欲绝等亡阳虚寒之象。

3.寒热真假　寒热真假是当病情发展到寒极或热极的严重阶段时，有时会出现一些与其寒热本质相反的症状或体征（假象），即所谓真寒假热或真热假寒。这些假象常见于病情危重时，如不细察，往往容易危及生命。

（1）真热假寒。真热假寒是由于阳热内盛，阳气闭郁于内，不能布达四肢而致的内有真热而外见某些假寒征象的证候，临床可见四肢厥冷，大便下利，脉沉迟等，但手足厥冷而胸腹灼热，大便虽利而肛门灼热，脉虽沉迟而搏指有力，同时伴有口渴喜冷饮、舌红苔黄等真热表现。

（2）真寒假热。真寒假热是由于阴寒内盛格阳于外而致的内有真寒而外见某些假热征象的证候。临床可见身热、口渴、面赤、脉大等，但虽身热却欲近衣被，面虽红而如妆，口虽渴而喜热饮，脉虽大而按之无力，同时伴有四肢厥冷、小便清长、下利清谷、舌淡苔白等。

三、虚实辨证施护

虚实辨证，是用以概括和分析辨别邪正盛衰的两个纲领。

实证主要是指邪气盛实；虚证主要是指正气亏虚，如精、气血、津液等不足。《素问·通评虚实论》中言："邪气盛则实，精气夺则虚。"辨别疾病邪正盛衰所表现的虚实证候，既是治疗时确定扶正法和祛邪法的主要依据，也是制定治疗和护理措施的基本要求。通过虚实辨证，可以掌握患者邪正盛衰情况，为扶正和祛邪提供治疗依据。实证宜攻其邪，即祛其有余；虚证宜扶其正，即补其不足。虚实辨证准确，才会攻补适宜，而不致犯虚虚实实之误。

（一）虚证辨证施护

1.虚证辨证　虚证是指人体阴阳、气血、津液、精髓等正气亏虚，而邪气不著，表现为不足、松弛、衰退特征的各种证候。虚证多见于慢性病。其形成多因先天不足或后天失养所致，但以后天失养为主，饮食失调，劳逸过度，情志内伤，房室不节，产育过多，久病失治误治等，都可致正气亏虚而引起虚证。

【临床表现】各种虚证的表现极不一致，很难用几个症状全面概括。临床一般是久病、势缓者多虚证，耗损过多者多虚证，体质素弱者多虚证。

【证候分析】虚证形成的原因，有先天不足和后天失调两个方面，但以后天失调为主。如饮食失调，后天之本不固，或七情劳倦，内伤脏腑气血，或房事过度，耗伤肾精元气，或久病失治误治，损伤正气；大吐、大泻、大汗、出血、失精等，使阴液气血耗损等，均可形成虚证。

【辨证要点】

（1）血虚，面色苍白或萎黄，唇色淡白，舌质淡，脉细无力。

（2）气虚，神疲乏力，少气懒言，活动时诸症加剧，脉虚弱。

（3）阴虚，潮热盗汗，咽干口燥，舌红少苔，脉细数。

（4）阳虚，畏寒肢冷，口淡不渴，舌淡，脉弱。

【护治原则】气虚者，宜采用益气补气之法；血虚者，宜采用补血养血之法；阴虚者，宜采用滋阴养液之法；阳虚者，宜采用温阳补阳之法。

2. 虚证施护

【病情观察】观察患者神色、形态、汗出、腹痛喜按与否、二便及舌脉的变化，认真辨别其证候属性，施以护理。

【生活起居护理】静卧修养，避免疲劳；恢复期适当锻炼，增强体质，防止感冒。平素注意起居有常，适应四时气候变化，做到"春夏养阳，秋冬养阴"。

【情志护理】患者素体虚弱，病程绵长，情绪难免低落，护理时态度要亲切，鼓励其积极配合治疗，多与人交流，保持开朗乐观的心境，促进疾病康复。

【饮食护理】加强营养，根据气血阴阳虚损程度不同，给予相应的调护。

（1）气虚者，宜食用益气之品，如人参、黄芪、党参、大枣、白扁豆等。

（2）血虚者，宜食用羊肉、猪肝、牛肉等血肉有情之品。

（3）阴虚者，饮食宜清补，可选甲鱼、乌贼、鸭肉、百合、银耳、枸杞子等食品，忌辛辣、油炸、煎炒等温燥动火伤阴之品。

（4）阳虚者，宜多食温热之品，如狗肉、桂圆、大枣、羊肉等，忌食生冷瓜果。

【用药护理】汤药多为补益剂，宜久煎、浓煎温热服用，可少量多次空腹服用，或饭前半小时到1小时服用。煎煮时，人参、西洋参应另煎，阿胶宜烊化。同时叮嘱患者坚持服药。

【中医适宜护理技术】

（1）虚寒证腹痛可予热水袋热敷，或灸关元、气海、足三里等穴。

（2）因脾虚导致的腹胀可用小茴香温熨腹部，或灸中脘、足三里、天枢等穴。虚证发热不宜采用冷敷。

（3）五更泄泻者，可予吴茱萸15g、五味子60g同炒研末，每日晨服6g，米汤送下。

（二）实证辨证施护

1. 实证辨证　实证是指以邪气亢盛、脏腑功能亢盛所表现出来的证候。

实证的形成原因，一是外邪侵犯人体的初期或中期，邪气亢盛而正气未虚，正邪剧争；二是脏腑功能失调，气化障碍，导致瘀血、水湿、痰饮等病理产物滞留体内；三是宿食、虫积等滞留体内。

【临床表现】由于实邪的性质和所在部位的不同，实证的临床表现亦极不一致，主要有发热、形体壮实、声高气粗、胸胁脘腹胀满、疼痛拒按、胸闷烦躁，甚至神昏谵语、呼吸喘促、痰涎壅盛、大便秘结、小便不利或淋沥涩痛、舌苔厚腻、脉实有力等。

【证候分析】实证范围极为广泛，临床表现十分复杂，其病因病机主要可概括为两个方面：一是风、寒、暑、湿、燥、火、疫疠以及虫毒等邪气侵犯人体，正气奋起抗邪，故病势较为亢奋、急迫，以寒热显著、疼痛剧烈或呕泻咳喘明显、二便不通、脉实等症为突出表现。二是内脏功能失调，气化失职，气机阻滞，形成痰、饮、水、湿、瘀血、宿食等有形病理物质，壅聚停积于体内。因此，风邪、寒邪、暑邪、湿邪、热邪、燥邪、疫毒为病，痰阻、饮停、水泛、食积、虫积、气滞、血瘀、脓毒等病理改变，一般都属实证的范畴。

【辨证要点】本证以邪气亢盛所致有余的临床表现，以及痰饮、水湿、瘀血、结石、食积、虫积等有形病理产物积聚体内等症状为辨证的主要依据。

【护治原则】泻实祛邪。

2. 实证施护

【病情观察】密切观察病情变化，如生命体征、神志、面色、疼痛的性质、汗出、口渴、二便以及舌脉等情况。辨别虚实的真假，以防出现危证。

【生活起居护理】病室清洁、安静、通风良好、温湿度适宜，患者宜卧床休息，烦躁者慎防坠床。应密切观察病情变化，如生命体征、神志、面色、疼痛的性质、汗出、二便以及舌脉象等情况。

【情志护理】避免情志刺激，安定情绪，心平气和，密切配合治疗。

【饮食护理】饮食应有节，宜清淡易消化，予流食、半流食、软食等，忌辛辣刺激之品。腹痛患者，暂缓进食。

【用药护理】遵循"实则泻之"的理论，采取各种泻下的方法，泻实祛邪。服药应及时，加强服药后观察。攻下药宜凉服，以助泻热之功。攻下药沉降下行，宜清晨空腹服，使药达病所，易于奏效。

【中医适宜护理技术】

（1）实寒腹痛者，可行隔姜灸神阙，针刺足三里、中脘，亦可用沉香、元胡粉各1.5g吞服，还可用热水袋或炒盐热熨腹部。

（2）便秘患者，应注意让其养成定时排便的习惯，可指导其清晨或睡前按顺时针方向做腹部按摩，以促进肠蠕动。患者宜食富含粗纤维的食物，可于清晨空腹饮淡盐水或蜂蜜水。

（三）虚证与实证的关系

疾病是一个复杂的过程，虚证与实证，虽有正虚和邪实的本质不同，但两者之间又是相互联系和相互影响的。常因患者体质、治疗、护理等各种因素的影响，虚证和实证之间往往发生虚实夹杂、虚实转化、虚实真假等相关变化。

1. 虚实夹杂　是指患者同时出现虚、实两方面的病证。临床上有实证夹虚、虚证夹实、虚实并重三种情况。

（1）实证夹虚。本证特点以邪实为主，正虚为次。常因实证过程中邪气太盛，正气受损；

亦可见于原来体虚而复感外邪致病者。

（2）虚证夹实。本证特点以正虚为主，实邪为次。多见于素体虚弱，复感邪气；或因实证深重，拖延日久，余邪未尽的患者；或因正气不足，而兼有瘀血、痰饮、食积的患者。

（3）虚实并重。本证特点为正虚与邪实均十分明显，病情较重。其原因一是实证较重，迁延日久，正气大伤，而实邪未减；二是正气本已衰弱，又感较重邪气而成。

2. 虚实转化　在疾病发展过程中，由于邪正相争，在一定的条件下，虚证和实证可以相互转化。临床上有实证转虚、因虚致实两种情况。

（1）实证转虚。实证由于失治、误治，以致病程迁延，病邪久留而耗伤正气，逐渐转化为虚证。如外感热病，见高热、口渴、烦躁、脉洪大等实证表现，若日久不愈，邪气久留耗伤正气，可见气短乏力、面色苍白、消瘦、脉细弱等虚证表现。

（2）因虚致实。病本虚证，因脏腑功能失调，代谢障碍，以致痰、食、血、水等凝结阻滞而转化为实证。如气虚证患者，表现为心悸气短，若久治不愈，可突然心痛不止，成为气虚血滞、心脉瘀阻的虚中夹实证。

3. 虚实真假　是指虚证和实证发展到一定程度，往往会出现一些与疾病本质相反的假象，或为真虚假实，或为真实假虚。辨证时，当认真观察、分析疾病的临床表现，去伪存真，详辨真假。

（1）真虚假实。病本虚证，反见充盛之状，称为真虚假实，即所谓"至虚有盛候"。

（2）真实假虚。病本实证，反见虚羸之状，称为真实假虚，即所谓"大实有羸状"。

四、阴阳辨证施护

阴阳是八纲中的总纲，是概括病证类别的一对纲领。由于阴、阳分别代表事物相互对立的两个方面，它无所不指，也无所定指，故疾病性质、临床表现一般都可归属于阴或阳的范畴，因而阴阳是概括病证类别的一对纲领，是基本的辨证方法。

根据阴阳学说中阴与阳的基本属性，可以对疾病的症状、病位、病性、病势等进行阴阳分类，使复杂的证候纲领化。归纳起来可分为阴证和阳证两大类。表证、热证、实证，属于阳证；里证、寒证、虚证属阴证。八纲中的阴阳两纲是对各种病情从整体上做出最基本的概括，又可以概括其余六纲，因此，阴阳两纲可概括其余六纲，故又称阴阳是八纲中的总纲。

（一）阴证辨证

凡符合抑制、沉静、衰退、晦暗等"阴"的一般属性的证候，属于阴证。阴证常以虚寒证为代表。是体内阳气虚衰，或寒邪凝滞的证候，其病属寒、属虚，机体反应多呈衰退的表现。

【临床表现】多为抑制、衰退、沉静、晦暗的征象。如症见面色苍白，精神萎靡，形寒肢冷，倦怠无力，气短懒言，语声低怯，口淡不渴，大便溏薄，小便清长，舌淡胖嫩，脉沉迟或弱或细涩。

【证候分析】精神萎靡、乏力、气短声低是虚证的表现；形寒肢冷、口淡不渴、大便溏薄、小便清长是里寒证的表现；舌胖嫩、脉迟弱为虚寒的舌脉。

【辨证要点】本证以里、虚、寒等症状为辨证的主要依据。

【护治原则】温补阳气。

（二）阳证辨证

凡符合兴奋、躁动、亢进、明亮等"阳"的一般属性的证候，属于阳证。如表证、热证、实证，均属于阳证的范围，常以实热证为代表。是体内热邪炽盛，或阳气亢盛的证候，其病属热、属实，机体反应多呈亢盛的表现。

【临床表现】多为兴奋、亢进、躁动、明亮的征象。如面红，发热，肌肤灼热，心烦，躁动不安，语声粗浊或骂詈无常，呼吸气粗，喘促痰鸣，口干渴饮，大便秘结，小便短赤，舌质红绛，苔黄黑生芒刺，脉象浮、洪大、滑实。

【证候分析】身热面赤、烦躁、渴喜冷饮为热证的表现；呼吸气粗、小便短赤、大便秘结是实证的表现；舌红绛、苔黄燥、脉洪大、滑实均为实热之症。

【辨证要点】本证以表、实、热等症状为辨证的主要依据。

【护治原则】清热泻火。

（三）阳证、阴证施护

阴阳是八纲中的总纲，可以概括其他六纲，即表、热、实属阳；里、寒、虚属阴。详见本章表里、寒热、虚实的护理措施。

（四）亡阴证辨证

亡阴证是疾病发展过程中，体内阴液大量耗损，阴液严重亏乏欲竭所表现出的危重证候。其病因一是高热、大汗、大吐、大泻、大出血等致阴液迅速丧失；二是阴亏日久，渐至枯竭；三是阳虚日久，反致阴液耗竭。

【临床表现】大汗出，汗热味咸而黏，如珠如油，身灼肢温，手足温，口渴喜冷饮，皮肤皱瘪，小便极少，面色赤，躁扰不安，呼吸短促难以接续，舌红而干，脉细数无力。

【证候分析】阴液耗竭，真阴外脱，故见汗出；阴虚则热，故汗出而黏，身灼肢温，口渴欲饮；阴液大量脱失，阳气无所依附而浮越，故躁扰不安；唇舌干燥、脉细数无力为阴亏有热之象。亡阴所涉及的脏腑，常与心、肝、肾等有关，临床一般不再逐一区分。亡阴若救治不及，阳气势必亦随之而衰亡。

【辨证要点】本证以大汗、汗出而黏、肌肤热、手足温、躁扰不安、脉细数无力等为辨证的主要依据。

【护治原则】救阴敛阳。

（五）亡阴证施护

【病情观察】应密切观察患者的神志、面色、寒热、脉搏、血压、小便、汗出等情况。及时报告病情，做好各项记录，以便积极救治。

【生活起居护理】按危重病护理，取去枕平卧位，不宜搬动，保持病室安静通风，温湿度适宜。汗出过多者，要及时更换汗湿的衣被。烦躁者，做好防护措施，防止坠床，并及时给予吸氧。

【情志护理】稳定患者的情绪，避免对患者的任何情志刺激。

【饮食护理】宜给予高营养的饮食，昏迷者可鼻饲给予流质饮食。

【用药护理】口服给药困难者，给予鼻饲。做好大量输液等抢救措施的准备工作。

（六）亡阳证辨证

亡阳证是指体内阳气极度衰微而表现出阳气欲脱的危重证候。亡阳证的形成，主要有三个方面：一是邪气极盛，暴伤阳气；二是阳虚日久，渐至亡脱；三是亡阴导致亡阳。

【临床表现】面色苍白或青紫，神情淡漠甚至昏迷，大汗淋漓，汗冷而清稀，肌肤凉，手足厥冷，喜热饮，呼吸气微，舌淡而润，脉浮数而空，甚则脉微欲绝等。

临床所见的亡阳证，一般是指心肾阳气虚脱。由于阴阳互根之理，故阳气衰微欲脱，可使阴液亦消亡。

【证候分析】阳气亡脱，津随阳泄，则大汗淋漓；阳衰则寒，故见手足厥冷、肌肤不温等；阳气极度衰微，故可见神情淡漠甚至昏迷，脉微欲绝。

【辨证要点】本证以冷汗淋漓、四肢厥冷、神情淡漠甚至昏迷、脉微欲绝等为辨证的主要依据。

【护治原则】回阳救逆。

（七）亡阳证施护

【病情观察】应密切观察患者的神志、脉搏、血压、汗出、二便情况。从汗出、四肢、舌象、脉象等情况辨别亡阴或亡阳。

【用药护理】可急煎独参汤，少量多次频饮或鼻饲。做好大量输液等抢救措施的准备工作。

【中医适宜护理技术】可针灸神阙、关元、百会、气海。

第三节　脏腑辨证施护

一、心与小肠病辨证施护

心为"君主之官"，居于胸腔偏左，外有心包卫护，心在膈膜之上，肺之下，形态呈圆形而下尖，像未开的莲花。心在体合脉，开窍于舌，其华在面，在志为喜，在液为汗，心藏神，心与小肠相表里。心为五脏之一，阴阳属性为阳中之太阳，五行归属为火。心的生理功能主要有心主血脉和心主神志。心的病证主要表现为心脏和血脉异常，以及神志精神的异常。心的病证有虚实之分，虚证多为气血阴阳亏虚，常见证型有心阳（气）虚、心阴（血）虚；实证为痰、饮、火、瘀等阻滞，常见证型有痰火扰心、饮遏心阳、心血瘀阻。心为五脏六腑之大主，其他脏腑病变常累及于心，而血脉运行与神志失常也和其他脏腑有关。

小肠居腹中，上接胃，下接大肠。与胃相连处为幽门，与大肠相连处为阑门。小肠为六腑之一，阴阳属性为阳。在五行归属中，心属火，心合小肠，故小肠与心一样五行归属为火。小肠主受盛化物及泌别清浊。六腑以降为和，以通为用，故小肠病理上多为实证，治疗上多用泻法。

（一）心与小肠病辨证

1.心的病证

（1）心气虚证

【临床表现】心悸不安，胸闷，气短乏力，动则加重，自汗，面色淡白，舌质淡，脉弱。

【证候分析】心气虚弱，推动无力，则心悸不安；心气虚，胸中宗气运转乏力，则胸闷气短乏力；气虚卫外不固，则自汗；动则气耗，则活动后诸症加剧；气虚运血无力，气血不足，血失充荣，则面色淡白，舌质淡，脉弱。

【辨证要点】心悸不安，胸闷气短，动则加重，自汗。

【护治原则】补气安神。

（2）心血虚证

【临床表现】心悸，失眠多梦，健忘，眩晕，面色无华，唇舌淡白，脉细弱无力。

【证候分析】血液不足，心失所养，心动失常，则心悸；心血不足，无以养神则失眠多梦，健忘；血虚不能上荣于头、面，则头晕眼花，健忘；血脉失充，则面色无华，唇舌淡白，脉细无力。

【辨证要点】心悸、失眠多梦，面色无华，唇舌淡白。

【护治原则】养血安神。

（3）心阴虚证

【临床表现】心悸而烦，失眠多梦，健忘，两颧潮红，五心烦热，夜间盗汗，口干舌燥，舌红少津，脉细数。

【证候分析】心阴不足，心失濡养，则心悸；心阴不足，心火亢盛，扰动心神，神不守舍，则心烦不宁，失眠多梦；阴虚津亏，无以制阳，则咽干口燥，形体消瘦；阴虚阳亢，虚火内生，则面颧潮红，手足心热，潮热盗汗，舌红少津，脉细数。

【辨证要点】心悸而烦、失眠多梦，潮热盗汗，口干舌燥。

【护治原则】滋阴养血安神。

（4）心阳虚证

【临床表现】心悸不安，胸闷或心胸隐隐作痛，动则加重，形寒肢冷，神疲乏力，面色苍白无华，或面唇青紫，舌质淡白或青紫，苔白滑，脉微细。

【证候分析】心阳虚，鼓动、温运无力，心动失常，则心悸；心阳虚弱，宗气衰减，胸阳不展，则心胸憋闷，气短，神疲乏力；阳虚寒盛，寒凝心脉，则心脉痹阻，心胸憋痛，面色苍白无华或面唇青紫，舌质青紫，脉弱或结代；阳虚生内寒，温煦失司，则畏寒肢冷；阳虚卫外不固，则自汗。

【辨证要点】心悸不安，心胸隐痛，动则尤甚，形寒肢冷。

【护治原则】温补心阳，安神定悸。

（5）痰蒙心神证

【临床表现】神情痴呆，意识模糊，甚则昏不知人；或神情抑郁，表情淡漠，喃喃独语，举止失常；或突然昏倒，不省人事，口吐痰涎，喉中痰鸣，兼见面色晦暗，胸闷呕恶，舌苔白腻，脉滑。

【证候分析】痰浊上蒙心神，神明失司，则神情痴呆，意识模糊，甚则昏不知人；若情志不遂，肝失疏泄，气郁痰凝，痰气互结，蒙蔽神明，则神情抑郁，表情淡漠，喃喃独语，举止失常；若痰浊内盛，夹肝风内扰，则突然昏倒，不省人事，口吐痰涎，喉中痰鸣；痰浊上扰，气血不畅，则面色晦暗；痰浊中阻，胃失和降，则胸闷呕恶。

【辨证要点】神情痴呆或抑郁或昏、口吐痰涎，喉中痰鸣。

【护治原则】涤痰开窍。

（6）痰火扰心证

【临床表现】心悸不安，胸闷烦躁，身热气粗，面红目赤，咳痰黄稠，或心烦失眠，头晕目眩，神志不清，胡言乱语，不避亲疏，舌红，苔黄腻，脉滑数。

【证候分析】里热炽盛，则身热气粗，面红目赤；热盛炼液为痰，则咳痰黄稠，苔黄腻，脉滑数；情志不舒，郁而化火，灼液为痰，痰火扰心，则心烦不寐，甚则神志不清，胡言乱语，不避亲疏。

【辨证要点】心悸不安，神志躁狂，神昏谵语。

【护治原则】清心涤痰泻火。

（7）心火亢盛证

【临床表现】发热，口渴，心烦，失眠，尿黄，便秘，面赤，舌尖红绛，苔黄，脉数有力；甚或口舌生疮，糜烂疼痛；或见小便短赤，灼热涩痛；或见吐血、衄血；或见狂躁谵语，神志不清。

【证候分析】心火炽盛，内扰于心，神不守舍，则发热，心烦，失眠；火邪伤津，则口渴，尿黄，便秘；心火上炎，则面赤，舌尖红绛，甚则口舌生疮，糜烂疼痛；心火炽盛，灼伤津液，则小便短赤，甚则神志不清，舌苔黄，脉数有力。

【辨证要点】发热、心烦、吐衄、口舌生疮、尿赤、便秘。

【护治原则】清心泻火。

（8）心脉瘀阻证

【临床表现】心悸怔忡，心胸疼痛，痛如针刺或绞痛，痛有定处，舌质暗红，有瘀斑瘀点，舌下瘀筋明显，苔薄，脉涩或结代。

【证候分析】心阳不振，心失温运，心动失常，则心悸怔忡；阳气不足，血行无力，心脉瘀阻不通，则心胸憋闷疼痛，以刺痛为主，舌质晦暗或有瘀斑瘀点，脉细涩或结代；手少阴经横出腋下，循肩背、内臂后缘，故痛连肩背内臂。

【辨证要点】心悸怔忡，心胸疼痛，如刺如绞，痛有定处。

【护治原则】温经通络，活血化瘀止痛。

（9）心阳暴脱证

【临床表现】素有心阳虚证，突然冷汗淋漓，四肢厥冷，面色苍白，呼吸微弱，或心悸，心胸剧痛，神志模糊或昏迷，口唇青紫，舌质紫暗，脉微欲绝。

【证候分析】心阳极度衰弱不能外固，则冷汗淋漓；阳衰不能温煦四肢，则四肢厥冷；阳气外泄，脉道失充，则面色苍白；宗气外泄，不能助肺司呼吸，则呼吸微弱；阳衰寒凝，血行不畅，瘀阻心脉，则心悸，心胸剧痛，口唇青紫，舌质紫暗；阳亡气衰，心神涣散，则神志模糊或昏迷。

【辨证要点】心悸，胸痛，冷汗淋漓，肢厥，脉微。

【护治原则】回阳救逆固脱。

2. 小肠病证

小肠实热证

【临床表现】心烦口渴，口舌生疮，小便短赤涩痛或尿血，舌红苔黄，脉数有力。

【证候分析】心火炽盛，则心烦口渴，舌红苔黄，脉数有力；心火上炎，则口舌生疮；心火下移小肠，小肠泌别失司，则小便短赤涩痛；若热伤血络，则尿血。

【辨证要点】心烦口渴，小便赤涩灼痛。

【护治原则】清泻心火，导热下行。

（二）心与小肠病护理

【病情观察】

1.观察心律、心率、血压、呼吸、脉搏的变化情况，必要时给予24小时心电监护。

2.观察神志、面色、汗出、睡眠、舌苔、脉象的变化，发现异常及时处理。

3.观察病证发作与情志、进食、体力活动等的关系，并做好记录。胸痛患者，观察其胸痛的部位、性质、程度、持续时间、诱发原因及有无胸闷憋气等情况，如出现面色苍白、汗出肢冷、心前区剧烈疼痛，呼吸、脉搏异常时，应立即报告医师，配合抢救处理。

【生活起居护理】

1.病室应整洁，空气新鲜、流通，光线宜暗淡，温湿度适宜。病室应保持安静，护士操作、走路、说话、关开门、取放用物声音均要轻，避免噪声或突发巨响，以免诱发或加重病情。

2.顺应四时，养成按时起卧的习惯。急性期宜卧床休息，以减少气血的耗伤，待病情稳定后适当活动，可以配合气功、太极拳、散步、做保健操等疗法，以不觉得劳累，不加重症状为度，达到增强体质的目的。

3.根据天气变化，做好防寒保暖措施，避免外邪的侵袭而诱发疾病。

4.养成良好的排便习惯，保持大便通畅，以防诱发胸痛。

5.口舌生疮患者，可用银花甘草液或黄柏水漱口，局部用冰硼散或养阴生肌散喷涂；牙龈出血、红肿患者，可用黄芩或五倍子或地骨皮等煎水清洁口腔。心阳虚患者尤应注意保暖，不可贪凉或汗出当风，预防外感；阳虚欲脱患者更须注意保暖，在使用热水袋或电热毯时谨防烫伤；心气虚患者多做深呼吸运动，少说话，以免耗气。心阴虚患者，须注意劳逸结合，睡前避免谈论令人兴奋的话题；痰湿重患者应帮助其排痰，可采取侧卧位以利排痰，或翻身拍背。

【饮食护理】

1.饮食有节，进食低盐、低脂、营养丰富易消化之品，忌烟酒、浓茶、咖啡、肥甘厚味、辛辣煎炸、刺激性食物；防过饥、过饱，夜餐尤忌过饱。

2.便秘患者宜多食润肠通便之品，如香蕉、蜂蜜、核桃仁等，切忌排便时用力而发生意外。

3.心阴或心血不足患者，宜多食补心益脾之品，如山药、红枣、桂圆等，也可食用百合银耳羹、沙参玉竹瘦肉汤、红枣龙眼汤等，忌食动火劫阴之品。

4.心气不足患者，宜多食补益心气之品，如人参、党参、桂圆等，亦可长期服用三花茶，以益气生津，活血通络。

5.心阳不足患者，宜多食温热助阳之品，如羊肉、狗肉、胡桃肉等，亦可适当食用当归生姜羊肉汤，以滋补气血，温阳宣痹；痰火内盛患者，宜多食清热化痰之品，如枇杷、荸荠等，也可食用无花果煲瘦肉、荸荠胡萝卜排骨汤等。

6.心火炽盛患者，宜多食清热泻火之品，如苦瓜、苦菜、莲子心、绿豆等，忌食辛辣煎炸动火之品。

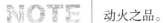

7.心阳暴脱、痰火扰心而出现神志不清患者均应暂缓进食。

【情志护理】

1.保持乐观精神，情绪稳定，坚定信念，坚持治疗。

2.宜平淡静志，凡事不能用心太过。

3.避免惊恐刺激及忧思恼怒，不宜观看紧张刺激性的电视、小说等，及时解除紧张、恐惧、焦虑等不良情绪。

【用药护理】

1.严格按医嘱使用各种药物，注意服药的温度。

2.观察服药后的反应，主要注意药效及药物的副作用。

3.注意服药时间，心悸、失眠患者若用安神药，则宜在睡前 30 分钟服用。

【中医适宜护理技术】

1.心痛患者，可针刺或指压内关、神门、心俞、合谷等穴，或耳穴埋籽，取心、神门、肾上腺等穴。

2.便秘患者，每日晨起、睡前顺时针按摩脐及下腹部 10 ～ 15 分钟。

3.寒凝血脉或虚证患者，可灸内关、膻中、心俞等穴。

4.失眠患者，可耳穴埋籽，取神门、心、皮质下、交感、肝、脾等穴，亦可按摩头部，重点按揉百会、太阳、神庭、内关、神门等穴。

5.口舌生疮患者，可用银花甘草液或黄柏水漱口，局部用冰硼散或养阴生肌散喷涂。

6.牙龈出血、红肿患者，可用黄芩或五倍子或地骨皮等煎水清洁口腔。

7.痰湿重患者可针刺廉泉、丰隆、内关等穴。

二、肺与大肠病辨证施护

肺居胸中，呈分叶状，质地疏松，上连气道、喉咙，开窍于鼻，与自然界之清气相通。肺为华盖，为娇脏，喜清润，恶燥热。肺在体合皮，其华在毛，开窍于鼻，在液为涕，在志为忧，肺藏魄，与大肠相表里。肺为五脏之一，其阴阳属性为阴，肺在五脏中位置最高，上部为阳，故肺为阴中之阳。肺的五行归属为金。肺的生理功能主要为主气，司呼吸，宣发肃降，通调水道，主治节，朝百脉。肺的病理变化主要反映在呼吸功能活动减退，水液代谢输布失常及卫外功能失职等方面，以气机升降失常的证候为主。肺的病证有虚实之分，虚证有肺气亏虚、阴津亏耗，实证有寒邪犯肺、邪热乘肺、痰浊阻肺等。

大肠居于腹中，上端在阑门处接小肠，下端接肛门，包括回肠和广肠。大肠为六腑之一，传化物而不藏，故其阴阳属性为阳。肺属金，大肠与肺相表里，故大肠也归属于金。六腑都是以通为用，以降为顺，大肠尤为明显，大肠主通降下行，故大肠有"传道之官"之称。大肠的生理功能是传化糟粕与主津，其病理变化主要表现为传化失司方面，大肠的病证有肠道湿热、肠燥津亏、肠热腑实证。

（一）肺与大肠病辨证

1.肺的病证

（1）肺气亏虚证

【临床表现】咳喘无力，咳痰清稀，少气短息，语声低怯，神疲倦怠，面色无华，恶风，自汗，易感外邪，舌淡苔白，脉虚弱。

【证候分析】肺气亏虚，呼吸功能减弱，宗气生成不足，则咳喘无力；肺气不足，无以输布津液，津液聚而为痰，则痰液清稀；肺气虚弱，宗气衰少，无力发声，则声低懒言；肺气亏虚，宣发失司，卫气不固，肌肤失密，则自汗畏风；肺气虚弱，不能助心行血，则神疲体倦，面色淡白，舌淡苔白，脉虚。

【辨证要点】咳喘无力，少气短息，语声低怯，神疲体倦，恶风，自汗。

【护治原则】补益肺气。

（2）阴津亏耗证

【临床表现】干咳无痰，或痰少而黏，口燥咽干，五心烦热，潮热盗汗，形体消瘦，或两颧潮红，声音嘶哑，痰中带血，舌质红，苔少，脉细数。

【证候分析】肺阴不足，虚热内生，肺为热灼，气机上逆，则咳嗽；热灼津液，炼液为痰，则痰少黏稠，不易咳出；阴液不足，难以滋养，则口干咽燥，形体消瘦；阴虚无以制阳，虚火炽盛，则两颧潮红，五心烦热，潮热盗汗，舌红少津，脉细数；热邪灼伤肺络，则痰中带血。

【辨证要点】干咳无痰，或痰少而黏，潮热盗汗。

【护治原则】滋阴清肺。

（3）风寒犯肺证

【临床表现】咳嗽，痰多清稀，色白，鼻塞，流清涕，恶寒发热，咽痒，全身痛，苔薄白，脉浮紧。

【证候分析】肺为娇脏，易受外邪侵袭，寒邪束肺，肺失宣降，则咳嗽；肺津失布，聚而为痰，则咳痰清稀；鼻为肺窍，肺气失宣，鼻咽不利，则鼻塞流涕；风寒犯表，卫阳受损，无以温煦肌表，则恶风寒；卫阳抗邪，阳气浮越于表，则发热；寒性收引，腠理闭塞，则无汗；风寒袭表，经络凝滞，经气不利，则头身疼痛。

【辨证要点】咳嗽，痰清色白，恶寒发热。

【护治原则】宣肺散寒解表。

（4）风热犯肺证

【临床表现】咳嗽，痰黏稠，色黄，咽红伴疼痛，或有鼻塞流浊涕，恶风身热，苔薄黄，脉浮数。

【证候分析】风热犯肺，肺失清肃，则咳嗽、气喘；风热蒸灼，津液输布失常，则痰少色黄；肺气失宣，鼻窍不利，热灼津液，则鼻塞、流黄浊涕；风热上扰，咽喉不利，则咽喉肿痛；风热犯表，卫气抗之，阳气浮越于表，则发热；卫气受损，无法温煦肌表，则恶风寒；热伤津液，则口渴。

【辨证要点】咳嗽，痰稠色黄，咽喉疼痛，恶风身热。

【护治原则】疏风清肺。

（5）痰浊阻肺证

【临床表现】咳嗽，痰多色白，清稀，胸满憋闷，气促，痰鸣，甚至不能平卧，恶寒，肢冷，苔白腻或白滑，脉滑或濡滑。

【证候分析】痰浊阻肺，肺失宣降，气逆于上，则咳嗽、气喘；寒饮停肺，痰多色白，清稀；痰饮阻肺，痰气互结，上涌气道，则痰鸣；寒饮或痰浊积聚于肺，肺气不利，则胸闷；寒性凝滞，阳气被阻不能外达，肢体失于温煦，则形寒，肢冷。

【辨证要点】咳喘，痰多色白，清稀。

【护治原则】温化寒痰。

（6）痰热壅肺证

【临床表现】咳嗽，咳痰量多黄稠，气喘息粗，胸闷胸痛，甚则鼻翼扇动，喉中痰鸣，或咳吐腥臭脓血痰，发热口渴，烦躁不安，小便黄短，大便秘结，舌红苔黄腻，脉滑数。

【证候分析】肺热蒸腾，痰壅其中，肺失清肃，气逆于上，则咳嗽，气喘息粗，甚则鼻翼扇动；痰热阻肺，肺气上逆，则咳痰量多黄稠，或喉中痰鸣；痰热内盛，肺气壅塞，气机不畅，则胸闷胸痛；痰热壅滞肺络，气血不畅，血肉腐败化脓，则咳吐腥臭脓血痰；里热炽盛，蒸腾于外，则发热；热扰神明，则烦躁不安；热灼阴津，则口渴，小便黄短，大便秘结。

【辨证要点】咳喘，痰多色黄，质黏稠。

【护治原则】清热化痰宣肺。

2. 大肠病证

（1）大肠实热证

【临床表现】壮热，或日晡潮热，口渴，腹满胀痛拒按，大便秘结，或热结旁流恶臭，小便短赤，或时有谵语，舌红苔黄或焦燥，脉沉迟有力。

【证候分析】阳明里热炽盛，则壮热或日晡潮热；热甚耗损津液，则口渴，小便短赤，舌红苔黄或焦燥；肠失濡润，邪热与肠内燥屎相结，腑气不通，则腹满胀痛，拒按，大便秘结；燥屎内结，热邪迫使津液下泻，则泻下恶臭粪水；腑气不通，邪热与秽浊上蒸，扰犯心神，则时有谵语。

【辨证要点】发热，大便秘结，腹满胀痛。

【护治原则】泻实通腑。

（2）肠燥津亏证

【临床表现】大便秘结干燥，难以排出，常数日一行，腹胀疼痛，口干口臭，或头晕，舌红少津，苔黄燥，脉细涩。

【证候分析】津液亏损，肠道失于濡养，大便失润，传导不行，则大便秘结干燥，难以排出；肠内燥屎，阻滞气机，则腹胀疼痛；腑气不通，秽浊之气上逆，则口臭；阴液亏损，不能上润，则口干；浊气上扰清阳，则头晕。

【辨证要点】大便燥结，排便困难，口干口臭。

【护治原则】增液润肠，益肺生津。

（3）大肠湿热证

【临床表现】身热口渴，腹胀疼痛，下痢脓血，里急后重，或暴泻黄浊臭水，伴肛门灼热，小便短黄，舌红苔黄腻，脉滑数。

【证候分析】湿热蒸腾于外，则身热；热灼伤津，则口渴，小便短黄；湿热之邪蕴结肠道，阻滞气机，则腹胀腹痛，里急后重；湿热内蕴，肠络受损，则下痢脓血；湿热下注，气机紊乱，清浊不分则暴泻黄浊臭水，肛门灼热。

【辨证要点】腹痛、暴泻黄浊臭水，下痢脓血或里急后重。

【护治原则】清热化湿。

（二）肺与大肠病护理

【病情观察】

1. 密切观察咳嗽、气喘发作的时间、节律、性质、声音及诱发加重因素和缓解方法。

2. 观察痰液量、颜色、气味、质地、性状等变化，必要时正确留取标本，及时送检。

3. 观察咯血的量、颜色、性状及有无出血先兆，如出血量较多者应注意观察患者面色、神志、呼吸、脉象等情况变化。

4. 观察有无发热、胸闷、胸痛等情况发生。

5. 观察大便的量、颜色、次数、气味、性状。若哮病大发作或在持续状态时，谨防喘脱发生。

【生活起居护理】

1. 正确通风换气，保持病室空气清新流通，温湿度合宜，严禁摆放奇花异草，避免尘埃、烟雾、油烟、油漆、汽油等气味刺激。阳虚或感受寒邪患者，室内温度宜偏高；阴虚或感受热邪患者，室内温度宜偏低；感受燥邪患者，室内湿度宜偏高；感受湿邪患者，室内湿度宜偏低。哮病患者病室应避免种植可能诱发和加重症状的花草树木，枕头被褥不能用羽绒制品，以防诱发或加重病情；肺痨患者做好消毒隔离工作，并注意自我保护。

2. 注意气候变化，做好防寒保暖，及时增减衣被，避免受凉感冒。汗出较多患者应及时用干毛巾擦干汗液，更换潮湿的衣被。

3. 慢性疾病患者待病情稳定后，可根据情况适当锻炼。急性起病、病情严重患者宜卧床休息。气急喘促患者应取半卧位或坐位，并给以吸氧。重病痰多患者应取坐位或侧卧位，小儿及意识不清患者应仰卧位，并将头偏向一侧，以防窒息。氧气导管、湿化瓶应勤更换并进行消毒，防止交叉感染。

4. 肺痨患者，因其具有传染性，故应做好消毒隔离工作。大肠湿热泻下黄臭粪水患者，应及时清除排泄物，保持环境洁净，并注意肛周皮肤的护理。

【饮食护理】

1. 肺病患者忌辛辣、过咸、肥腻食物，戒烟酒。哮病患者禁食某些可能诱发哮证发作的食物。痰饮患者适量限制饮水量。

2. 肺气虚患者，宜多食补养肺气之品，如牛奶、禽蛋、瘦肉、猪肺、大枣、花生、山药、扁豆等，也可食用红枣糯米粥、猪肺汤等。

3. 肺阴不足患者，宜多食滋阴之品，如梨、枇杷、麦冬、银耳、百合、甲鱼等，也可多食冰糖黄精汤等。

4. 风寒犯肺患者，宜多食疏风散寒止咳之品，如生姜、橘皮等，也可多食生姜粥或紫苏粥，忌食生冷水果及冰冷饮料。

5. 风热犯肺患者，宜多食清热化痰生津之品，如梨、西瓜、枇杷等，也可多食无花果茶等，忌食辛辣、滋腻及刺激性食物。

6. 燥邪犯肺患者，宜食润燥止咳之品，如梨、蜂蜜、荸荠、藕或藕粉等，也可多食秋梨膏或五汁饮，忌食辛辣香燥等刺激性食物，禁烟酒。

7. 痰湿阻肺患者，宜多食燥湿化痰之品，如橘、薏苡仁、山药、陈皮等，忌食辛辣、烟酒、油腻、糯甜等助湿生痰之品。

8.肺热炽盛患者，宜多饮水、果汁及清凉饮料及清肺生津之品，如竹沥水或用鲜芦根煎水代茶饮用，忌食辛辣温热之品。

9.肠燥津亏患者，宜多饮水，多食生津润肠通便之品，如菠菜、芝麻、果仁等；大肠湿热患者，宜多饮水，多食清热利湿之品，如马齿苋、芹菜、生大蒜、绿豆等。

【情志护理】

1.注意调摄情志，给以安慰和疏导，避免刺激，保持情绪舒畅平和。

2.病势缠绵，日久难愈患者，给以精神鼓励，建议多看喜剧、笑话等放松心情。

【用药护理】

1.慎用镇静剂，禁用吗啡类可致呼吸抑制的药物。

2.风寒犯肺者，中药汤济宜热服，服药后应加盖衣被使患者微微出汗，但应避免汗出当风；风热犯肺者中药汤剂一般可温服。

3.注意观察服药后反应，如服用含麻黄的汤药后，应观察心率、血压等变化。

4.肺痨患者服用中药汤剂后不宜立即饮水。

【中医适宜护理技术】

1.鼻塞不通患者，可用拇指和食指指腹按摩迎香穴 2 ～ 3 分钟，以宣通鼻窍。

2.咽喉肿痛患者，可耳穴埋籽，取扁桃体、咽喉、气管等穴位。急性患者可耳尖放血。

3.咳嗽患者，可用刮痧法先刮背部督脉及足太阳膀胱经，从肺俞刮至脾俞，每侧刮 20 ～ 30 次，其次刮前臂肺经循行区域，从尺侧刮至太渊穴，刮 20 ～ 30 次。

4.胸痛患者，可采取患侧卧位，或按摩胸痛部位，或遵医嘱给予元胡粉、郁金粉各 1.5g 温水调服。

三、脾与胃病辨证施护

脾位于腹腔上部，膈膜下面，左季胁部，呈扁平椭圆弯曲状，色紫赤，质如牛肉。脾在体合肉，主四肢，开窍于口，其华在唇，在液为涎，在志为思，脾藏意，脾与胃相表里。脾为五脏之一，阴阳属性为阴，因其居腹中，至深至阴处，故为"阴中之至阴"。脾的五行归属为土，脾为太阴湿土，喜温燥而恶寒湿，其气宜升，得阳气温煦则运化健旺。脾的生理功能为主运化、主升清、主统血，为气血化生之源，五脏六腑、四肢百骸皆有赖其所养，故与胃合称为"后天之本"。

胃为六腑之一，是腹腔中容纳食物的脏器。其阴阳属性为阳，与脾一样，胃亦属土，但也有一定区别，胃与脾同居于中土，因脾喜燥恶湿，故为阴土，胃喜润恶燥，故为阳土。胃主通降，是与脾气以升为健相对而言的，胃气的运动趋势是以降为和。胃的主要生理功能是受纳腐熟水谷。胃不仅需要阳气的蒸化，更需要阴液的濡润，胃中阴液充足，有助于腐熟水谷和通降胃气。

脾胃功能失常多为受纳、运化、升降、统摄、腐熟等功能的异常。其病证有虚实不同，虚证有脾胃虚弱、脾阳虚衰、胃阴亏虚等；实证有湿邪困脾、寒邪伤胃、食滞胃肠、肝气犯胃等。

（一）脾与胃病辨证

1. 脾的病证

（1）脾气虚证

【临床表现】纳少腹胀，食后尤甚，四肢倦怠，少气懒言，大便溏薄，面色淡白或萎黄，形体或肥胖，或浮肿，或消瘦，舌淡苔白，脉缓或弱。

【证候分析】脾气虚弱，运化输布失司，水湿不运，则纳少，腹胀，水肿；脾虚失运，浊清不分，水湿流注肠道，则大便稀溏；脾虚气血生化不足，脏腑功能随之衰减，则肢体倦怠，形体消瘦，神疲乏力，少气懒言；气血亏虚不能上荣头面，则面色萎黄。

【辨证要点】纳少腹胀，肢体倦怠，少气懒言，大便溏薄。

【护治原则】补气健脾。

（2）脾阳虚衰证

【临床表现】腹胀纳少，腹痛喜温喜按，畏寒肢冷，大便稀溏，小便短少，或肢体困重，或周身浮肿，或白带量多质稀，舌淡胖，边有齿痕，苔白滑，脉沉迟无力。

【证候分析】脾脏阳气虚衰，运化失司，则食少腹胀，大便稀溏；阳虚则阴盛，寒从中生，寒凝气滞，则腹痛绵绵，喜温喜按，畏寒怕冷，四末不温；阳虚水泛，则肢体困重或周身浮肿；水湿停滞，膀胱气化失司，则小便不利；水湿下注，损伤带脉，则女子白带清稀量多。

【辨证要点】腹胀纳少，腹痛喜温喜按，便溏。

【护治原则】温中健脾。

（3）寒湿困脾证

【临床表现】脘闷纳呆，口中黏腻，头重如裹，周身困重，口淡不渴，大便稀薄，小便不利，舌苔腻，脉濡缓或濡数。

【证候分析】脾喜燥恶湿，寒湿内停，脾阳受阻，则纳呆，脘腹胀闷或痛；湿滞气机，脾失健运，胃失和降，则泛恶欲呕；水湿下渗，则大便稀溏；湿为阴邪，其性重浊，水湿内停，泛滥肌肤，则肢体困重，小便短少。

【辨证要点】纳呆，腹胀，便溏，身重，苔白腻。

【护治原则】健脾化湿。

（4）湿热蕴脾证

【临床表现】脘腹胀闷，食少纳呆，恶心欲呕，口中黏腻，渴不多饮，肢体困重，或身热不扬，汗出热邪不退，或见肌肤面目发黄，或皮肤发痒，便溏不爽，小便短黄，舌质红，苔黄腻，脉濡数或滑数。

【证候分析】湿热阻滞中焦，脾胃升降失司，则脘腹胀闷，食少纳呆，恶心欲呕；湿热蕴脾，气化不利，则口中黏腻，渴不多饮；湿热交结，侵犯肌肤，则肢体困重，小便短黄；热伏湿遏，郁蒸于内，缠绵黏滞，则身热不扬，汗出热不退；湿热熏蒸肝胆，疏泄失司，胆汁泛滥肌肤，则面目发黄；湿热行于皮里，则皮肤发痒。

【辨证要点】身热，纳呆，腹胀，小便短黄，身重，苔黄腻。

【护治原则】清热化湿。

2. 胃的病证

（1）胃阴亏虚证

【临床表现】胃脘嘈杂，饥不欲食，或痞胀不舒，隐隐灼痛，干呕呃逆，口燥咽干，大便秘结，小便短少，舌红少苔乏津，脉细数。

【证候分析】胃喜润恶燥，以降为顺，热郁于胃，胃失和降，则胃脘嘈杂，隐隐灼痛，干呕呃逆；胃阴不足，虚热内生，则饥不欲食，口燥咽干，大便干结，小便短少。

【辨证要点】胃脘嘈杂、灼痛，饥不欲食及虚热表现。

【护治原则】滋补胃阴。

（2）寒邪伤胃证

【临床表现】胃脘痞胀冷痛，轻则隐隐作痛，重则拘急剧痛，遇寒加重，得温痛减，四肢不温，口淡不渴，口泛清水，恶心呕吐，舌苔白滑，脉弦或迟。

【证候分析】寒凝胃肠，阻碍胃的气机，则恶心呕吐，吐后气滞得以缓解；寒性凝滞，得温则散，则胃脘冷痛或剧痛得温亦减，遇寒痛甚；寒为阴邪，伤及胃阳，水饮不化，则口淡不渴，口泛清水；寒邪阻遏，阳气不能外达，则面色苍白，形寒肢冷。

【辨证要点】胃脘痞胀冷痛及实寒表现。

【护治原则】温中祛寒。

（3）食滞胃肠证

【临床表现】脘腹胀痛、拒按，厌食，得食则胀痛更甚，嗳腐吞酸，恶心呕吐，呕吐物酸腐臭秽，泄泻或便溏不爽，排出物臭如败卵，舌苔厚腻，脉滑实。

【证候分析】食后不化，积于胃肠，气滞不通，则脘腹胀痛，拒按；食积化腐，腐食上泛或下行大肠，则嗳腐吞酸，大便稀溏，泻下酸腐臭秽；食积气滞，则矢气频频。

【辨证要点】脘腹胀痛，呕泻酸馊腐臭。

【护治原则】消食导滞。

（4）胃热炽盛证

【临床表现】胃脘灼痛，拒按，吞酸嘈杂，渴喜冷饮，消谷善饥，口气秽臭，或牙龈溃烂肿痛，齿衄，大便秘结，小便短赤，舌红苔黄，脉滑数。

【证候分析】火为热邪，积于胃中，壅塞胃气，则胃脘灼痛，拒按；热邪耗伤胃津，则渴喜冷饮；胃火炽盛，受纳腐熟功能增强，则消谷善饥；胃火内盛，胃中秽浊之气上冲，则口气秽臭；胃经经脉络于龈，胃火上炎，则牙龈溃烂肿痛；热邪迫血妄行，则见齿衄；热甚伤津，则大便秘结，小便短赤。

【辨证要点】胃脘灼痛，拒按，消谷善饥，口气秽臭，牙龈肿痛。

【护治原则】清热泻火。

（二）脾与胃病护理

【病情观察】

1. 注意观察患者进食、呕吐、腹胀、二便及舌苔、脉象等情况。

2. 观察呕吐物、排泄物的量、颜色、气味、性状、次数、伴随症状及便后有无出血，腹部有无硬块等，并详细记录，必要时留取标本送检。

3. 观察胃痛与腹痛时间、部位、性质、伴发症状、诱发因素，以及疼痛与寒暖、饮食的关系，以明确护理诊断。

4. 因脾不统血所致的各种出血，要注意观察出血的部位、量、颜色、性质、神志、面色、舌脉变化及出血先兆等。

5. 诊断不明确时，禁用麻醉性止痛剂、局部热敷及灌肠，警惕急腹症与厥脱的发生。

【生活起居护理】

1. 病室宜干燥、安静、整洁、舒适、空气新鲜。脾阳虚患者应尽量安排在温暖的房间；湿热蕴脾患者，病室环境宜干燥凉爽；寒湿困脾患者，病室宜干燥温暖。

2. 起居有节，劳逸适度，重病患者宜卧床休息，养护正气；脾气虚者应注意休息，适当活动，勿令过劳，"劳则气耗"，加重病情。

3. 注意防寒保暖，寒湿困脾者应注意胃部保暖，可穿背心以护胃，亦可用热水袋等取暖。

4. 注意口腔护理，口气臭秽患者，每日可多次用淡盐水或银花甘草水漱口，以清洁口腔，增进食欲；口腔溃疡患者，局部涂口腔溃疡散或锡类散，防止感染。

5. 泄痢或便秘患者，要注意肛周皮肤护理，每次便后用温水清洗，肛周涂黄连膏或青黛膏；及时清除排泄物，对痰盂和便器等及时消毒，有传染性的，要严格隔离消毒。体弱年老者及久病患者要注意预防压疮的发生。

【饮食护理】

1. 饮食须定时定量，少食多餐，以软、烂、热、清淡、营养、易消化为原则，忌饮酒，忌食油腻烤炙之品及生冷不洁之物。

2. 疾病初愈，不可暴食，以防"食复"。进餐前后要情绪平稳，郁怒悲伤时不宜进食，以免气食交阻，加重病情。

3. 脾气虚患者，宜多食健脾益气之品，如瘦肉、鸡蛋、牛奶、山药、红枣等，忌食油腻、生冷、坚硬之物。

4. 湿热蕴脾患者，宜多食清热化湿之品，如赤小豆、冬瓜、薏苡仁等，忌食辛辣、肥甘滋腻之品及酒类。

5. 寒湿困脾患者，宜多食温热、健脾化湿之品，如扁豆、山药、薏苡仁等，也可食用薏苡仁粳米粥、赤小豆山药饮等，平素菜肴中可适当加入生姜、生大蒜、胡椒、花椒等辛温之品，忌食油腻及生冷瓜果。

6. 泄泻严重患者，应适当增加饮水量，可饮热果汁或姜糖水。

7. 血虚患者，宜多食养血生血之品，如红枣、肉类、鱼类、动物肝脏和骨髓等，忌食烟酒、辛辣、煎炸之品，以免伤阴耗血。

8. 胃阴虚患者，宜多食滋阴生津润燥之物，如甲鱼、银耳、梨、甘蔗、新鲜水果蔬菜等，也可以麦冬煎水代茶饮，忌辛辣、煎炸等伤阴耗津之品。

9. 食滞胃脘患者，应严格控制饮食入量，少食多餐，必要时暂禁食，待症状缓解后，方可进食清淡易消化的流食、半流食，逐渐过渡到普食，可适当食用山楂、萝卜、荞麦等理气消食之品，忌食阻碍气机，难于消化之品。

10. 寒滞胃脘患者，宜多食温热食物，如桂圆、红糖、大枣等，忌食生冷寒凉之品，平素菜肴中可适量多加生姜、胡椒等辛温调味之品。

11. 胃热炽盛患者宜多食清热泻火之品，如苦瓜、西瓜、芹菜、豆腐等，饮食温度宜偏凉，忌烟酒及辛辣刺激之品。

【情志护理】"思伤脾"，应及时了解患者的心理状态，思虑过度者，告诫其注意培养开朗的性格，鼓励积极参加社会及文娱活动，愉悦精神，力戒恼怒，使气血平和，增强脾胃功能。

【用药护理】

1.注意服药的时间和方法。一般健胃药宜饭前服用，消导药宜饭后服用，止酸药宜饭前服用，通便药宜空腹服用。汤剂一般温服，但热证者宜凉服，寒证者宜热服。

2.药后要观察服药反应，服下药后应观察大便情况，并记录大便的量、颜色、气味、性状等。呕吐患者汤药要浓煎，采取少量多次频服的方法。腹痛、吐血、呕吐严重者应暂停服用汤液，待呕血停止，方可服药，药液温度不宜过高，以免引起再次出血。

【中医适宜护理技术】

1.呕吐患者，可采用耳穴埋籽法，取胃、交感、神门、贲门、食道等穴。

2.腹胀腹痛患者，按摩或药熨腹部及中脘穴，或艾灸足三里、脾俞、胃俞等穴位。

3.肝气犯胃者配肝穴，外邪犯胃者配肺穴，饮食停滞者配脾穴；虚证泄泻患者，可选中脘、足三里、关元、神阙、脾俞等穴位行艾灸疗法，每日1次，每次20～30分钟。

4.久痢气虚致脱肛患者，可选百会、长强、大肠俞等穴行艾灸疗法，每日1次，每次20～30分钟。

四、肝与胆病辨证施护

肝居于腹部，横膈之下，右胁下而稍偏右，肝的上部与右肺相毗邻，后部紧邻右肾。肝分为左右两叶，呈楔形，色红褐，质柔软而脆弱。肝在体合筋，其华在爪，开窍于目，在液为泪，在志为怒，肝藏魂，肝与胆相表里。肝为五脏之一，位居下焦腹部，故肝的阴阳属性为阴，但肝为刚脏体阴而用阳，因其性主升动，其气类火，喜条达恶抑郁，故又为阴中之阳。肝的五行归属为木。肝的生理功能为肝主疏泄、藏血。

胆为六腑之一，也为奇恒之腑。其阴阳属性为阳，五行归属为木。肝为"将军之官"，主谋虑，胆为"中正之官"，司决断。此外胆还有贮藏和排泄胆汁的功能。

肝胆的病证有虚实不同，实证有肝气郁结、肝火上炎、肝胆湿热、肝阳上亢等，虚证有肝阴不足。

（一）肝与胆病辨证

1.肝的病证

（1）肝气郁结证

【临床表现】情绪易怒，或抑郁，善太息，胸胁、少腹胀闷窜痛。或咽部有异物感，或颈部瘿瘤、瘰疬，或胁下生肿块。妇女乳房胀痛，月经不调，痛经。苔薄白，脉弦。

【证候分析】肝喜条达，肝失疏泄，气机郁结，则情志抑郁易怒，善太息，胸胁、少腹胀闷窜痛；气郁不行津，津聚成痰，搏结于咽喉，则咽喉有异物感；痰气搏结于颈项，则颈部瘿瘤、瘰疬；气滞血瘀，血行不畅，则胁下生肿块，妇女乳房胀痛，月经不调，痛经。

【辨证要点】情绪抑郁或易怒，胸胁或少腹胀痛。

【护治原则】疏肝解郁。

NOTE

（2）肝血亏虚证

【临床表现】头晕目眩，视力减退或夜盲，面白无华，爪甲不荣，或见肢体麻木，筋脉拘挛，手足震颤，或女子月经量少、色淡，重则闭经，舌淡，脉细。

【证候分析】肝血亏虚，不能上荣头面，则头晕，面白无华；肝开窍于目，肝血不足，目失所养，则目眩，视力减退或夜盲；肝在体为筋，爪甲不荣，肢体麻木，筋脉拘挛，手足震颤；女子以血为本，肝血亏虚，冲任失养，则月经量少，色淡，重则闭经。

【辨证要点】眩晕，视力减退，月经量少，肢麻手颤及血虚表现。

【护治原则】滋补肝血。

（3）肝阴不足证

【临床表现】头晕眼花，两目干涩，视力减退，两颧潮红，口燥咽干，五心烦热，潮热盗汗，胁肋灼痛，或手足蠕动，舌红少苔乏津，脉弦细数。

【证候分析】肝阴不足，头目、筋脉失润，则头晕眼花，两目干涩，视力减退，手足蠕动；阴不足，肝络失养，虚热内蒸，则胁肋灼痛，两颧潮红，口燥咽干，五心烦热；阴虚内热，迫津外泄，则盗汗。

【辨证要点】眩晕耳鸣，两目干涩，面部烘热，胁肋灼痛。

【护治原则】养阴柔肝。

（4）肝阳上亢证

【临床表现】眩晕耳鸣，头目胀痛，面红目赤，急躁易怒，失眠多梦，头重脚轻，腰膝酸软，舌红少津，脉弦有力或弦细数。

【证候分析】肝阳升发太过，血随气脱，上冲于头，则头目胀痛，眩晕耳鸣；气血上冲于面目，则面红目赤；阳亢扰神，则急躁易怒，失眠多梦，心悸健忘；水不涵木，则头重足轻；阳亢阴亏，肝肾阴亏，则腰膝酸软。

【辨证要点】眩晕耳鸣，头目胀痛，面红目赤，急躁易怒，腰膝酸软。

【护治原则】平肝潜阳。

（5）肝风内动证

①肝阳化风

【临床表现】眩晕欲仆，步履不稳，头胀头痛，面赤，项强，耳鸣，头摇肢颤，手足麻木，言语不利，舌红，苔白或腻，脉弦有力。甚则猝然倒地，不省人事，口眼㖞斜，舌强，半身不遂。

【证候分析】肝阳上亢，阴不制阳，上扰头目，则头胀头痛，面赤，眩晕欲仆，头摇不能自制；风动筋脉挛急，则项强肢颤，舌强，言语不利；肝肾阴亏，则手足麻木；风阳暴升，气血逆乱，则猝然倒地，不省人事。

【辨证要点】头胀痛，眩晕，甚则猝然昏倒，口眼㖞斜，半身不遂。

【护治原则】育阴潜阳，平肝息风。

②热极生风

【临床表现】高热口渴，烦躁如狂，神昏谵语，两目上视，牙关紧闭，颈项强直，手足抽搐，角弓反张，舌质红绛，苔黄燥，脉弦有力。

【证候分析】热极内盛，蒸腾肌肤，伤津耗液，则高热口渴；津液耗伤，筋脉失养，则两目上视，牙关紧闭，颈项强直，手足抽搐，角弓反张；热扰心神，则烦躁如狂、谵语，或神志昏迷。

【辨证要点】高热，神昏，抽搐。

【护治原则】清热解痉，凉肝息风。

③阴虚动风

【临床表现】手足震颤、蠕动，肢体抽搐，眩晕耳鸣，口咽干燥，形体消瘦，五心烦热，潮热颧红，舌红少津，脉弦细数。

【证候分析】肝阴不足，筋脉失养，筋膜挛急，则手足震颤、蠕动，肢体抽搐；阴虚失养，则消瘦；阴亏不能上荣，则眩晕耳鸣；阴液不能上承，则咽干口燥；阴虚内热生，则五心烦热，潮热颧红。

【辨证要点】手足震颤、蠕动，肢体抽搐，眩晕及阴虚表现。

【护治原则】滋阴息风。

④血虚生风

【临床表现】眩晕，肢体震颤、麻木、拘急，皮肤瘙痒，爪甲不荣，面白无华，舌质淡白，脉细或弱。

【证候分析】肝血不足，不能上荣头面，则眩晕，面白无华；肝在体为筋，爪甲为筋之余，血虚筋失濡养，则肢体震颤，手足拘急，爪甲不荣；皮肤、肢体失养，则肢体麻木，皮肤瘙痒。

【辨证要点】眩晕，肢体震颤、麻木、皮肤瘙痒及血虚表现。

【护治原则】养血息风。

2. 胆的病证

肝胆湿热

【临床表现】身目发黄，胁肋胀痛，或胁下有痞块，纳呆、厌油、恶心欲呕，腹胀，大便不调，小便短赤，发热或寒热往来，口苦口干，或阴部潮湿、瘙痒、湿疹，阴器肿痛，带下黄稠臭秽。舌红，苔黄腻，脉弦滑数。

【证候分析】湿热蕴结肝胆，气机不畅，胆汁不循常道，泛滥肌肤，则胁肋灼热胀痛，身目发黄；湿热郁结少阳胆经，则发热或寒热往来；湿热熏蒸，胆气上冲，则口苦口干；湿热内阻，胃气上逆，则腹胀纳呆，厌食油腻，泛恶欲呕，大便不调；湿热循经下注，侵犯阴囊，则阴部湿疹，瘙痒难耐，或睾丸肿痛，妇女则外阴瘙痒，带下黄臭。

【辨证要点】胁肋胀痛、身目发黄或阴部瘙痒，带下黄臭。

【护治原则】清泻肝胆湿热。

（二）肝与胆病护理

【病情观察】

1. 观察患者眩晕、头痛、抽搐等的诱发因素、持续时间、程度、性质及伴随症状等。警惕头痛剧烈、肢体麻木、肌肉震颤等中风先兆以及体内大出血等危重证候的发生。

2. 观察患者的神志、面色、两目、体温。观察记录小便、大便、痰液、汗液、呕吐物、月经、白带的量、颜色、气味、性状等有无异常改变。

3. 黄疸患者，还应观察其色泽变化，注意区别阴黄和阳黄，正确判断病情进退。

【生活起居护理】

1.病室宜安静、整洁、舒适、光线柔和，空气新鲜，湿温度适宜。避免噪声或其他突然的刺激。

2.保持环境卫生，消除卫生隐患，防止空气、水源、动植物等传播疾病。对传染性疾病患者要严格执行消毒隔离制度，患者衣物、用具要定期消毒。

3.寒滞肝脉患者多喜暖，室内温度宜偏高；肝阳上亢、肝火上炎及肝阴不足患者多喜凉爽，病室温度宜偏低。

4.肝藏血，而卧则血归于肝，肝病患者多躺卧，有利于血液回流，使受损的肝得以恢复，故肝病患者应卧床休息，以右侧卧位为佳，病情轻的患者可适当活动。眩晕患者变换体位时，动作宜缓慢，或有人协助，病情缓解后，指导其适当的运动。肝胆湿热有传染性的患者，需做好肠道、血液及体液消毒隔离工作。

【饮食护理】

1.饮食以清淡、营养、易消化为原则，宜多食动物肝脏、瘦肉、鱼类、新鲜果蔬等，勿多食酸味食物，过酸易损伤肝气，忌油腻黏滞之品及烟酒。

2.黄疸患者要少进油腻、辛辣之品；肝血虚患者，宜多食补血之品，如动物肝脏、红枣及血肉有情之品。

3.肝气郁结患者，宜多食疏肝理气之品，如佛手、金橘等，常饮玫瑰花茶等。

4.肝火炽盛患者，宜多食清泻肝火之品，如芹菜、茶叶、绿豆等，为防止木火刑金，可多食百合、梨等滋养肺阴之品，也可用决明子煎水代茶饮，以清肝明目，忌食羊肉、狗肉等生热动火之品。

5.肝阳上亢患者，宜多食清肝之品，如芹菜、紫菜等，也可饮用栀子茶以清肝，忌烟酒、油腻、辛辣之品，少食鱼腥等发物。

6.肝风内动患者，宜多食平肝潜阳息风之品，如菊花茶、牡蛎等；热极生风患者，可多食清热息风之品，如蚌肉、绿豆等。

7.血虚生风及阴虚动风患者，宜多食滋阴养血息风之品，如甲鱼、鸡蛋、红枣莲子粥、枸杞菊花粥等，忌食肥甘滋腻、辛辣之品。

8.肝胆湿热患者，多饮水，宜多食清热利湿之品，如绿豆、绿豆芽、冬瓜等。

【情志护理】肝为刚脏，性喜舒畅条达，忌抑郁恼怒，故肝胆疾病患者应加强情志调护。根据病情，鼓励患者参加社会活动及文体活动，保持心情舒畅。引导患者学会控制情绪，因为"怒伤肝""怒则气上"，怒可致晕厥甚至中风，素体肝阳亢盛者尤当注意。

【用药护理】

1.肝为刚脏，体阴而阳用，气郁易化火伤阴，阳亢易生风动血。故调治肝胆病证，理气同时还要防止伤阴，应慎用辛燥香窜之品。

2.肝胆病证患者实证居多，汤药多宜偏凉服。滋阴养血补肝的汤剂宜文火久煎，空腹时服用。

3.注意正确煎煮中药，如重镇息风方药中常用龙骨、牡蛎、羚羊角等质地坚硬之药物，应采取先煎的方法。

4.皮肤或外阴瘙痒，阴囊湿疹患者，可用苦参、马齿苋等煎水外洗，或龙胆泻肝汤内服、外洗。

【中医适宜护理技术】

1.情志抑郁患者，可用拇指指腹按揉太冲、行间、期门、章门、肝俞等穴位，每穴按揉1～2分钟，每日1次，也可以敲打下肢两侧的肝经和胆经，以加强疏肝解郁的作用，还可用刮痧板在下肢肝经和胆经循行区域刮拭。

2.头晕胀痛患者，可进行头部按摩，按揉睛明、印堂、百会、率谷、风池、太阳穴等。

3.寒凝肝脉患者，可艾灸神阙穴或隔姜灸3～5壮，或局部用热水袋热敷，或用粗盐500～1000g加2～3片附子炒热装入布袋，腹部热熨30～60分钟。

4.胆小易惊，睡眠不宁患者，可艾灸百会、关元等穴位。

五、肾与膀胱病辨证施护

肾居于腰部，左右各一，右微下，左微上，状如豇豆，有黄脂包裹。肾在体为骨，主骨生髓充脑，其华在发，开窍于耳及二阴，肾藏精，肾与膀胱相表里。肾为五脏之一，阴阳属性为阴，其位居膈下，膈上属阳，膈下属阴，故肾为"阴中之阴"。肾在五行归属为水。肾为封藏之本，为人体生长、发育、生殖之源，生命活动之根，故称先天之本。肾的生理功能主要为藏精、主水、纳气。故肾的病理变化主要表现在人体生长发育及生殖功能障碍、水液代谢失常、呼吸功能减退和脑、髓、骨、发、耳及二阴的病变等方面。肾的病证以虚证为主，常见的证候有肾气不固、肾阳虚衰、肾阴亏虚，但在虚的基础上又可形成标实，从而表现出阳虚水泛和阴虚火旺的证候。

膀胱位于小腹中央，是贮尿和排尿的脏器。膀胱为六腑之一，阴阳属性为阳。其位居膈下腹腔之内，膈上属阳，膈下属阴，故又属于"阳中之阴"，其五行归属为水。膀胱主要功能为贮存尿液与排泄小便，其病多以湿热为患，若为虚则多责之肾。

（一）肾与膀胱病辨证

1.肾的病证

（1）肾气不固证

【临床表现】腰膝酸软，神疲乏力，耳聋耳鸣，小便频数而清长，或尿后淋漓不尽，或遗尿、尿失禁，或夜尿频多；男子滑精早泄，女子带下清稀量多，月经量多，或淋漓不尽，或胎动易滑；舌淡，苔薄白，脉细弱。

【证候分析】肾气亏虚，脑髓、腰膝、耳窍失养，则腰膝酸软，神疲乏力，耳鸣耳聋；肾气不固，膀胱失约，则小便频数清长，或尿后淋漓不尽，或遗尿、尿失禁，或夜尿频多；肾气亏虚，精关不固，冲任失约，则男子滑精早泄，女子带下清稀量多，月经量多，或淋漓不尽，或胎动易滑。

【辨证要点】腰膝酸软，神疲乏力，耳鸣耳聋。

【护治原则】固摄肾气。

（2）肾阳虚衰证

【临床表现】腰膝酸冷，形寒肢冷，尤以下肢为甚，倦怠无力，面色苍白，精神萎靡，男子阳痿早泄，女子宫寒不孕，性欲减退，或大便稀溏，五更泄泻，或小便频数清长，舌淡苔白，脉沉细无力。

【证候分析】肾阳虚衰，阴寒内盛，温煦失司，则畏寒肢冷，尤以下肢为甚，腰膝酸软，精神萎靡；阳气不足，不能温运气血，气血运行不畅，不能上荣头面，则头目眩晕，面色黧黑；命门火衰，则生殖功能减退；火不暖土，则五更泄泻；肾阳虚衰，肾气不固，则小便清长频数。

【辨证要点】生殖功能减退，腰膝酸冷，形寒肢冷。

【护治原则】温补肾阳。

（3）阳虚水泛证

【临床表现】浮肿，尤以腰以下为甚，按之如泥，畏寒肢冷，腰酸尿少，或腹部胀满，或心悸气短，或咳喘痰鸣，舌淡胖，苔白滑，脉沉细或沉弦。

【证候分析】肾阳亏虚，不能蒸腾气化，水湿内停，泛滥肌肤，则腰膝酸软，浮肿，小便短少；阳虚无以温养肢体，则畏寒肢冷；水气犯脾，脾失健运，则腹部胀满；水气凌心，阻遏心阳，则心悸；水寒犯肺，肺失宣降，则气短，咳喘痰鸣。

【辨证要点】腰以下水肿为甚，腰酸尿少，畏寒肢冷。

【护治原则】温阳化水。

（4）阴虚火旺证

【临床表现】腰膝酸痛，潮热盗汗，两颧潮红，唇红口干，眩晕耳鸣，少寐多梦，形体消瘦，口燥咽干，大便秘结，或男子遗精早泄，或女子经少、闭经或见崩漏，舌红苔少，脉细数。

【证候分析】肾阴亏虚，腰膝失养，则腰膝酸痛；脑海失充，则眩晕耳鸣；水火失济，虚火上扰心神，则少寐多梦；肝阴不足，失于濡养，虚火内扰，则形体消瘦，口燥咽干，大便秘结；虚火内动，迫血妄行，则崩漏；肾阴亏虚，冲任不充，扰动精室，则女子经少、闭经，男子遗精早泄。

【辨证要点】腰膝酸痛，潮热盗汗，眩晕耳鸣，或男子遗精，女子月经不调。

【护治原则】滋养肾阴

2. 膀胱的病证

膀胱湿热证

【临床表现】尿频、尿急、尿道灼痛，尿少黄赤，小腹胀满，或兼有发热，腰痛，或有尿血，或尿中有砂石，或尿浊如膏，苔黄腻，脉滑数。

【证候分析】湿热下注，蕴结膀胱，膀胱气化不利，则尿频尿急，尿道灼痛；湿热熏灼，津液耗损，则小便黄赤；热伤血络，则尿血；湿热久煎尿液，结成砂粒，则尿有砂石；湿热郁蒸于外，则发热。

【辨证要点】尿频，尿急，尿道灼痛。

【护治原则】清热利湿。

（二）肾与膀胱病护理

【病情观察】

1. 观察患者面色、体温、脉搏、呼吸、血压及舌苔、脉象等情况的变化。

2. 观察患者耳鸣、耳聋、腰痛、水肿及二便情况，记录24小时尿量、颜色、气味、性状，若每日尿量少于400mL，立即报告医生。

3.若为膀胱湿热患者，要注意观察排便时的伴随症状，如尿道灼热涩痛，尿路中断等。

【生活起居护理】

1.病室宜整洁安静，温湿度适宜，避免噪声刺激，防止惊恐伤肾。若为气虚患者，病室湿温度应适宜，随季节气候变化增减衣物，以防外感；若为阳虚患者，病室温度宜偏高；若为阴虚患者，病室温度宜偏低，湿度宜偏高。

2.起居有常，注意休息，避免劳累，节制房事，以防损伤真元。

3.发热患者，应卧床休息，每天用温开水清洗局部，不宜穿紧身衣裤，内裤应勤更换，以宽松、棉质为佳。肾阳虚患者尤其要注意双膝的保暖。

4.水肿患者，注意皮肤的护理，谨防皮肤破损。重症卧床患者应预防压疮的发生。

5.膀胱湿热患者，注意个人卫生，保持会阴部清洁；尿失禁患者，应勤换尿布，每日清洗会阴。

6.长期使用激素或抗生素而出现虚汗患者可用糯稻根须煎水泡足或沐浴。

【饮食护理】

1.遵循"咸伤肾、淡渗湿"的原则，宜淡不宜咸。肾病多虚证，以补养为主，多食血肉有情之品。避免辛辣、生冷、坚硬、油腻黏滞之品。

2.肾阳虚患者，宜多食温补肾阳之品，如狗肉、虾、韭菜、核桃等，也可食用狗肉粥、芡实煮老鸭、羊肉虾米汤等温补肾阳，忌食生冷寒凉之品。

3.肾虚水泛患者，宜多食温阳化水之品，如生姜、大蒜、川椒等，忌食寒凉之品；肾阴虚患者，宜多食滋阴益肾之品，如甲鱼、鸭肉、枸杞、山药等，也可食用核桃粥、怀山药枸杞粥、枸杞炖兔肉等填补肾精，忌辛燥之品。

4.肾精不足患者，宜多食益精填髓之品，如乌骨鸡、动物肾脏及芝麻等。

5.膀胱湿热患者，宜多食清淡、富有营养之品，多饮水或绿茶，多食新鲜水果及蔬菜，忌烟酒及辛辣之物。

【情志护理】肾病多虚，病程较长，反复发作，患者易产生悲观焦虑情绪。由它脏及肾者，易因病情深重而失去信心，要帮助患者解除顾虑，树立信心，同时取得家属的密切配合，使患者早日趋于康复或可带病延年。

【用药护理】

1.虚证药宜久煎，饭前空腹温服，增强药效。

2.呕吐患者药宜浓煎，少量频服。

3.服用清热利尿汤剂时，药液量应偏大，需频频服用，以加强利尿通淋之效，且宜偏凉服用，服后卧床休息，以助药效。

4.小儿或危重者缓慢灌服，不可急促灌下而使药物呛入气管。

5.服药后应注意观察神志、面色、二便及舌象、脉象的变化。服用泻下药、逐水剂后，应记录尿量、便次情况，及时报告医生。

【中医适宜护理技术】

1.腰痛实证患者，可用刮痧法先刮背部督脉和膀胱经循行区域，再刮华佗夹脊穴，最后刮下肢膀胱经和胆经的循行区域，也可用拔罐法治疗，主要的穴位有肾俞、命门、膀胱俞、环跳、委中、承山等。

2.虚证患者，可用艾灸法，主要穴位有肾俞、命门、脾俞、足三里等。腰痛患者可热敷肾俞、命门、腰阳关等穴位。

第四节　卫气营血辨证施护

卫气营血辨证是一种论治外感温热病的辨证方法，由清代医家叶天士所创立。外感温热病是由外感六淫、疫疠等引起的多种急性热病的总称，卫气营血辨证将外感温热病根据病位和病情轻重不同分为卫分证、气分证、营分证和血分证。

当温热病邪侵入人体，一般先起于卫分，邪在卫分，郁而不解则入气分，气分病邪不解，正气虚衰，津液亏耗，病邪乘虚而入营血，营分有热，动血耗阴必累及血分，此种传变顺序体现了病邪由表入里，由浅入深，步步深入，病情由轻到重的传变过程，称为顺传。由于患者体质有强弱之分，感邪有轻重之别，上述传变规律并不是一成不变的，临床上亦有起病即从气分或营分开始的；亦有病虽入气分，而卫分之邪仍未消除的；亦有邪入卫分后，不经气分阶段，而直接传入营血，即所谓"逆传心包"；还有不仅气分有热，且营血、血分也受热灼，称为"气营两燔"或"气血两燔"。因此临证时要抓住卫气营血各个阶段的证候特点，掌握温病的发展变化规律，具体病情具体分析，依据证型进行辨证施护。

一、卫分证辨证施护

（一）卫分证辨证

卫分证常见于外感热病的初期，是温热病邪侵犯人体肌表，导致卫外功能失调所表现的证候。病位在肺与皮毛。据感邪气性质不同，或患者体质差异，卫分证又包括风热犯卫、暑湿犯卫、湿热犯卫、燥热犯卫等不同证型。

【临床表现】发热，微恶风寒，常伴有头痛、咽喉肿痛、咳嗽、口微渴等症，舌边尖红，苔薄，脉浮数等。

【证候分析】温邪犯表，卫气被郁，奋起抗邪，邪正相争，且温为阳邪，故发热重而恶寒轻；温邪袭表，阳热上扰清空，且邪郁卫气，经气不利故头痛；温邪伤肺，肺失宣肃，喉为肺之门户，故咽喉肿痛，咳嗽；温为阳邪，易伤津耗液，然尚在表，津伤不甚，故口微渴；病属初起，热势不甚，故仅舌尖红而苔薄白。阳邪在表，正气抗邪，故脉浮数。

【辨证要点】发热，微恶风寒，舌边尖红，脉浮数。

【护治原则】辛凉解表

（二）卫分证护理

【病情观察】

1.密切观察病情变化，监测体温、脉搏、呼吸、血压等，注意寒热、汗出、舌苔、脉象等变化。

2.根据发热轻重，决定测量体温的次数：轻者一日两次，重者四至六次。

3.观察咳嗽状况及痰的量、色、质变化。

【生活起居护理】

1.病室环境应安静、整洁，湿温度适宜。

2.注意休息，避免劳累。

3.衣被不宜过厚。汗出者及时擦干汗液，防止汗出当风。

【饮食护理】

1.饮食宜清淡、易消化，半流食为主，多饮开水及汤汁。忌食辛辣油腻硬固之品，忌烟酒。

2.服解表发汗剂，不宜服用酸性食物及生冷瓜果。

【情志护理】

1.关心体贴，耐心为患者做好病情解释工作，使其消除顾虑，配合医护工作。

2.运用安慰、暗示、诱导等方法，使其保持情绪舒畅，避免不良情志干扰。

【用药护理】

1.解表发汗药剂宜温服，服药后多加衣被，以助汗出。

2.服解表发汗药后，注意观察出汗与发热的情况，并做好记录。

【中医适宜护理技术】

1.高热者可辅以温水擦浴，配合针刺大椎、曲池、合谷等穴，或用刮痧疗法以助降温，但尚属表证，不宜用冷敷、冰块降温及酒精擦浴等方法，以免闭门留寇。

2.头痛者可配合局部按摩。

二、气分证辨证施护

（一）气分证辨证

气分证是温热病邪由表入里，正盛邪实，正邪剧争，阳热亢盛的里热证候。多由卫分证转化而来，病位较深。由于邪入气分及所在脏腑、部位的不同，气分证又包括热壅于肺、热扰胸膈、热迫大肠、热郁胆经等不同证型。气分证可由卫分证不解，邪传入里所致；亦有初感则温热邪气直入气分而成者。

【临床表现】发热不恶寒，反恶热，汗出，口渴，面赤，心烦，舌红苔黄，脉数有力。若兼咳喘、胸痛、咯吐黄稠痰者，为热壅于肺；若兼心烦懊恼，坐卧不安者，为热扰胸膈；若兼日晡潮热，腹痛拒按，或下利稀水，或大便秘结，时有谵语者，为热迫大肠；若兼口苦、胁痛、干呕、脉弦数者，为热郁胆经。

【证候分析】阳邪亢盛，入于气分，正邪剧争，故发热而不恶寒，反恶热；热盛迫津外泄故汗出；热盛伤津故口渴；热扰心神故心烦；热盛血涌，故面赤、舌红苔黄、脉数。热壅于肺，肺失宣肃，气机不利，故咳喘、胸痛；肺热炼液为痰，故痰多黄稠。热扰胸膈，心神不宁，则心烦懊恼，坐卧不安。肺胃之热下迫大肠，肠热炽盛，腑气不通，则日晡潮热，大便秘结，腹痛拒按；邪热迫津从旁而下，则下利稀水；邪热与燥屎相结，炽热上扰心神，故时有谵语。热郁胆经，胆气上逆，则口苦；经气不利，故胁痛；胆热犯胃，胃失和降，故干呕；脉弦数为胆经有热之象。

【辨证要点】发热不恶寒，反恶热，舌红苔黄，脉数有力。

【护治原则】清热生津。

（二）气分证护理

【病情观察】

1.密切观察病情变化，监测生命体征，观察寒热、汗出、咳嗽、咯痰、舌苔、脉象等变化。

2.监测体温变化，每2～4小时测体温一次。

3.观察胸、腹、颈部有无红疹及白色晶莹的小颗粒（白㾦）出现。若白㾦晶莹饱满，颗粒清楚者，说明津气尚充足；白㾦色枯而白，干瘪无浆者，说明津气已枯竭。

4.注意有无由气入血的趋势，尤其注意神志的变化。

【生活起居护理】

1.病室宜凉爽通风，高热者宜卧床休息。

2.汗多者宜及时擦干汗液，勤换衣服保持皮肤清洁。

3.保持口腔清洁，可用淡盐水或银花甘草液漱口。

4.咳嗽严重者宜卧床休息，必要时协助患者翻身拍背，将痰排出。

【饮食护理】

1.饮食宜清淡、易消化，宜多食蔬菜、水果，忌食辛辣油腻之品，忌烟酒。

2.高热烦渴者可饮绿豆汤及凉开水、西瓜汁、梨汁等清凉饮料，亦可食梨、橘、西瓜等新鲜水果。

3.肺热咳嗽者宜食清热化痰之品。

【情志护理】

1.注意患者的情绪变化，鼓励其积极配合治疗。

2.鼓励患者倾诉不适感，帮助其消除紧张、恐惧等不良情绪干扰。

【用药护理】

1.中药汤剂一般宜温服，高热汗出烦渴者可凉服。

2.大便秘结者，可遵医嘱予大黄煎水服用。

【中医适宜护理技术】

1.壮热者，可用物理降温的方法，如酒精擦浴、冰袋外敷等，或遵医嘱针刺或用刮痧疗法以助降温。

2.头身疼痛者可配合局部按摩、背部刮痧及针刺法等以缓解症状。

三、营分证辨证施护

（一）营分证辨证

营分证是指温热病邪内陷，劫灼营阴，心神被扰所表现的证候。营分证是温热病发展过程中较为深重的阶段。病位在心与心包，常见典型证候为热伤营阴和热入心包。

营分证可由气分证不解，邪热传入营分而成，或由卫分证直接传入营分而成，称为"逆传心包"；亦有营阴素亏，初感温热之邪盛，来势凶猛，发病急骤，起病即见营分证者。

【临床表现】身热夜甚，口不甚渴或不渴，心烦不寐，时有神昏谵语，斑疹隐隐，舌质红绛，脉细数。

【证候分析】营行脉中，内通于心。邪热入营，灼伤营阴，阴虚则身热夜甚；邪热蒸腾津液上潮于口，故口不甚渴，或不渴；邪热侵扰心神，故心烦不寐，时有神昏谵语；热伤血络则见斑疹隐隐；邪热入营，营阴劫伤，则可见舌质红绛，脉细数。

【辨证要点】发热夜甚，心烦神昏，舌红绛，脉细数。

【护治原则】清营透热。

（二）营分证护理

【病情观察】

1.密切观察病情变化，监测体温、脉搏、呼吸、血压等，注意观察神志、汗出、舌象、脉象等变化。如出现神昏躁动，汗出如油等症状，应立即报告医师，并配合抢救。

2.观察皮肤斑疹出现的情况，注意分布部位、色泽、大小等变化。若斑疹忽隐忽现，或变为紫黑色，说明病情转危，要严密注意。

3.观察二便情况，注意大便的色、质、量，必要时留取标本做潜血试验。

【生活起居护理】

1.神昏躁动者，可在病床四周加上护栏，防止发生意外。

2.加强口腔护理，防止口腔糜烂。

3.对传染性疾病，注意隔离措施。

4.卧床患者注意经常翻身，保持皮肤清洁、干燥，防止褥疮的发生。

【饮食护理】

1.饮食宜清淡、易消化，以流食为宜，可多饮新鲜果汁，如西瓜汁、梨汁等。

2.神昏、吞咽困难者，可给予鼻饲。

【情志护理】

1.关心体贴患者，运用安慰、暗示、诱导等方法，安定、放松其情绪，消除恐惧和悲观心理。

2.向患者讲解与疾病相关的知识，增强其信心，密切配合医护工作。

【用药护理】

1.中药汤剂宜少量多次频服。

2.紫雪丹之类中药宜先研成粉末，以温水调之，分次喂服。

【中医适宜护理技术】

1.邪热壅肺，痰黏难咳者，可用化痰剂雾化吸入，必要时吸痰。

2.心烦不寐者，可指导患者及其家属按摩涌泉等穴位，以助睡眠。

四、血分证辨证施护

（一）血分证辨证

血分证是指温热病邪深入阴血，导致动血、动风、耗阴所表现的一类证候。血分证是温热病发展过程中最为深重的阶段。病变主要累及心、肝、肾三脏。血分证主要包括热盛动血、热盛动风和热盛伤阴三大证候。

血分证是由邪在营分不解，传入血分而成；或气分热炽，劫营伤血，径入血分而成；或素体阴亏，已有伏热内蕴，温热病邪直入血分而成。

【临床表现】身热夜甚，躁扰不宁，甚或神昏谵语，斑疹显露，色紫黑，吐血、衄血、尿血、便血，舌质深绛，脉细数；或见抽搐，颈项强直，角弓反张，目睛上视，牙关紧闭，脉弦数；或见持续低热，暮热早凉，五心烦热，神疲欲寐，耳聋，形瘦，脉虚细；或见手足蠕动、瘛疭等。

【证候分析】邪热入血，灼伤阴血，阴虚内热夜发，故身热夜甚；血热内扰心神，故躁扰不宁，甚或神昏谵语；热迫血妄行，则见出血诸症；邪热灼津，血行缓滞，故见斑疹紫黑，舌质深绛，脉细数。若血分热炽，燔灼肝经，筋脉拘挛迫急，则见抽搐、颈项强直、角弓反张等动风诸症。若邪热久羁，劫灼肝肾之阴，阴虚阳热内扰，则见低热，或暮热早凉，五心烦热；神失所养则神疲欲寐；肾阴亏耗，耳窍失养，则耳聋；形体失养，精血不充，则形瘦、脉虚细。若肝阴不足，筋失所养，则可见手足蠕动、瘛疭等虚风内动之象。

【辨证要点】身热夜甚，昏谵，斑疹紫黑，舌质深绛，脉细数。

【护治原则】凉血散血。

（二）血分证护理

【病情观察】

1.密切观察病情变化，监测体温、脉搏、呼吸、血压等，严密观察患者的神志变化，如出现厥脱危象，立即报告医师，配合抢救。

2.观察出血的部位、诱因及时间，注意出血的色、质、量的变化。

【生活起居护理】

1.病室环境应安静、整洁，温湿度适宜。

2.出血严重者应卧床休息。

3.神昏躁动者，床边应设护栏，以防坠床。

4.大量咯血者取去枕平卧位，头宜偏向一侧，保持呼吸道通畅。有窒息征象时采取头低足高位，轻拍背部以利血块排出。

5.保持口腔清洁，可用生理盐水或中药液漱口。

6.鼻衄者，可采用额部冷敷法或鼻腔填塞压迫止血法。

7.抽搐惊厥，上下牙齿间应填入纱布包裹的压舌板，防止舌体咬伤。

【饮食护理】

1.大量吐血者暂禁食。血止后可给予流食或半流食。

2.饮食宜清淡、富营养、易消化，宜食凉润食物，忌辛辣燥热煎炸之品。

【情志护理】

1.关心体贴安慰患者，帮助其消除紧张、恐惧心理，保持心态平和，配合医护工作。

2.避免不良情志干扰，以免加重病情。

【用药护理】中药汤剂宜偏凉服，少量多次频服，必要时鼻饲。

【中医适宜护理技术】

1.鼻衄较重者，可遵医嘱用干棉球蘸云南白药或三七粉纱条等填塞鼻腔，压迫止血。

2.神昏热厥者，可遵医嘱针刺水沟、内关等穴位以醒神开窍。

【知识拓展】

八纲中表里、寒热、虚实、阴阳各自概括着一个方面的病理本质，然而病理本质的各个方面是互相联系的。寒热病性、邪正相争不能离开表里病位而存在，反之也没有可以离开寒热、虚实等病性而独立存在的表证或里证。因此，用八纲来分析、归类、判断证候，并不是彼此孤立、绝对对立、静止不变的，证与证之间存在着相兼、错杂、转化，甚至真假难辨，并且随病情发展而不断变化的关系。例如，由表入里、由里出表、寒证化热、热证化寒、虚证转实、实证转虚等。

临床辨证时，不仅要注意八纲基本证的识别，更应把握八纲证之间的相兼、转化、夹杂、真假，只有将八纲综合起来对病情做全面正确的判断，才能对证有比较准确的认识。

【复习思考题】

1. 案例分析题：

刘某，男，25 岁，两天前出现发热恶寒，头身疼痛不适，咽喉肿痛，未予治疗，今症状仍未缓解，遂来就诊。现症：发热，微恶风寒，咽喉肿痛，口渴，不欲食，小便稍黄，伴咳嗽。体格检查：体温 39℃，咽部充血，扁桃体不大，双肺呼吸音正常，未闻及干、湿啰音。舌边尖红，苔薄白，脉浮数。

思考：按照中医卫气营血辨证理论，该患者可辨为何证？简述其证候分析以及对该患者采取的主要护理措施。

2. 如何判断虚实的主要证候。

扫一扫，知答案

扫一扫，看课件

第十章　体质辨识与护理

【学习目标】

识记：中医体质的概念，中医体质的判定方法，中医九种体质的特征及调护方法。

理解：体质的特点、体质形成的影响因素。

应用：1.运用量表正确辨识体质。

　　　2.根据不同体质制定有针对性的调护措施。

【案例导入】

李某，女，39岁，恶寒发热伴气短乏力两天。患者两天前受凉后出现恶寒、头痛、咽痒咳嗽、鼻塞、流清涕、乏力、气短等症状，自服感冒药后未见明显好转，遂来诊。患者平素体弱，常易感冒，且容易疲乏、气短，说话语声较低微。舌淡红，舌边有齿痕，脉弱。

思考：请问该患者属于何种体质，为什么？

第一节　体质概述

体质禀受于先天，得养于后天，是人类生命活动的一种重要表现形式，是不同个体在形质、功能、心理方面的身心特性。《灵枢·寿夭刚柔》即有"人之生也，有刚有柔，有弱有强，有短有长，有阴有阳""形有缓急，气有盛衰，骨有大小，肉有坚脆，皮有厚薄"的记载，说明人的体质生而不同，各有差异。中医学对于体质的认识和研究始于《黄帝内经》，并在随后几千年的发展历程中积累了丰富的经验，当代医家在此基础上进行挖掘整理与理论凝练，"中医体质学说"学科体系逐渐形成并日趋完善。

体质贯穿于人的整个生命过程中，加强对体质的认识，不但有助于从整体上把握个体的生命特征，而且有助于分析疾病的发生、发展和演变规律，对诊断、治疗、护理、预防疾病及养生康复均有重要的意义。

一、中医体质的概念

体质包括"体"与"质"两部分。"体"，即指人的形体、身体，又可引申为躯体及其生理功能。"质"，即指人的特质、性质。中医体质是指人体生命过程中，在先天禀赋和后天获得的基础上所形成的形态结构、生理功能和心理状态方面综合的、相对稳定的固有特质，是人类在生长、发育过程中所形成的与自然环境、社会环境相适应的人体个性特征。

体质具有先天遗传性、个体差异性、群体趋同性、相对稳定性、动态可变性、后天可调性等特点，这种体质特点或隐或现地体现于健康和疾病的过程之中。

二、体质的形成

体质禀受于先天，得养于后天。先天禀赋是重要的影响因素，同时体质的形成、发展与变化也受到环境、饮食、情志、疾病等后天因素的影响。

（一）先天因素

先天因素即"先天禀赋"，指子代出生以前在母体内所禀受的一切，是体质形成的基础。形体始于父母，父母生殖之精的质量、父母血缘关系所赋予的遗传性、父母的身体状况、父母的生育年龄、子代在母体内孕育时母亲是否注意养胎及妊娠期是否患病等均对后代有影响。先天因素是个体体质强弱的首要条件，对体质的形成具有决定性作用。《医宗金鉴·幼科杂病心法要诀》记载："小儿五迟之证，多因父母气血虚弱，先天有亏，致儿生下筋骨软弱，行步艰难，齿不速长，坐不能稳，要皆肾气不足之故。"

（二）年龄因素

体质随着个体发育的不同阶段而不断演变，人体有生、长、壮、老、已的变化规律，脏腑经络及精气血津液的生理功能随之发生相应的变化，在不同的生命阶段具有不同的体质特点。

小儿具有脏腑娇嫩，形气未充，生机旺盛，发育迅速，容易发病，传变迅速，脏气清灵，易于康复的生理特点，故称"纯阳之体""稚阴稚阳之体"。青年时期是人体气血阴阳最旺盛的阶段，也是人体体质最为强健的时期。中年时期的体质是由鼎盛开始向衰弱转变的时期。更年期是人体从中年向老年的过渡时期。老年时期脏腑功能逐渐衰退，阴阳气血俱衰，尤以肾精亏虚为基本特点。

（三）性别因素

1.女性体质　女子以肝为先天，以血为本，为阴柔之体，性格一般多内向，感情细腻，多愁善感。女子之病，多肝血不足，肝气郁结。此外，女子具有经、带、胎、产、乳等特殊生理过程，出现月经期、妊娠期和产褥期的体质改变。

2.男性体质　男子以肾为先天，以精气为本，乃阳刚之体，一般体格强壮有力，声粗洪亮，心胸宽阔，刚毅果敢。男子之病，多伤精耗气，使精气亏泄，所以男性养生贵在节欲葆精，宁神养精，以保养肾精为主。

（四）环境因素

个体生活在不同环境条件下，不同的水土性质、气候类型、生活条件等都在一定程度上影响着人的发育，逐渐形成不同地区人们体质的差异性。

1.自然环境　个体生活在特定的地理、气候环境中，在自然因素的长期影响下，地理、气候条件的差异性必然使不同自然条件下的群体在形态结构、生理功能、心理行为等方面产生适应性变化，因而不同地域人群的体质特征也就各不相同。如北方人形体多壮实，居住环境多寒凉阴盛，易形成阳虚体质；东南之人形体多瘦弱，皮肤色赤，居住环境多湿热，易形成湿热体质；临水之人，多湿多痰，居住环境多寒冷潮湿，易形成阴盛或湿盛体质。

2.社会环境　个体所处的社会地位、经济条件、家庭状况、人际关系及社会是否安定等都会对人体产生影响，引起脏腑气血阴阳的异常变化，从而影响个体的体质。如生活条件优越的人，多居住在高房广厦之中，体力劳动较少，因而体质虚弱，腠理疏松，易患各种外感性疾病，且饮食多膏粱厚味，易形成痰瘀体质。生活条件艰苦的人，多居住在陋巷，过度劳作，易损伤筋骨，消耗气血，功能减弱，脏腑精气不足，易形成虚性体质。

（五）情志因素

七情的变化，通过影响脏腑精气的盛衰而影响人体的体质，情志调和，则气血调畅，体质强壮；反之则给体质造成不良影响。《素问·疏五过论》指出"暴乐暴苦，始乐后苦，皆伤精气，精气竭绝，形体毁沮"，说明情志创伤可引起机体阴阳气血失调，改变体质。

（六）饮食因素

食物是人体生长发育的物质基础，是气血津液化生之源。饮食习惯与结构对体质有明显的影响，食物四性五味中某些成分增多或减少会导致体质偏颇。如饮食不足，影响精气血津液的化生，可使体质虚弱；嗜食肥甘厚味可助湿生痰，形成痰湿体质；嗜食辛辣之品易化火伤津形成阴虚体质。合理的饮食习惯和结构能保持和促进身体的正常生长发育，使脏腑功能协调，阴平阳秘，体质强壮。

（七）疾病因素

疾病是后天体质改变的重要因素。《临证指南医案·诸痛》曰："经年宿病，病必在络……因久延，体质气馁。"说明病程长、病邪深入，可导致人体的正气损伤，脏腑功能受到影响，精气血津液化生不足，日久出现体质改变。

（八）药物因素

药物及其他治疗方法能够调整脏腑精气阴阳之盛衰及经络气血之偏颇，用之得当将使体质恢复正常，反之则会加重体质损害。

三、体质的分类

体质的差异是先天禀赋与后天获得多种因素共同作用的结果。由于地域性因素、年龄、性别、生活方式以及行为习惯等影响，可形成体质的群体趋同性；同时，又因先天禀赋、饮食、情志、疾病等不同而形成个体差异。因此对复杂的体质现象进行比较分析，求同存异，分类研究，把握个体的体质差异规律及体质特征，对临床实践有重要的指导意义。

（一）体质的分类方法

《黄帝内经》对体质的分类进行了全面、系统而具体的阐述，初步形成了中医体质分类的理论体系。如《灵枢·阴阳二十五人》依据阴阳五行理论将体质分为"木形之人""火形之人""土形之人""金形之人"和"水形之人"5种基本体质类型；《灵枢·行针》中根据人体阴阳之气的盛衰将体质分为"重阳之人""重阳有阴""阴阳和调"和"多阴而少阳"4种类型；《灵枢·通天》根据阴阳的多少，结合个体的行为表现、心理特征和生理功能将体质分为5种类型，即"太阴之人""少阴之人""太阳之人""少阳之人"及"阴阳和平之人"；《灵枢·逆顺肥瘦》根据人体形态结构及气血情况等，将体质分为"肥人""瘦人""常人""壮士"和"婴儿"等类型；《灵枢·论勇》则是根据人格心理特征在勇怯方面的差异，将体质分为"勇"和"怯"两种；《素问·血气形志》根据心理方面的差异，将体质分为"形乐志苦""形乐志乐""形苦志乐""形苦志苦""形数惊恐"5种类型。到了东汉末年张仲景又提出"强人""羸人""盛人""虚弱家""虚家""素盛今瘦""阳气重""其人本虚"等。明代张介宾采用藏象阴阳分类法将体质分为"阴脏型""阳脏型"和"平脏型"3种。清代叶桂等以阴阳属性分类，提出"气壮质""阴虚质""阳虚质"等。

现代学者在古代体质分类法的基础上结合临床实践，运用多种方法，对体质类型进行了划分，出现了三分法、四分法、五分法、六分法、七分法、九分法及十二分法等不同的分类方法。

（二）常用体质的分类和特征

1. 阴阳三分法 人体理想的体质应该是阴阳平和质，但是阴阳总是处于动态的消长变化之中，使体质出现偏阴或偏阳的状态。人体体质大致可分为阴阳平和质、偏阳质和偏阴质三种类型。

（1）阴阳平和质。阴阳平和质是功能较为协调的体质类型。体质特征：身体强壮，胖瘦适度，面色明润含蓄；目光有神，性格开朗、随和；食量适中，二便通调；舌红润，脉和缓有力；夜眠安和，精力充沛，反应灵敏，思维敏捷，工作潜力大，自身调节和对外适应力强。阴阳平和，外邪难侵，内邪不生，抗病力强，不易生病，生病后不易传变，并易于恢复。能适应各种环境，机体修复能力强。体型适中，外貌从容稳重，举止大方得体，性格和顺，如后天调养得宜，无暴力外伤、慢性疾患及不良生活习惯，其体质不易改变，易获长寿。

（2）偏阳质。偏阳质是指具有亢奋、偏热、多动等特性的体质类型。体质特征：形体适中或偏瘦，但较结实；面色多略偏红或微黑，或呈油性皮肤；性格外向，喜动好强，易急躁，自制力较差；食量较大，消化吸收功能健旺；大便易干燥，小便易黄赤；平时畏热喜冷，或体温略偏高，动则易出汗，喜饮水；精力旺盛，动作敏捷，反应灵敏，性欲较强。

具有这种体质特征的人，受邪发病后多表现为热证、实证，并易化燥伤阴；皮肤易生疖疮；内伤杂病多见火旺、阳亢或兼阴虚之证；容易发生眩晕、头痛、心悸、失眠及出血等症。

（3）偏阴质。偏阴质是指具有偏寒、多静等特征的体质类型。体质特征：形体适中或偏胖，体质较弱，容易疲劳。面色偏白欠华；性格内向，喜静少动，或胆小易惊；食量较小，消化吸收功能一般；平时畏寒喜热，或体温偏低；精力偏弱，动作迟缓，反应较慢，性欲偏弱。

具有这种体质特征的人，受邪发病后多表现为寒证、虚证；表证易传里或直中内脏；冬天易生冻疮；内伤杂病多见阴盛、阳虚之证；容易发生湿滞、水肿、痰饮、瘀血等症。

2. 九分法 2009年中华中医药学会正式发布"中医体质分类与判定"标准，该标准在原来体质七分法的基础上，通过文献学研究方法，结合临床实践，保留了出现频率较高的体质类型，进一步提出了体质九分法，即平和质、气虚质、阳虚质、阴虚质、痰湿质、湿热质、瘀血质、气郁质、特禀质9种基本类型，其中平和质为理想体质，其他8种体质均为偏颇体质。

第二节 体质的辨识与调护

一、体质辨识

根据"中医体质分类与判定"标准，中医体质共分为9种基本类型：平和质、气虚质、阳虚质、阴虚质、痰湿质、湿热质、瘀血质、气郁质、特禀质。

1. 判定方法

回答"中医体质分类与判定表"中的全部问题，每一问题按5级评分，计算原始分及转化分，依标准判定体质类型。

原始分=各个条目的分值相加。

转化分数=[（原始分－条目数）/（条目数×4）]×100

2. 判定标准

平和质为正常体质，其他8种体质为偏颇体质。判定标准见下表。

平和质与偏颇体质判定标准表

体质类型	条件	判定结果
平和质	平和体质转化分≥60分	是
	其他8种体质转化分均＜30分	
	平和体质转化分≥60分	基本是
	其他8种体质转化分均＜40分	
	不满足上述条件者	否
偏颇体质	转化分≥40分	是
	转化分30～39分	倾向是
	转化分＜30分	否

3. 中医体质分类与判定表

平和质

请根据近一年的体验和感觉，回答以下问题	没有（根本不）	很少（有一点）	有时（有些）	经常（相当）	总是（非常）
（1）您精力充沛吗	1	2	3	4	5
（2）您容易疲乏吗*	1	2	3	4	5
（3）您说话声音低弱无力吗*	1	2	3	4	5
（4）您感到闷闷不乐、情绪低沉吗*	1	2	3	4	5
（5）您比一般人耐受不了寒冷（冬天的寒冷，夏天的冷空调、电扇等）吗*	1	2	3	4	5
（6）您能适应外界自然和社会环境的变化吗	1	2	3	4	5
（7）您容易失眠吗*	1	2	3	4	5
（8）您容易忘事（健忘）吗*	1	2	3	4	5

判断结果：□是　□基本是　□否

（注：标有*的条目需先逆向计分，即：1→5，2→4，3→3，4→2，5→1，再用公式转化分值）

气虚质

请根据近一年的体验和感觉，回答以下问题	没有（根本不）	很少（有一点）	有时（有些）	经常（相当）	总是（非常）
（1）你容易疲乏吗	1	2	3	4	5
（2）您容易气短（呼吸短促，接不上气）吗	1	2	3	4	5
（3）您容易心慌吗	1	2	3	4	5
（4）您容易头晕或站起时晕眩吗	1	2	3	4	5
（5）您比别人容易感冒吗	1	2	3	4	5
（6）您喜欢安静、懒得说话吗	1	2	3	4	5
（7）您说话声音低弱无力吗	1	2	3	4	5
（8）您活动量稍大就容易出虚汗吗	1	2	3	4	5

判断结果：□是　□倾向是　□否

阳虚质

请根据近一年的体验和感觉，回答以下问题	没有（根本不）	很少（有一点）	有时（有些）	经常（相当）	总是（非常）
（1）您手脚发凉吗	1	2	3	4	5
（2）您胃脘部、背部或腰膝部怕冷吗	1	2	3	4	5
（3）您感到怕冷、衣服比别人穿得多吗	1	2	3	4	5
（4）您比一般人耐受不了寒冷（冬天的寒冷，夏天的冷空调、电扇等）吗	1	2	3	4	5
（5）您比别人容易患感冒吗	1	2	3	4	5
（6）您吃（喝）凉的东西会感到不舒服或者怕吃（喝）凉东西吗	1	2	3	4	5
（7）你受凉或吃（喝）凉的东西后，容易腹泻（拉肚子）吗	1	2	3	4	5

判断结果：□是　□倾向是　□否

阴虚质

请根据近一年的体验和感觉，回答以下问题	没有（根本不）	很少（有一点）	有时（有些）	经常（相当）	总是（非常）
（1）您感到手脚心发热吗	1	2	3	4	5
（2）您感觉身体、脸上发热吗	1	2	3	4	5
（3）您皮肤或口唇干吗	1	2	3	4	5
（4）您口唇的颜色比一般人红吗	1	2	3	4	5
（5）您容易便秘或大便干燥吗	1	2	3	4	5
（6）您面部两颧潮红或偏红吗	1	2	3	4	5
（7）您感到眼睛干涩吗	1	2	3	4	5
（8）您感到口干咽燥、总想喝水吗	1	2	3	4	5

判断结果：□是　□倾向是　□否

痰湿质

请根据近一年的体验和感觉，回答以下问题	没有（根本不）	很少（有一点）	有时（有些）	经常（相当）	总是（非常）
（1）您感到胸闷或腹部胀满吗	1	2	3	4	5
（2）您感到身体沉重不轻松或不爽快吗	1	2	3	4	5
（3）您腹部肥满松软吗	1	2	3	4	5
（4）您有额部油脂分泌多的现象吗	1	2	3	4	5
（5）您上眼睑比别人肿（上眼睑有轻微隆起的现象）吗	1	2	3	4	5
（6）您嘴里有黏黏的感觉吗	1	2	3	4	5
（7）您平时痰多，特别是咽喉部总感到有痰堵着吗	1	2	3	4	5
（8）您舌苔厚腻或有舌苔厚厚的感觉吗	1	2	3	4	5
判断结果：□是　□倾向是　□否					

湿热质

请根据近一年的体验和感觉，回答以下问题	没有（根本不）	很少（有一点）	有时（有些）	经常（相当）	总是（非常）
（1）您面部或鼻部有油腻感或者油亮发光吗	1	2	3	4	5
（2）你容易生痤疮或疮疖吗	1	2	3	4	5
（3）您感到口苦或嘴里有异味吗	1	2	3	4	5
（4）您大便黏滞不爽、有解不尽的感觉吗	1	2	3	4	5
（5）您小便时尿道有发热感、尿色浓（深）吗	1	2	3	4	5
（6）您带下色黄（白带颜色发黄）吗（限女性回答）	1	2	3	4	5
（7）您的阴囊部位潮湿吗（限男性回答）	1	2	3	4	5
判断结果：□是　□倾向是　□否					

血瘀质

请根据近一年的体验和感觉，回答以下问题	没有（根本不）	很少（有一点）	有时（有些）	经常（相当）	总是（非常）
（1）您的皮肤在不知不觉中会出现青紫瘀斑（皮下出血）吗	1	2	3	4	5
（2）您两颧部有细微红丝吗	1	2	3	4	5
（3）您身体上有哪里疼痛吗	1	2	3	4	5
（4）您面色晦暗或容易出现褐斑吗	1	2	3	4	5
（5）您容易有黑眼圈吗	1	2	3	4	5
（6）您容易忘事（健忘）吗	1	2	3	4	5
（7）您口唇颜色偏暗吗	1	2	3	4	5
判断结果：□是　□倾向是　□否					

气郁质

请根据近一年的体验和感觉，回答以下问题	没有（根本不）	很少（有一点）	有时（有些）	经常（相当）	总是（非常）
（1）您感到闷闷不乐、情绪低沉吗	1	2	3	4	5
（2）您容易精神紧张、焦虑不安吗	1	2	3	4	5
（3）您多愁善感、感情脆弱吗	1	2	3	4	5
（4）您容易感到害怕或受到惊吓吗	1	2	3	4	5
（5）您胁肋部或乳房胀痛吗	1	2	3	4	5
（6）您无缘无故叹气吗	1	2	3	4	5
（7）您咽喉部有异物感，且吐之不出、咽之不下吗	1	2	3	4	5
判断结果：□是 □倾向是 □否					

特禀质

请根据近一年的体验和感觉，回答以下问题	没有（根本不）	很少（有一点）	有时（有些）	经常（相当）	总是（非常）
（1）您没有感冒时也会打喷嚏吗	1	2	3	4	5
（2）您没有感冒时也会鼻塞、流鼻涕吗	1	2	3	4	5
（3）您有因季节变化、温度变化或异味等原因而咳喘的现象吗	1	2	3	4	5
（4）您容易过敏（对药物、食物、气味、花粉或在季节交替、气候变化时）吗	1	2	3	4	5
（5）您的皮肤容易起荨麻疹（风团、风疹块、风疙瘩）吗	1	2	3	4	5
（6）您的皮肤因过敏出现过紫癜（紫红色瘀点、瘀斑）吗	1	2	3	4	5
（7）您的皮肤一抓就红，并出现抓痕吗	1	2	3	4	5
判断结果：□是 □倾向是 □否					

4.示例

（1）示例1：某人各体质类型转化分如下：平和质75分，气虚质56分，阳虚质27分，阴虚质25分，痰湿质12分，湿热质15分，血瘀质20分，气郁质18分，特禀质10分。根据判定标准，虽然平和质转化分≥60分，但其他8种体质转化分并未全部＜40分，其中气虚质转化分≥40分，故此人不能判定为平和质，应判定为气虚质。

（2）示例2：某人各体质类型转化分如下：平和质75分，气虚质16分，阳虚质27分，阴虚质25分，痰湿质32分，湿热质25分，血瘀质10分，气郁质18分，特禀质10分。根据判定标准，平和质转化分≥60分，且其他8种体质转化分均＜40分，可判定为基本是平和质，同时，痰湿质转化分在30～39之间，可判定为痰湿质倾向，故此人最终体质判定结果为基本是平和质，有痰湿质倾向。

二、中医九种体质的特征及调护

（一）平和质

1. 特征

（1）总体特征：阴阳气血调和，以体态适中、面色红润、精力充沛等为主要特征。

（2）形体特征：体形匀称健壮。

（3）常见表现：面色、肤色润泽，头发稠密有光泽，目光有神，鼻色明润，嗅觉通利，唇色红润，不易疲劳，精力充沛，耐受寒热，睡眠良好，胃纳佳，二便正常，舌色淡红，苔薄白，脉和缓有力。

（4）心理特征：性格随和开朗。

（5）发病倾向：平素患病较少。

（6）对外界环境适应能力：对自然环境和社会环境适应能力较强。

（7）常见兼夹体质：无。

2. 调护方法　应持之以恒地保持良好的生活起居、饮食、精神调摄以及运动习惯。

（二）气虚质

1. 特征

（1）总体特征：元气不足，以疲乏、气短、自汗等气虚表现为主要特征。

（2）形体特征：肌肉松软不实。

（3）常见表现：平素语音低弱，气短懒言，容易疲乏，精神不振，易出汗，舌淡红，舌边有齿痕，脉弱。

（4）心理特征：性格内向，不喜冒险。

（5）发病倾向：易患感冒、内脏下垂等病；病后康复缓慢。

（6）对外界环境适应能力：不耐受风、寒、暑、湿邪。

（7）常见兼夹体质：血瘀体质、阳虚体质、痰湿体质。

2. 调护方法

（1）调护原则：培补元气，补气健脾。

（2）生活起居调护：气虚质者卫阳不足，易于感受外邪，应注意保暖，防止劳汗当风、外邪侵袭。劳则气耗，尤当注意不可过于劳作，以免更伤正气。

（3）饮食调护：宜食益气健脾的食物，如粳米、小米、黄米、大麦、黄豆、白扁豆、豇豆、蚕豆、豌豆、土豆、白薯、红薯、山药、胡萝卜、香菇、鸡肉、泥鳅、大枣、桂圆、蜂蜜、鲫鱼、鹌鹑、鹅肉、羊心、羊肚、莲子、蘑菇、芡实、栗子、人参等；少食耗气的食物，如槟榔、空心菜、生萝卜等。推荐食疗方：①黄芪童子鸡：童子鸡1只，生黄芪15g，姜、葱适量加水炖煮，可益气补虚。②山药粥：山药30g，粳米180g煮粥，可补中益气、益肺固精。

（4）精神调摄：气虚质者多性格内向，情绪不稳定，胆小而不喜欢冒险。思则气结，过思伤脾；悲则气消，悲忧伤肺，所以气虚质者不宜过思过悲。应多参加有益的社会活动，多与别人交谈沟通，培养豁达乐观的生活态度。不可过度劳神，避免过度紧张，保持稳定平和的心态。

（5）中医护理技术：灸法：取手太阴肺经、足太阴脾经和足少阴肾经腧穴艾灸以补肺调气、健脾益气、温肾纳气，如太渊、关元、气海、百会、膻中、足三里、肺俞、脾俞、肾俞等。

（6）运动保健：气虚质者要避免大负荷的剧烈活动，运动中忌用猛力或做长久憋气的动作。宜进行柔缓的运动，如太极拳，八段锦，散步，慢跑，健步走等，还可练"六字诀"中的"吹"字功。锻炼要注意"形劳而不倦"，宜采用低强度多次数的运动方式，循序渐进，持之以恒。

（三）阳虚质

1. 特征

（1）总体特征：阳气不足，以畏寒怕冷、手足不温等虚寒表现为主要特征。

（2）形体特征：肌肉松软不实。

（3）常见表现：平素畏冷，手足不温，喜热饮食，精神不振，大便稀溏，小便清长。舌淡胖嫩，脉沉迟。

（4）心理特征：性格多沉静、内向。

（5）发病倾向：易患痰饮、肿胀、泄泻等病；感邪易从寒化。

（6）对外界环境适应能力：耐夏不耐冬；易感风、寒、湿邪。

（7）常见兼夹体质：血瘀体质、气虚体质。

2. 调护方法

（1）调护原则：补肾温阳、益火之源。

（2）生活起居调护：阳虚质者耐春夏不耐秋冬，秋冬季节适当暖衣温食以养护阳气，尤其要注意腰部和下肢保暖，每天以热水泡脚为宜。夏季暑热多汗，易导致阳气外泄，要尽量避免强力劳作和大汗，也不可恣意贪凉饮冷。多在阳光充足的情况下适当进行户外活动，尽量避免在阴暗潮湿寒冷的环境中长期工作和生活。

（3）饮食调护：宜进食甘温益气的食物，如牛羊狗肉、葱、姜、蒜、花椒、鳝鱼、韭菜、辣椒、胡椒等；少食生冷寒凉食物，如黄瓜、藕、梨、西瓜等。推荐食疗方：①当归生姜羊肉汤：生姜30g，当归20g，羊肉500g加水清炖，可温中补血，祛寒止痛。②韭菜炒胡桃仁：胡桃仁50g，韭菜200g清炒，可补肾助阳，强健筋骨。

（4）精神调摄：阳虚质者性格多沉静、内向，常常情绪不佳，应多与人交流，主动调整自己的情绪；要善于自我排遣或向人倾诉，消除不良情绪。平时可多听一些激扬、高亢、豪迈的音乐以调动情绪。

（5）中医护理技术：①灸法：取肾俞、关元、气海、腰阳关、百会、足三里、命门、涌泉等穴艾灸以温经散寒，升发阳气。②穴位按摩：按揉气海、足三里、涌泉等穴以补肾助阳。

（6）运动保健：阳虚质者应以振奋、提升阳气的锻炼方法为主。可练习五禽戏中的虎戏、中国传统体育中的一些功法、适当的短距离跑和跳跃运动如跳绳等，运动量不宜过大，尤其注意不可大量出汗。

（四）阴虚质

1. 特征

（1）总体特征：阴液亏少，以口燥咽干、手足心热等虚热表现为主要特征。

（2）形体特征：体形偏瘦。

（3）常见表现：体形多瘦长，容易失眠，性情急躁，手足心热，面颊潮红或偏红，眼睛干涩，口燥咽干，鼻微干，喜冷饮，大便干燥，舌红少津，脉细数。

（4）心理特征：性情急躁，外向好动，活泼。

（5）发病倾向：易患虚劳、失精、不寐等病；感邪易从热化。

（6）对外界环境适应能力：耐冬不耐夏；不耐受暑、热、燥邪。

（7）常见兼夹体质：血瘀体质、气虚体质。

2. 调护方法

（1）调护原则：滋补肾阴、壮水制火。

（2）生活起居调护：起居有常，居住环境宜安静。保证充足睡眠时间，熬夜、剧烈运动、在高温酷暑的环境中工作生活等均会加重阴虚倾向，应尽量避免。

（3）饮食调护：阴虚质者可以多吃甘凉滋润的食物，比如黑大豆、黑芝麻、蚌肉、兔肉、鸭肉、百合、豆腐、豆浆、猪头、猪髓、燕窝、银耳、木耳、甲鱼、牡蛎肉、鱼翅、干贝、麻油、番茄、葡萄、柑橘、荸荠、香蕉、梨、苹果、桑椹、柿子、甘蔗等。少吃羊肉、狗肉、辣椒、葱、蒜等性温燥烈之品。推荐食疗方：莲子百合煲瘦肉：莲子（去心）20g、百合20g、猪瘦肉100g，加水同煲，可清心润肺，益气安神。

（4）精神调摄：阴虚质者外向好动，活泼，性情较急躁，容易发火，常常心烦易怒。平时宜克制情绪，遇事冷静，安神定志，舒缓情志，学会正确对待喜与忧、苦与乐、顺与逆，保持稳定的心态。可以练书法、下棋以怡情悦性，或外出旅游，寄情山水，陶冶情操。平时可多听一些曲调舒缓、轻柔、抒情的音乐。

（5）中医护理技术：①穴位按摩：按揉三阴交、照海、太溪以滋阴降火。②耳穴埋籽法：取肝、肾二穴。

（6）运动保健：阴虚质者适合做中小强度的间断性锻炼，可选择太极拳、太极剑、八段锦等动静结合的传统健身项目，也可习练"六字诀"中的"嘘"字功。锻炼时要控制出汗量，及时补充水分。阴虚质者多皮肤干燥，可定期游泳以滋润肌肤，减少皮肤瘙痒，但不宜桑拿。注意不宜进行剧烈运动，避免大强度、大运动量的锻炼形式，避免在炎热的夏天或闷热的环境中运动。

（五）痰湿质

1. 特征

（1）总体特征：痰湿凝聚，以形体肥胖、腹部肥满、口黏苔腻等痰湿表现为主要特征。

（2）形体特征：体形肥胖，腹部肥满松软。

（3）常见表现：面部皮肤油脂较多，多汗且黏，胸闷，痰多，口黏腻或甜，喜食肥甘甜黏，常感肢体酸困沉重，苔腻，脉滑。

（4）心理特征：性格偏温和、稳重，多善于忍耐。

（5）发病倾向：易患消渴、中风、胸痹等病。

（6）对外界环境适应能力：对梅雨季节及湿重环境适应能力差。

（7）常见兼夹体质：血瘀体质、气郁体质。

2. 调护方法

（1）调护原则：健脾祛湿、化痰泄浊。

（2）生活起居调护：居住环境宜干燥不宜潮湿，衣着应注意透气散湿，多进行户外活动，可常晒太阳或日光浴，但在湿冷的气候条件下，应减少户外活动，避免受寒淋雨。

（3）饮食调护：饮食以清淡为原则，宜食具有健脾、化痰、祛湿功效的食物，如薏米、菌类、紫菜、竹笋、冬瓜、萝卜、金橘等；少吃肥肉、甜腻及油腻的食物。推荐食疗方：①薏米山药冬瓜汤：山药50g、薏米30g、冬瓜150g慢炖，可健脾、益气、利湿。②赤豆鲤鱼汤：鲤鱼1尾（约800g）、赤小豆50g、陈皮10g、辣椒6g、草果6g填入鱼腹，加适量料酒、生姜、葱段、胡椒、食盐清蒸，可健脾除湿化痰。

（4）精神调摄：痰湿质者性格温和，处事稳重，为人恭谦，多善于忍耐。遇事当保持心境平和，及时消除不良情绪。平时多培养业余爱好。

（5）中医护理技术：穴位按摩：取太渊、丰隆、中府、列缺、三阴交、肺俞、阴陵泉等穴。

（6）运动保健：痰湿质者一般体重较重，耐热的能力差，要尽量避免在炎热和潮湿的环境中锻炼。运动负荷、强度较高时，应注意运动节奏，循序渐进，保障人身安全，适宜散步、慢跑、游泳、武术、舞蹈、球类运动等规律的有氧运动，结合合理的饮食习惯，控制体重。

（六）湿热质

1. 特征

（1）总体特征：湿热内蕴，以面垢油光、口苦、苔黄腻等湿热表现为主要特征。

（2）形体特征：形体中等或偏瘦。

（3）常见表现：面垢油光，易生粉刺痤疮，皮肤容易瘙痒，口苦口干或嘴里有异味，身重困倦，大便黏滞不畅或燥结，小便短黄，男性易阴囊潮湿，女性易带下增多，舌质偏红，苔黄腻，脉滑数。

（4）心理特征：容易心烦急躁。

（5）发病倾向：易患疮疖、黄疸、热淋等病。

（6）对外界环境适应能力：对夏末秋初湿热气候、湿重或气温偏高环境较难适应。

（7）常见兼夹体质：阴虚体质、阳虚体质。

2. 调护方法

（1）调护原则：分消湿浊、清泄伏火。

（2）生活起居调护：居住环境宜干燥，通风，避免潮湿低洼之地。保证睡眠充足有规律，避免长期熬夜或过度疲劳。注意个人卫生，预防皮肤病变。保持二便通畅，防止湿热郁聚。戒烟酒。

（3）饮食调护：饮食清淡，宜食甘寒、甘平、清利湿热的食物，如薏苡仁、莲子、茯苓、红小豆、绿豆、冬瓜、丝瓜、葫芦、苦瓜、黄瓜、西瓜、白菜、芹菜、卷心菜、莲藕、空心菜、苋菜等；少吃胡桃仁、鹅肉、羊肉、狗肉、鳝鱼、香菜、辣椒、花椒、酒、饴糖、胡椒、花椒等甘酸滋腻之品及火锅、煎炸、烧烤等辛温助热的食物。推荐食疗方：①薏米绿豆粥：薏米30g、绿豆30g、大米50g煮粥，可清利湿热。②绿豆藕：莲藕1节，绿豆50g，加清水炖熟，可清热解毒，明目止渴。

（4）精神调摄：湿热质者多急躁易怒。要多参加各种活动，多听轻松音乐，克制过激的情绪。合理安排自己的工作、学习和生活，培养广泛的兴趣爱好。

（5）中医护理技术：①穴位按摩：取足太阴脾经、足厥阴肝经穴位为主，可按揉肺俞、膈俞、脾俞、肾俞、三阴交、太溪、阴陵泉、足三里、中脘等穴。②掌摩法：掌心搓热，用后掌（劳宫穴）摩腹。

（6）运动保健：适宜运动量大、强度高的锻炼，如中长跑、各种球类运动、武术、游泳、爬山、健身力量练习、六字诀中的"吁""嘻"字功等。

（七）血瘀质

1. 特征

（1）总体特征：血行不畅，以肤色晦暗、舌质紫暗等血瘀表现为主要特征。

（2）形体特征：胖瘦均见。

（3）常见表现：如肤色晦暗，色素沉着、易出现瘀斑，口唇暗淡，舌暗或有瘀点，舌下络脉紫暗或增粗，脉涩。

（4）心理特征：易烦、健忘。

（5）发病倾向：易患癥瘕及痛证、血证等。

（6）对外界环境适应能力：不耐受寒邪。

（7）常见兼夹体质：湿热体质、气郁体质。

2. 调护方法

（1）调护原则：活血祛瘀、疏经通络。

（2）生活起居调护：避免寒冷刺激。日常生活中注意动静结合，不可贪图安逸，防止气血郁滞。

（3）饮食调护：宜食活血、散结、行气、疏肝解郁之品，如黑豆、黄豆、香菇、茄子、油菜、羊血、芒果、番木瓜、海藻、海带、紫菜、萝卜、胡萝卜、金橘、橙子、柚子、桃子、李子、山楂、醋、玫瑰花、绿茶、红糖、黄酒、葡萄酒、白酒等；少吃肥肉等滋腻之品。推荐食疗方：①黑豆川芎粥：川芎 10g、生山楂 15g、黑豆 25g、粳米 50g 加适量红糖煎煮，可活血祛瘀，行气止痛。②山楂红糖汤：山楂 10 枚加清水煮约 20 分钟，调以红糖进食，可活血散瘀。

（4）精神调摄：血瘀质者常心烦、急躁、健忘，或忧郁、苦闷、多疑。应保持心情愉快、乐观，及时消除不良情绪，防止郁闷不乐而致气机不畅、血行受阻。可多听一些抒情柔缓的音乐来调节情绪。

（5）中医护理技术：①刺络拔罐法：前期可行刺络拔罐，取足厥阴肝经腧穴及背俞穴，如血海、膈俞、心俞、气海、膻中、肝俞、合谷、太冲、阿是穴。②刮痧法：取足太阳膀胱经。③穴位按摩：按揉血海、内关。

（6）运动保健：有规律地坚持运动，促进气血运行，如易筋经、散步、慢跑、保健功、导引、太极拳、太极剑、五禽戏、步行健身法、徒手健身操及各种舞蹈等。不宜进行大强度、大负荷的体育锻炼。

血瘀质的人在运动时要特别注意自己的感觉，如有下列情况之一，应当停止运动，到医院进行检查：胸闷或绞痛，呼吸困难；恶心、眩晕、头痛；特别疲劳；四肢剧痛；足关节、膝关节、髋关节等疼痛；两腿无力，行走困难；脉搏显著加快。

（八）气郁质

1. 特征

（1）总体特征：气机郁滞，以神情抑郁、忧虑脆弱等气郁表现为主要特征。

（2）形体特征：形体瘦者为多。

（3）常见表现：神情抑郁，烦闷不乐，容易紧张、焦虑不安，多愁善感，情感脆弱，常感到乳房及两胁部胀痛，喜叹息，咽喉部常有堵塞感或异物感，易失眠，舌淡红，苔薄白，脉弦。

（4）心理特征：性格内向不稳定、敏感多虑。

（5）发病倾向：易患脏躁、梅核气、百合病及郁证等。

（6）对外界环境适应能力：对精神刺激适应能力较差；不适应阴雨天气。

（7）常见兼夹体质：血瘀体质、痰湿体质、湿热体质。

2. 调护方法

（1）调护原则：疏肝行气、开郁散结。

（2）生活起居调护：居住环境宜安静、宽敞、明亮，温湿度适宜，防止嘈杂的环境影响心情。衣着、鞋袜不宜约束过紧，应宽松、透气性好，防止气血运行不畅。

（3）饮食调护：宜食行气、解郁、消食、醒神之品，如小麦、高粱、蒿子秆、香菜、葱、蒜、萝卜、洋葱、苦瓜、黄花菜、海带、海藻、金橘、山楂、槟榔、玫瑰花等；睡前避免饮茶、咖啡等提神醒脑的饮料。推荐食疗方：①橘皮粥：粳米100g煮粥将成时，加入橘皮50g（研细末）后再煮10分钟即成，本品可理气运脾。②菊花鸡肝汤：银耳15g，菊花10g，茉莉花6g，鸡肝100g加水煮熟，可疏肝清热，健脾宁心。

（4）精神调摄：气郁质者性格内向不稳定，忧郁脆弱，敏感多疑，经常发脾气、心慌、叹息，甚至脾气古怪，对精神刺激适应能力差，不适应阴雨天。"喜则胜忧"，要主动寻找快乐，常看喜剧、励志剧，常听轻松的音乐、相声，多参加有益的社会活动，培养开朗、豁达的性格。

（5）中医护理技术：循经敲打，取足厥阴肝经。

（6）运动保健：增加户外活动，多参加群体性的体育运动项目，可坚持较大负荷的运动锻炼。锻炼方法主要有大强度练习法、专项兴趣爱好锻炼法、体娱游戏法等。

大强度、大负荷的锻炼是一种很好的发泄式锻炼，如跑步、登山、打球等，有鼓动气血、疏发肝气、促进食欲、改善睡眠的作用。有意识学习某一项技术性体育项目，定时进行练习，从提高技术水平上体会体育锻炼的乐趣，如练太极拳、五禽戏、瑜伽、武术等。体娱游戏如下棋、打牌等，具有娱情怡志，促进人际交流，分散注意力，消除焦虑状态的作用。

气郁质者气机运行不畅，可练习"六字诀"中的"嘘"字功，以舒畅肝气。还可以进行摩面、叩齿、甩手动作以及打坐放松训练等。

（九）特禀质

1. 特征

（1）总体特征：先天失常，以生理缺陷、过敏反应等为主要特征。

（2）形体特征：过敏体质者一般无特殊；先天禀赋异常者或有畸形，或有生理缺陷。

（3）常见表现：①过敏体质者常见哮喘、风团、咽痒、鼻塞、喷嚏等，易对药物、食物、气味、花粉、季节过敏，皮肤容易起荨麻疹，或常因过敏出现紫红色瘀点、瘀斑；②患遗传性疾病者有垂直遗传、先天性、家族性特征；③患胎传性疾病者具有母体影响胎儿个体生长发育及相关疾病特征。

（4）心理特征：随禀质不同情况各异。

（5）发病倾向：①过敏体质者易患哮喘、荨麻疹、花粉症及药物过敏等；②遗传性疾病如血友病、先天愚型等；③胎传性疾病如五迟（立迟、行迟、发迟、齿迟和语迟）、五软（头软、项软、手足软、肌肉软、口软）、解颅、胎惊等。

（6）对外界环境适应能力：适应能力差，如过敏体质者对易致过敏季节适应能力差，易引发宿疾。

（7）常见兼夹体质：随禀质不同，可兼夹各类体质。

2. 调护方法

（1）调护原则：过敏体质，益气固表。

（2）生活起居调护：起居有常，保持充足的睡眠。生活环境中避免过敏原的刺激，常接触的物品如枕头、棉被、床垫、地毯、窗帘、衣橱等易附有尘螨，可引起过敏，应常清洗、日晒。春季室外花粉较多或处于陌生的环境时，应注意减少户外活动，避免接触各种致敏的动植物，可适当服用预防性药物。不宜养宠物，以免对动物皮毛过敏。在季节更替之时要及时增减衣被，增强机体对环境的适应能力。

（3）饮食调护：饮食宜清淡、均衡、粗细搭配适当、荤素配伍合理。宜食益气固表的食物，少食辣椒、浓茶、咖啡、牛肉、鲤鱼、虾、蟹、荞麦（含致敏物质荞麦荧光素）、蚕豆、白扁豆等辛辣、腥膻发物及含致敏物质的食品。推荐食疗方：固表粥：乌梅 15g、黄芪 20g、防风 10g、冬瓜皮 30g、当归 12g 慢煎成浓汁，加入粳米 100g 煮粥，可养血消风，扶正固表。

（4）精神调摄：特禀质者应合理安排作息时间，正确处理工作、学习和生活的关系，避免情绪紧张。

（5）中医护理技术：①穴位按摩：点按足三里。②灸法：取足三里、关元、神阙、肾俞等穴位进行艾灸。③循经敲打：取足少阴肾经。

（6）运动保健：特禀质的形成与先天禀赋有关，可练"六字诀"中的"吹"字功，以培补肾精肾气。同时可选择有针对性的运动锻炼项目，逐渐改善体质。但过敏体质者要避免春天或季节交替时长时间在野外锻炼，以防止过敏性疾病发作。

【知识拓展】

2009 年，由国家中医药管理局主管，中华中医药学会体质分会编制完成并发布了"中医体质分类与判定"，标志着"中医体质学说"学科体系的建立。该标准的编制应用了流行病学、免疫学、分子生物学、遗传学、数理统计学等多学科交叉的方法，经中医临床专家、流行病学专家、体质专家多次论证，并通过 21948 例流行病学调查，是我国第一部指导和规范中医体质研究及应用的文件，规定了中医关于体质的术语及定义、中医体质 9 种基本类型、中医体质类型的特征、中医体质分类的判定，旨在为体质辨识及与中医体质相关疾病的防治、养生保健、健康管理提供依据，使体质分类科学化、规范化。

【复习思考题】

1.案例分析题：

王某，女，49岁。患者体型较瘦，近一年多来常感手脚心发热，面颊潮红发烫，难以忍受夏季暑热，急躁易怒，口干咽燥，喜饮冷水，皮肤干燥，盗汗，入睡困难，大便常干结，小便短少，舌质偏红，苔少，脉细数。

思考：请判断该患者属于哪种体质，可以采取哪些措施进行调护，并思考应采取什么方法进一步明确诊断。

2.请阐述痰湿质与湿热质的区别和联系。

扫一扫，知答案

扫一扫，看课件

第十一章 传统运动养生法

【学习目标】

识记：传统运动养生法的概念、特点、功用和注意事项。

理解：太极拳、八段锦、五禽戏、易筋经的功效、适应证、注意事项。

应用：1. 根据场地、季节、不同人群的特点来选择合适的运动养生法。

2. 根据不同健康状态的人员在练习运动养生术时做针对性的指导。

【案例导入】

王某，女，27岁，白领丽人，在某公司担任部门经理，是个典型的工作狂，除了吃饭就是做事，长期呆在空调房中。两天前，正对着电脑屏幕工作的她突然出现头痛、头晕、恶心欲呕，颈背酸楚等现象，遂来医院就诊，医生建议其多行简易养生法锻炼。回家后，王某跟着小区的阿姨学习八段锦。在每天工作休息、吃饭后即进行练习。

思考：王某选择八段锦协助治疗是否正确，其锻炼时机是否合适，为什么？

第一节 传统运动养生法概述

人类对健康与长寿存在普遍的愿望，生、长、壮、老、已是人类生命的自然规律。《素问·上古天真论》指出养生需"法于阴阳，和于术数"，"和于术数"即指运动养生，需借助各种体育运动的方式。历代的医学家、养生家在不断实践的基础上，总结归纳、创造出多样化的健身运动方法，不断丰富传统运动养生保健的理论，逐步形成自己独特的理论体系，成为中国传统养生法的重要组成部分。

一、概念

传统运动养生法是指运用传统的导引、吐纳、气功等体育运动方式进行锻炼，通过姿势调整、呼吸锻炼、意念控制，使身心融为一体，增强人体各部分功能，诱导和启发人体内在潜力，起到防病、治病、益智、延年的作用。"生命在于运动"，由此可见运动与健康的关系，适量运动是维持人体健康的一个基本条件。

二、特点

1. 整体观念 传统运动养生法强调"天人相应""天地通气""形神合一"的整体观内涵。

养生需顺从人与外界息息相关的规律，顺应以四时、朔望、昼夜为标志的年月日周期性节律变化。练功时应统一身形、气息、心神。形指眼、手、身、步等外在的形体活动；息指呼吸吐纳、气息调整、配合练形的呼吸活动；心指专注意念、安定心神，排除杂念的意识活动。三者协调配合、紧密相关、不可分割。

2. 简便易练　传统运动养生法不受年龄、性别、体质、时间、季节和器械的限制，人们完全可以根据自己的身体条件，自由地选择合适的项目进行锻炼。如《大清导引养生经》上记载的运动养生方法："叉手胸前，左右摇头，不息，至极止。坐地，直舒两脚，以两手叉挽两足，至极。"强调一个动作循环练习亦可有效。此特点十分有利于传统运动养生法在人群中普遍开展和大力推广。

3. 防治结合　《素问·四气调神大论》曰："圣人不治已病治未病，不治已乱治未乱。"传统运动养生学根据"治未病"原理，融合和创编了如吐纳、导引、气功等多种养生功法，通过调身、调息、调心以达到防御疾病、祛病强身的目的。

4. 动静相宜　从运动养生法类别来说，可分为动功和静功两大类。运动时，动于外而静于内。动以养形，包括肢体和内脏器官的运动，借助调身来达到强健筋骨的目的；静以养神，包括精神上的清静和形体的相对安静，借助调心使气汇聚丹田。"动"为阳，"静"为阴，两者在运动养生法中协调统一。

三、功用

1. 培育元气　人体的健康状况，在很大程度上取决于元气的盈亏与盛衰。根据肾为先天之本，命门为真火之源的中医学理论，传统运动养生法总结出意守丹田、命门之法，长期练习可使肾中元精充固，精化为气，元气得以充沛，这对于维持机体健康、延长寿命，具有积极而重要的意义。

2. 平衡阴阳　传统运动养生的各种功法都非常重视人体阴阳的消长变化，强调"阴平阳秘"。如在动作的搭配上，传统养生术强调左右、上下、里外、进退等对立统一的独特形式。如在练功时机的选择上，面向太阳练功可壮阳，面向月亮练功可滋阴；春夏多选用静功以阳护阴，秋冬多选用动功以阳御寒。故因人、因时、因地制宜地开展传统运动养生法可平衡阴阳，达到防病治病的目的。

3. 通经调血　传统运动养生法通过调身、调息、调心，以意引气，引导真气循经运行。通过呼吸锻炼，肢节活动，或按摩拍打，可以促动气血循经络互流，促进百脉调和、气血充盈，从而达到调理经络气血的作用，恢复和重建气血的动态平衡。

4. 和畅情志　传统运动养生法能有效改善人体的精神心理状态，使练习者感到心情舒畅，心态平和。在进行练功时，要将意念的运用贯穿始终，即做到精神放松、形神合一，利于心神宁静。通过动作导引，抻筋拔骨，牵引经筋、经络，畅通气血，改善精神情志，所谓"气和则志达"。养生法中特定动作对神具有直接调节作用，如：两掌合于胸前的动作，可起到敛神定气的作用。

5. 强健筋骨　传统养生术很大一部分从形入手，所谓"内练精气神，外练筋骨皮"。明代养生典籍《赤凤髓》记载："夫善摄生者，导其血脉，强其筋骨，使营卫贯通，脉络通畅，自能合天地运行之暮度，阴阳阖辟之机宜。"由此可见，形体锻炼是调养气神、调和阴阳的基础。

诸如太极拳等，通过对形体的锻炼和调控，牵拉人体各部位大小肌群和筋膜，促进活动部位气血畅通，提高肌肉、肌腱、韧带等组织的柔韧性、灵活性和骨骼、关节等组织的活动能力，达到强筋壮骨的目的。

四、注意事项

练功注意事项包括练功前中后的一些准备、练习、整理性的身心活动。

（一）练功前

1. 选择合适的功法　如青壮年与体力充沛者可练习全套或要求较高的养生功法，如八段锦中的立式；年老体弱者可练习要求较低的养生功法，如八段锦中的坐式；特殊疾病者可侧重于某式、某戏的练习，如慢性颈、肩劳损者，可选八段锦中的双手托天理三焦、五劳七伤往后瞧及五禽戏中的鹿奔等式进行练习，以重点锻炼颈、肩关节。

2. 选择洁静的环境　不论室内、室外，均宜光线柔和，空气流通，但应避免在风口练功，注意保暖，防感风寒。一般而言，依山傍水的树林边练功最佳。选择练功设施应注意床、椅、铺、垫的高低、软硬适宜，材料以木质或蒲制为佳。

3. 做好练功的准备　包括思想、活动准备。练功前半小时停止一切剧烈的体育、文娱活动，抛开一切烦恼之事，使情绪安定下来，如觉疲劳可稍休息。可行关节经络松解活动，或先行自我拍打按摩，如局部有明显疼痛不适等症状，可采取一些治疗措施，待症状缓解后，再行练功。

4. 穿着适宜的服装　可根据时令、自身状态选择棉质、丝质服装，以不妨碍肢体运动为宜，忌紧身服、高跟鞋。摘除帽子、眼镜、手表等附着物。

5. 过饥过饱不宜练　练功前可饮适量温开水，有助于气血运行；排空大、小便，避免引起腹胀不适等症状，影响调心。

（二）练功时

1. 练功频率、动作力度、动作幅度适中，以耐受为宜　一般认为，运动时心率需在 100 次 / 分以上，最多不超过"170- 年龄"，譬如年龄为 60 岁，运动后最高心率应控制在每分钟小于 110 次，且在 30 分钟内恢复至常态。无氧运动强度大，故 70 岁以上的老人不应进行无氧运动。

2. 关注练功时反应，避免异常甚至偏差症状的出现　练功时注意自身情况，若有头胀头重、面色苍白、胸闷憋气、心慌不安等异常症状时要及时收功，若有思维情绪、行为举止失常且不能自行缓解的偏差症状时要及时就医。年老体弱多病者要注意时间的调控。练功后，情绪轻松、食欲改善、睡眠良好、精力充沛，是强度适宜的表现。

（三）练功后

1. 认真做好收功　不同功法有不同的收功方式，如无特定要求，可按此法收功：可意想身体各部气息缓慢集中于丹田，逐渐恢复自然呼吸。若练静功，收功后可稍做肢体活动；若练动功，收功后再做几次深呼吸，静息片刻再行其他活动。

2. 洗浴、进食注意　不可用冷水洗浴、洗手，如有汗出，宜毛巾擦干，或洗热水浴。也不可立即喝冷水、吃冷饮，以免引起腹痛、腹泻。

（四）其他

1.循序渐进，持之以恒 传统运动养生功法简便易学，要想获得更好的效果，必须循序渐进，全面制定有针对性、可持续的运动计划，坚持不懈地积累。

2.特殊人群注意事项 妇女经、孕、产期，不要练意守丹田、腹式呼吸和活动量过大的功法；练功治病的患者，应节制或停止房事；患传染病及道德行为不良者，不应参加集体练功。

第二节 常用传统运动养生法

中国传统运动养生方法种类繁多，内容丰富，如：呼吸吐纳、导引、摔跤、杂耍、马球、弈棋等运动，都具有体育和医疗的双重属性。常见且养生保健效果较好的导引术有太极拳、五禽戏、八段锦、易筋经等，现将其简单介绍如下。

一、太极拳

太极拳是中华民族宝贵的民族遗产，以中国传统哲学的太极、阴阳理论为核心思想，结合中医导引、吐纳和气功，是一种内外兼修、刚柔相济的传统拳术。太极拳以太极图形组编动作，整个运动过程自始至终都贯穿"阴阳"和"虚实"，其形体动作以圆为本，招式均由各种圆弧动作组成，每个拳式蕴含"开与合""圆与方""柔与刚""快与慢"等阴阳变化内涵，整体动作舒展、柔和而连绵不断，似行云流水。可用于保健、防身、技击。常练太极拳除改善健康状况外，可增进身体的协调性和平衡性，故适宜于各年龄阶段、脑力劳动者及体质虚弱者。

太极拳流派众多，本书只介绍 24 式简化太极拳。

1.招式相应的动作名称、功效、适应证简述如表 11-1：

表 11-1　24 式太极拳动作、功效、适应证简表

招式	动作名称	功效	适应证
第一式	起势	愉悦身心，健脑益智	失眠和抑郁
第二式	左右野马分鬃	扩胸舒腰，改善呼吸系统功能，增强腰部肌力	支气管炎、肺气肿、哮喘、腰肌劳损
第三式	白鹤亮翅	舒筋活血，降阴升阳，宁心安神	身心紧张、压力过重、痛症
第四式	左右搂膝拗步	"按摩"脏腑器官，调理经络，益肺平喘	肩、肘、膝和肺相关疾病
第五式	手挥琵琶	刺激和调理手太阴肺经，牵拉人体督脉	体虚引发的感冒、气管炎，受寒引发的哮喘
第六式	左右倒卷肱	"按摩"脏腑器官，调理手太阴肺经	肺部疾病
第七式	左揽雀尾	调理气血经络，增强脏腑功能	心脏病、胃肠病、腰痛及关节痛
第八式	右揽雀尾	同第七式	同第七式
第九式	单鞭	扩展胸肌，增强肺活量；改善脏腑气血运行，增强内脏功能	高血压、心脏病、胃肠病及关节炎
第十式	云手	改善脏腑气血运行，增强内脏功能	治疗高血压、心脏病、胃肠病及关节炎

续表

招式	动作名称	功效	适应证
第十一式	单鞭	同第九式	同第九式
第十二式	高探马	促进少阳经经气上行，带动五官经气的运行	五官疾病
第十三式	右蹬脚	调理中枢神经的平衡功能，增强腿部肌肉的力量	腰、腿、膝、足部疾病及神经衰弱等病证
第十四式	双峰贯耳	醒脑提神	五官疾病
第十五式	转身左踏脚	同第十三式	同第十三式
第十六式	左下势独立	促进血液回流，增强身体平衡性，增强腿部及腹部力量	关节炎、胃下垂、便秘、神经衰弱
第十七式	右下势独立	同第十六式	同第十六式
第十八式	左右穿梭	疏通三阳经，将上焦肺气导引至左右手末端的手阳明大肠经而出	大便秘结
第十九式	海底针	导引元气运行，通经活血	便秘
第二十式	闪通臂	通畅机体气血，提高耐力	便秘
第二十一式	转身搬拦捶	调节人体经脉，补气益心，健肾补肝	妇科疾病
第二十二式	如封似闭	同第二十一式	同第二十一式
第二十三式	十字手	导引气血运行	肝血亏损、胸闷体疲、内分泌失调、月经不调
第二十四式	收势	使身体恢复自然状态	

2. 注意事项

（1）心静神宁、意随庄动、意气相合。在练习太极拳的过程中，排除一切思想杂念，始终保持心神安宁，全神贯注，意为主帅，身为意使，意念随着庄位移动而移动，配合匀、细、长、缓的呼吸，呼吸与动作开合相配，做到意到、形到、气到的境界。

（2）虚领顶劲、含胸拔背、沉肩垂肘。头颈似向上提升，并保持正直，要松而不僵可转动，似头顶一碗水而不倒，使身体的重心保持稳定。胸要含而不挺，肩要沉而不耸，肘要垂而不抬、不外掀，身体重心保持稳定，全身要自然放松。

（3）以腰为轴，移步似猫行，手眼相应，虚实分清。动作出于意，发于腰，动于手，眼随手转。打拳时身体重心平稳，动作的虚实变化皆由腰带动，劲道的根源皆由腰发起，手、脚呼应，协调一致，双下肢弓步和虚步分清而交替，练到腿上有劲，身形沉稳，轻移慢放没有声音。

（4）意体相随，力隐于形。打拳时，用意念引出肢体动作，力量隐于动作，虽有大劲，但过程中，外表不易察觉。打完一套拳身体会出现发热、出汗、心率提升的现象。

（5）式式均匀，连绵不断。其指每一招每一式的动作快慢均匀，各式之间连接顺畅，整体动作连绵不断。

二、八段锦

八段锦，即八段动作，古人认为这八段动作能强身益寿、祛病除疾，美如锦缎，故称八段锦，该导引术始于宋朝，广泛传播于明清，有"千年长寿操"和"古代广播体操"之称，是中医导引术的代表。八段锦功法以脏腑分纲，通过外在肢体躯干的屈、伸、俯、仰、旋转和内在气机的升降开阖，能较好调整脏腑功能，且对场地要求低，动作简单，易学易练。

八段锦每一段都有锻炼的重点，综合来看，对头颈、五官、躯干、四肢、肩腰、胸腹等全身各部位进行了锻炼。八段锦有坐式和立式之分，因立式便于群众习练，故流传较广。

1. 本书介绍立式和坐式八段锦，招式相应的动作名称、功效、适应证简述如表11-2：

（1）立式八段锦又称武八段，多为马步式和直立式，俗称北派，多适合青壮年与体力充沛者习练。

表 11-2 立式八段锦动作、功效、适应证简表

招式	动作名称	功效	适应证
第一式	双手托天理三焦	上调心肺，中调脾胃，下调肝肾，舒展脏腑器官，调节气血运行	肩、颈疾患，气机不畅、水液代谢异常
第二式	左右开弓似射雕	有效增加手臂和手部的肌肉力量，提高手腕及手指的灵活性，矫正不良姿势	驼背、肩内收等不良姿势，肩颈疾病，肺气不利或虚弱
第三式	调理脾胃须单举	调理脾胃、肝脏；增强脊柱的灵活性和稳定性	食欲欠佳、消化不良；脊柱侧弯
第四式	五劳七伤往后瞧	扩张牵拉胸腔、腹腔内脏器，刺激"大椎穴"，增加颈部及肩关节的运动幅度，改善血液循环，解除神经疲劳	预防眼肌疲劳，防治肩、颈、背疾病，神经疲劳
第五式	摇头摆尾去心火	刺激脊柱、督脉，利于疏经泄热，祛除心火；加强颈、腰、髋的灵活性和力量性	心火亢胜所致的眠差、梦多、舌尖红等症及脊柱不适
第六式	两手攀足固肾腰	刺激脊柱、督脉及命门等穴位，固肾壮腰，刺激及改善肾、肾上腺、输尿管的功能	腰部不适，防治泌尿生殖系统的慢性病
第七式	攒拳怒目增气力	刺激肝经，调理肝血，强健筋骨；刺激手足经脉和穴位，使得全身肌肉结实，气力增加	肝气郁滞，眼部不适；肌肉无力
第八式	背后七颠百病消	调节脏腑功能，畅通全身气血；锻炼小腿肌肉力量，提高平衡力；利于全身肌肉放松，缓解紧张	肌肉紧张，足部经脉不畅，足跟痛

（2）坐式八段锦又称文八段，注意凝神行气，俗称南派，适合年老体弱者习练，见表11-3。

表 11-3　坐式八段锦动作、功效、适应证简表

招式	动作名称	功效	适应证
第一式	干沐浴（包括浴头、浴眼、浴鼻、浴臂、浴手、浴胸、浴腿、浴膝）	促进相应部位血液循环，经脉畅通，关节灵活	相应部位气血不畅、经脉不利所致诸症，消化不良
第二式	转眼睛	明目、护目，锻炼眼部周围肌肉组织	眼部不适
第三式	击齿	锻炼牙齿及其组织	消化系统疾病
第四式	漱口	促进肠蠕动	消化不良
第五式	敲玉枕	清醒头脑，增强记忆力	各类耳疾
第六式	揉腹	增强胃、肠消化功能	胃肠病
第七式	搓腰眼	疏通带脉，增强肾脏功能	腰痛
第八式	搓脚心	使肾脏虚火和上身浊气下降，疏肝明目	眼部疾患

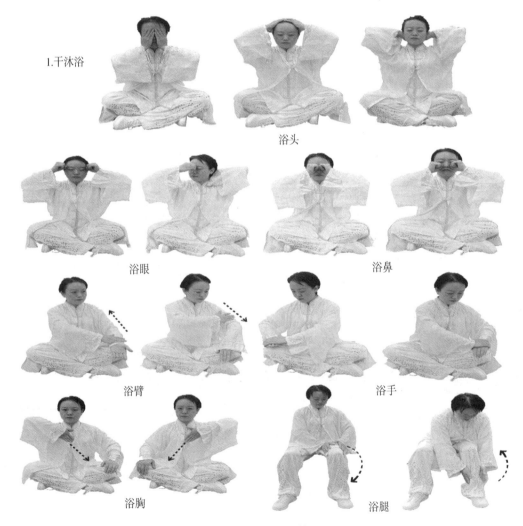

图 11-1　坐式八段锦 1

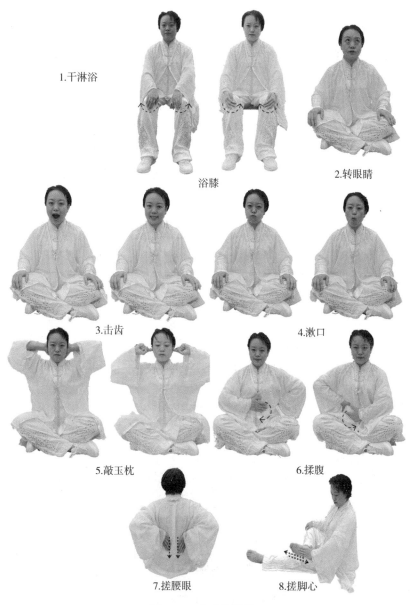

1.干淋浴

浴膝

2.转眼睛

3.击齿

4.漱口

5.敲玉枕

6.揉腹

7.搓腰眼

8.搓脚心

图 11-2 坐式八段锦 2

2. 注意事项

（1）松静自然，形息意相随。练习八段锦时，精神形体放松，心平气和，形松意充使气畅达。同时，要求形、息、心自然协调。八段锦主要为腹式呼吸，用鼻呼吸，则舌顶上腭；用口呼吸，则舌放平。呼吸要以自然、均匀、细长为主，有意识地将呼吸与动作配合，一般动作开始吸气为多，动作终了呼气为多，气息、心神与每个动作的要领相配合，更好地利用意念引导练功。

（2）动作准确，刚柔并济。八段锦动作安排和谐有序，在锻炼过程中首先要对动作的线路、姿势、虚实、松紧等分辨清楚，做到姿势工整，方法准确。在练习八段锦时要求全身肌肉、神经均放松，身体重心放稳。动作主要特点为柔和缓慢，如行云流水，但在出拳时，气发丹田、沉肩坠肘、力达拳面，充分诠释刚柔并济。

三、五禽戏

五禽戏是模仿五种禽兽——虎、鹿、熊、猿、鸟的动作创编而成的，以肢体运动为主，辅以呼吸吐纳与意念配合的导引类功法。相传为东汉名医华佗所创，华佗在研究五禽活动特点的基础上，根据"象其形，取其意"的原则，结合人体脏腑、经络和气血的功能，创编了"五禽戏"这套锻炼的功法。此功法以外动内静、动中求静、动静相兼、刚柔并济为要。五禽戏的五种功法各有侧重，但又是一个整体，坚持锻炼，有较好的强身健体、祛病延年及防止旧疾、顽疾复发的功效，可改善中风后遗症患者的异常步态和行走姿势，防止肌肉萎缩，提高平衡能力。

1. 招式相应的动作名称、功效、适应证简述如表 11-4：

表 11-4　五禽戏动作、功效、适应证简表

戏名	动作名称	功效	适应证
虎戏	虎举	疏通、调理三焦，改善血液循环，增强握力	消化不良、气机不畅、水液代谢异常
	虎扑	锻炼脊柱各关节的柔韧性和伸展性，增强腰部肌肉力量，疏通经络，活跃气血	腰肌劳损、习惯性腰扭伤
鹿戏	鹿抵	增强腰部力量，防止腰部脂肪堆积，强腰补肾，强筋健骨，加大腰部活动度	腰椎小关节紊乱
	鹿奔	牵拉肩、背肌肉，增强腰背肌肉力量，疏通经气，振奋全身阳气	颈、肩病症，脊柱侧弯
熊戏	熊运	活动腰部关节，加强脾胃功能	腰肌劳损、消化不良、腹胀、腹泻、便秘
	熊晃	调理肝脾，增强髋关节的肌肉力量	老年人的下肢无力、髋关节损伤、膝痛
猿戏	猿提	增强神经及肌肉的反应能力和灵敏性；增强呼吸功能，改善脑部充血；增强腿部力量，提高人体的平衡能力	中风后遗症肌肉力量不足及协调性差，肺部疾病
	猿摘	促进脑部血液循环，减轻神经系统的紧张度	压力重、精神忧郁
鸟戏	鸟伸	疏通经脉之气，增强肺活量，增强肺部功能	慢性支气管炎、肺气肿
	鸟飞	按摩心肺，增强血氧交换能力，加强肺经经气的流通，提高心肺功能；增强人体平衡	心肺疾病、肌肉协调性差

2. 注意事项

（1）动作到位，气息相随。练习五禽戏要根据动作的名称含义，做出与名称相适应的动作造型，如演虎像虎、学熊像熊，特别是动作的起落、高低、轻重、缓急，做到动作灵活柔和、连贯流畅。同时呼吸和动作协调配合，遵循起吸落呼、开吸合呼、先吸后呼、蓄吸发呼的原则。

（2）以理作意，展现神韵。练习五禽戏时，善揣摩虎、鹿、熊、猿、鸟的习性和神态。意

想"五禽"之神韵，进入"五禽"之意境。练虎戏时，演绎虎的威猛；练鹿戏时，演绎鹿的奔放；练熊戏时，演绎熊的敦厚；练猿戏时，演绎猿的机警；练鹤戏时，演绎鹤的飘逸。

（3）以腰为轴，带动全身。五禽戏以腰为主轴和枢纽，带动全身进行运动。包括前俯、后仰、侧屈、拧转、折叠、提落、开合、缩放等各种不同姿势，长期练习，对颈椎、胸椎、腰椎等各部位起到拉伸按摩的功效，刺激背部腧穴。同时，注意手指、脚趾等小关节运动，通过活动十二经络末端，畅通经络气血。

（4）动静结合，练养相兼。五禽戏虽以动功为主，舒展形体、活动筋骨、畅通经络，但在功法的起势和收势及每一戏结束后，均配短暂的静功站桩，以诱导练功者进入相对平稳的状态和五禽意境当中，以此来调整气息，宁静心神。

四、易筋经

易筋经就是通过形体的牵引伸展、抻筋拔骨来锻炼筋骨、筋膜，调节脏腑经络、强壮身形。相传由印度达摩和尚所创，宋元以前仅流传于少林寺僧众之中，自明清以来日益流行。"易"者，变易、改变；"筋"指筋肉，经筋；"经"指规范、方法。习练易筋经要求四肢、躯干、关节都需要完全、彻底地屈伸、扭转，从而牵拉机体各部位骨骼及关节，促进活动部位软组织的血液循环，改善局部营养代谢，提高肌肉、肌腱、韧带等软组织的柔韧性、灵活性和骨骼、关节、肌肉等组织的活动功能。通过脊柱的旋转屈身运动以刺激背部腧穴、疏通夹脊，和畅任督二脉，刺激调节脊髓和神经根，增强对各器官的协调和控制作用。但需注意，易筋经运动量大，动作难度高，适宜体力充沛者练习。对于体质虚弱着，要量力而行，适度调整习练难度及习练时间。

1. 招式相应的动作名称、功效、适应证简述如表 11-5：

表 11-5　易筋经动作、功效、适应证简表

招式	动作名称	功效	适应证
第一式	韦驮献杵势	气定神敛、均衡身体、改善神经系统，改善颈肩功能	神经紧张，身体疲乏
第二式	横担降魔杵	抻筋拔骨、改善肩关节活动能力，疏通上肢经络，改善呼吸功能及气血运行	肩、臂乏力及活动受限，呼吸困难
第三式	掌托天门	调理五脏六腑经络及内外、上下之气，改善肩关节	气血不通所致痛症、功能失调等
第四式	摘星换斗	活动颈椎各关节，壮腰健肾、延缓衰老	颈椎病、腰痛
第五式	倒拽九牛尾	改善四肢活动能力，锻炼背部，调节心肺，提高肌肉力量及身体协调性	心肺疾病、肌肉无力、身体平衡性差
第六式	出爪亮翅	改善呼吸功能，提高上肢肌肉力量	肺部疾病、颈肩疾病
第七式	九鬼拔马刀	健运脾胃、疏通关节、强肾护肾，改善颈椎及腰背部的肌肉力量	消化疾病、关节活动障碍
第八式	三盘落地	增强腰腹及下肢力量，强腰固肾，提高肢体活动功能	腰肌劳损、下肢活动障碍
第九式	青龙探爪	改善腰部及下肢肌肉活动功能、疏肝理气、调理脾胃	消化疾病、腰肌劳损、抑郁症

续表

招式	动作名称	功效	适应证
第十式	卧虎扑食	畅通气血，强健腰腿	腰腿疼痛、活动受限
第十一式	打躬击鼓	锻炼全脊柱、强健腰腿、消除大脑疲劳	强直性脊柱炎早期、精神疲倦
第十二式	掉尾摇头	调和全身气脉，锻炼腰、背肌部力量，改善脊柱关节	强直性脊柱炎早期、脊柱关节功能紊乱

2. 注意事项

（1）精神清静，意守丹田。

（2）舌抵上腭，呼吸匀缓，用腹式呼吸。

（3）松静结合，刚柔相济，身体放松，动作不要紧张僵硬。

（4）运动幅度因人而异，由小到大，循序渐进。

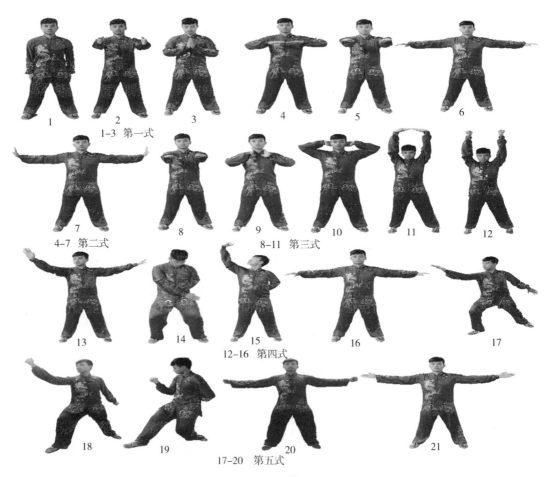

1　2　3
1-3　第一式
4　5　6
7　8　9　10　11　12
4-7　第二式　　8-11　第三式
13　14　15　16　17
12-16　第四式
18　19　20　21
17-20　第五式

图 11-3　易筋经 1

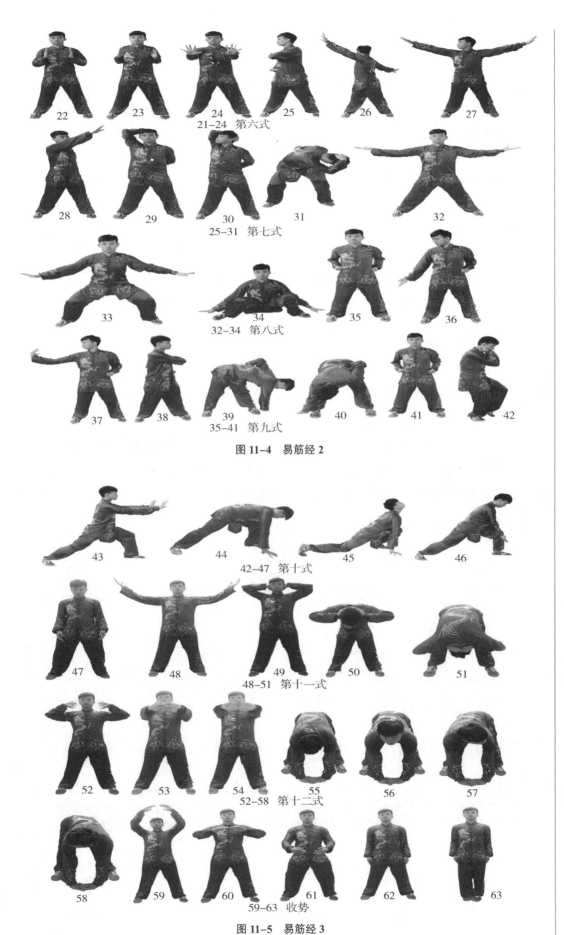

图 11-4　易筋经 2

图 11-5　易筋经 3

【知识拓展】

传统运动养生法的现代研究

自 20 世纪 50 年代至今，随着科学技术的发展，运动养生研究方法的丰富，观察指标从单一指标发展至综合性指标，证实合理练功对人体各系统均有积极的生理效应。尤其体现在呼吸、心血管系统产生的效应：

（1）呼吸系统效应 "调息" 是各类养生法练习中的重要环节，可获得呼吸频率降低、节律变慢、深度增加，膈肌运动幅度增加，肺通气量降低、肺潮气量增大等效应。对促进唾液腺分泌、增进胃肠蠕动和腹腔脏器血运、改善呼吸道功能有帮助。

（2）心血管系统效应 可获得调节心律失常、血压、心输出量，增强心脑血管弹性和脑搏动性血流量，降低血液黏稠度等效果，对治疗高血压、预激综合征、室性早搏、传导阻滞、血管壁退行性病变、血流缓慢性疾病、缺血性中风、冠心病等心脑血管疾病有帮助。

【复习思考题】

案例分析题：

黄某，男，47 岁，"右侧肢体乏力 1 年余，加重伴头痛两天"，门诊以 "脑梗死" 收入院。患者头痛，神志清，右侧肢体乏力，右上肢肌力 2 级，远端肌力 0 级，右下肢肌力 1 级，肌张力稍增高，反应迟钝，言语不利，舌强语謇程度评估为 3 级，无饮水呛咳，压疮风险评估 18 分，跌倒风险护理评分 45 分，纳眠可，二便调，舌淡暗，苔白腻，脉滑。

思考：请结合所学运动养生知识，思考该患者可以采取哪些运动养生的方法？其目的是什么？如何给予正确的运动指导？

扫一扫，知答案

扫一扫，看课件

第十二章　常用中医护理技术

【学习目标】

识记：各项技术的概念、适应证和禁忌证。

理解：各项技术的关键步骤、注意事项。

应用：使用各项技术缓解患者症状，正确预防和处理意外情况。

第一节　灸法

灸，烧灼的意思。《医学入门·针灸》中记载"凡病药之不及，针之不到，必须灸之"，说明灸法有其独特的疗效。灸法是在脏腑、经络、腧穴等理论基础上，将艾叶加工制成的艾绒等易燃材料或药物，点燃后在穴位上或患处进行烧灼或熏熨，借助温热性刺激和药物的药理作用，以达到防病治病目的的一种中医外治方法。

一、概述

（一）作用原理

艾灸施于穴位，首先刺激穴位本身，激发经气、调动经脉的功能，使之更好地发挥气血和阴阳的整体作用；艾叶性味辛苦辛温，入肝脾肾经，气味芳香，作为灸料有行气活血、温经通络、祛湿驱寒、消肿散结、回阳救逆、防病保健的作用，由于艾火的温热刺激，与人体经络、脏腑产生相互激发、相互协同的叠加作用，导致生理上的放大效应。

（二）灸法的分类

依据施灸材料可分为艾灸法和非艾灸法两大类。艾灸法又分为艾炷灸、艾条灸、温针灸、雷火灸以及温灸器灸等，其中最为常用的是艾炷灸和艾条灸；非艾灸包括有灯火灸、黄蜡灸、药锭灸、药捻灸、药线灸、药笔灸等。艾灸在临床应用最为广泛，是灸法的主体。

艾炷灸法根据是否直接置于皮肤上又分为直接灸和间接灸，直接灸又包括瘢痕灸和非瘢痕灸；间接灸有隔姜、隔蒜、隔盐、隔药饼灸等。艾条灸包括悬起灸和实按灸，悬起灸根据施灸手法不同又有温和灸、雀啄灸、回旋灸3种；实按灸包括太乙针、雷火针和百发神针等。

（三）操作方法

1. 艾炷灸　将艾绒做成底平上尖的圆锥状艾炷，如麦粒至蚕豆大小，直接或间接地置于体表腧穴或患处施灸的一种治疗方法。每一炷刺激量称为一壮。

（1）直接灸，将艾炷直接放在患处或体表穴位上燃烧，根据治疗的目的或燃烧的程度不

NOTE

同，分为瘢痕灸和无瘢痕灸 2 种。①瘢痕灸，也称化脓灸，施灸前在局部涂以少量大蒜汁，然后放置小艾炷点燃，待燃尽后去除灰烬，更换艾炷再灸。一般使用 5～10 壮，灸至局部皮肤灼伤，起疱化脓，3～5 天后愈合并遗留瘢痕。操作前需向患者交代清楚，征得同意方可进行，操作时可进行施灸皮肤周围按摩或拍打以减轻疼痛。主要适用于急性疾病或顽固性疾病。②无瘢痕灸，施灸前在局部涂以少量凡士林，然后放置艾炷点燃，当患者感觉灼痛时，立即移除未燃尽的艾炷，更换再灸，一般 3～5 壮，以局部皮肤充血、红润为度，灸后皮肤不起疱，无灼伤，不留瘢痕。其适用范围较广。

（2）间接灸，又称隔物灸、间隔灸，施灸时艾炷与皮肤之间用其他药物作为间隔，其名称因间隔药物的不同而各异。①隔姜灸，备 0.3cm 厚的鲜生姜，其上用针刺孔数个，置于腧穴或患处，置艾炷于姜片上并点燃施灸，如患者有灼痛感不可耐受时，可将姜片向上提起，稍候片刻，再重新施灸。艾炷燃尽后，再换一炷继续施灸，直至局部皮肤潮红为止。一般每穴施灸 5～7 壮。本法多用于寒邪所致的呕吐、腹痛、腹泻或风寒湿痹等。②隔蒜灸，方法同隔姜灸，以蒜片作为隔物，每灸 4～5 壮换新蒜片一片。主要适用于尚未破溃的化脓性肿块，如疔肿、乳痈、瘰疬和毒蛇咬伤、肿瘤初起、手术疤痕等。③隔盐灸，又称神阙灸。用细净的生盐填敷于脐部，上置薄片生姜，或直接将干燥纯净的食盐填于脐窝，再将大艾炷置于其上，点燃施灸。本法多用于寒邪入里所致的腹痛、呕吐、腹泻及中风脱证、各种寒厥、阳气虚脱之证，古代常用此方法强身健体。

2.艾条灸　将艾绒制成长 15～20cm，直径约 1.5cm 的圆柱状艾卷（条），点燃其一端后在人体腧穴或患处进行熏灼的一种治疗方法。此法为临床较为常用的治疗方法，主要用于治疗多种慢性病，如消化性不良、贫血、低血压眩晕、失眠、肌肉劳损、关节肿痛、闭经等。根据施灸手法的不同，一般分为温和灸、雀啄灸和回旋灸。

（1）温和灸，将艾条的一端点燃后，距离皮肤 2～3cm 处对准穴位或患处熏烤，每处熏烤 10～15 分钟，患者感觉有温热感而无灼痛感，皮肤红晕为度。

（2）雀啄灸，点燃的艾条不是与皮肤固定在一定的距离，而是像鸟雀啄食一样，一上一下地移动。

（3）回旋灸，是点燃的艾条与皮肤保持一定的距离，但位置不固定，而是均匀地向左右移动或反复旋转地进行熏烤。

（四）适应证与禁忌证

1.适应证　灸法可应用于临床绝大多数疾病的治疗及辅助治疗，尤其对风寒湿痹和寒邪所致的胃脘痛、腹痛、腹泻、痢疾等病证，寒痰喘咳、肩凝，以及脏腑虚寒、元阳虚损引起的各种病证有较好的疗效。近几十年来，对于改善慢性消耗性疾病如慢性肝炎、恶性肿瘤、艾滋病等的症状、减轻放化疗副作用及病理性指标有一定的作用。

2.禁忌证

（1）面部、心前区、体表大血管和关节肌腱部位不可用瘢痕灸；

（2）凡属实热证或阴虚发热者，不宜施灸；

（3）药物过敏、皮肤破溃者不宜施灸；

（4）空腹、过饱、极度疲劳时不宜施灸；

（5）对昏迷、肢体麻木和感觉障碍的患者以及妊娠期妇女需严格控制灸量，避免烧伤。

二、实训

（一）用物准备

1.治疗盘：治疗卡、艾条、酒精灯、打火机、治疗巾、金属弯盘；间接灸根据医嘱要求备姜片、蒜片、细生盐等；艾炷灸另备艾炷、凡士林、纱布、镊子。

2.必要时备屏风、浴巾。

（二）护理评估

1.评估患者全身情况及既往史，如有无妊娠、有无艾绒过敏史等。

2.评估艾灸处皮肤有无溃疡、疤痕、水肿、过敏等。

3.评估患者年龄、文化层次、目前心理状况及对艾灸治疗的了解程度和信任度。

4.评估病室的温度、光线、通风状况是否合适，是否需要保暖及遮挡。

（三）操作流程及要点说明（图12-1）

（四）注意事项

1.高血压患者发作期间暂不使用，血压下降后方可继续使用。对于阴虚阳亢及邪热内炽的患者，一般不宜用灸或慎用。

2.患者施灸时体位要舒适，便于操作。对于年老体弱者，最好采取卧位施灸，保证患者安全。

3.施灸的顺序一般是先上后下；先灸背腰部，后灸腹部；先灸头部，后灸四肢。

4.施灸过程中保持通风，施灸完毕必须将艾火彻底熄灭，防止火灾。

5.掌握距离，观察患者施灸过程中的感受及反应，防止烫伤。

6.施灸时间的长短需根据年龄、病情、体质及施灸部位等综合因素来确定。如中老年人、病情重者、体质强者、皮肌深厚处时间可稍长；小儿、青少年、病情轻者、体质弱者、皮肤浅薄处施灸时间宜短。

（五）评价标准

1.患者及家属对所做操作和解释表示理解和满意。

2.取穴准确，操作手法熟练。

3.操作过程安全，无意外发生。

4.施灸后皮肤微红但不致烫伤疼痛等。

（六）意外情况的预防及处理

1.烫伤

（1）症状：主要表现为施灸部位的红斑、水疱。

（2）预防：施灸过程中，掌握好灸头与皮肤的距离，以患者有温热感而无烧灼感，局部皮肤红润为宜；经常询问患者感受，尤其是老年、肢体偏瘫侧、感觉迟钝者；施灸过程中，及时弹灰，弹落灸灰时，对准弯盘，弯盘使用金属，并盛少量液体，避免灸灰烫伤患者。

（3）处理：小水疱（如米粒大小）可不处理，让其自行吸收；大水疱在进行局部消毒后，用无菌注射器抽吸疱液，注意保护疱壁的完整性，保持局部干燥，必要时用无菌敷料覆盖或使用抗生素软膏，如紫草油、莫匹罗星等，再用纱布覆盖。

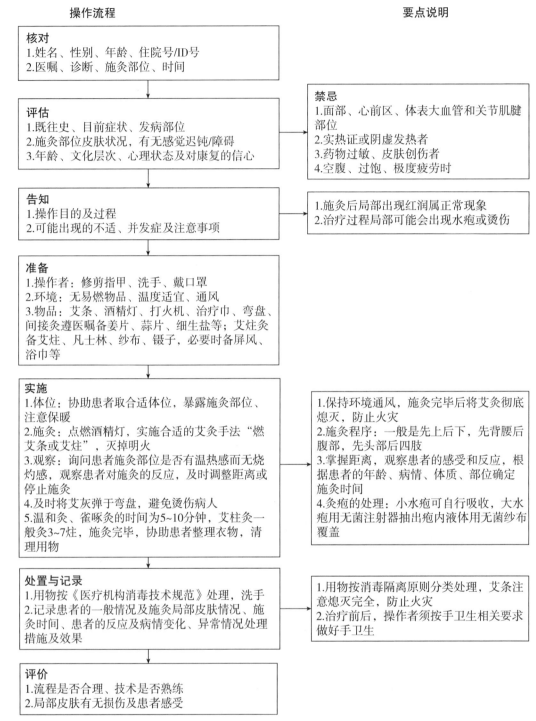

操作流程

核对
1.姓名、性别、年龄、住院号/ID号
2.医嘱、诊断、施灸部位、时间

评估
1.既往史、目前症状、发病部位
2.施灸部位皮肤状况，有无感觉迟钝/障碍
3.年龄、文化层次、心理状态及对康复的信心

告知
1.操作目的及过程
2.可能出现的不适、并发症及注意事项

准备
1.操作者：修剪指甲、洗手、戴口罩
2.环境：无易燃物品、温度适宜、通风
3.物品：艾条、酒精灯、打火机、治疗巾、弯盘、间接灸遵医嘱备姜片、蒜片、细生盐等；艾炷灸备艾炷、凡士林、纱布、镊子，必要时备屏风、浴巾等

实施
1.体位：协助患者取合适体位，暴露施灸部位、注意保暖
2.施灸：点燃酒精灯，实施合适的艾灸手法"燃艾条或艾炷"，灭掉明火
3.观察：询问患者施灸部位是否有温热感而无烧灼感，观察患者对施灸的反应，及时调整距离或停止施灸
4.及时将艾灰弹于弯盘，避免烫伤病人
5.温和灸、雀啄灸的时间为5~10分钟，艾柱灸一般灸3~7炷，施灸完毕，协助患者整理衣物，清理用物

处置与记录
1.用物按《医疗机构消毒技术规范》处理，洗手
2.记录患者的一般情况及施灸局部皮肤情况、施灸时间、患者的反应及病情变化、异常情况处理措施及效果

评价
1.流程是否合理、技术是否熟练
2.局部皮肤有无损伤及患者感受

要点说明

禁忌
1.面部、心前区、体表大血管和关节肌腱部位
2.实热证或阴虚发热者
3.药物过敏、皮肤创伤者
4.空腹、过饱、极度疲劳时

1.施灸后局部出现红润属正常现象
2.治疗过程局部可能会出现水疱或烫伤

1.保持环境通风，施灸完毕后将艾灸彻底熄灭，防止火灾
2.施灸程序：一般是先上后下，先背腰后腹部，先头部后四肢
3.掌握距离，观察患者的感受和反应，根据患者的年龄、病情、体质、部位确定施灸时间
4.灸疱的处理：小水疱可自行吸收，大水疱用无菌注射器抽出疱内液体用无菌纱布覆盖

1.用物按消毒隔离原则分类处理，艾条注意熄灭完全，防止火灾
2.治疗前后，操作者须按手卫生相关要求做好手卫生

图12-1　灸法操作流程及要点说明

2.疼痛

（1）症状：表现为施灸部位的灼痛，或伴有局部皮肤的红斑、水疱。

（2）预防：施灸前可在皮肤上涂抹润肤油保护皮肤，同时起到隔热的作用；施灸过程中，保持艾条与皮肤的距离，注意观察皮肤状况，询问患者的感受，如有烧灼感及时调整距离。

（3）处理：一般情况下无需处理，如疼痛难忍，可采取局部冷敷或冰敷以减轻疼痛，必要时遵医嘱使用止痛剂；如皮肤出现红斑，可涂抹润肤霜保护，以免擦破皮肤，形成糜烂面；如有水疱，处理同烫伤。

3. 灸疗过敏

（1）症状：表现为局限性（穴位周围区域）的红色小疹，或全身性的风团，往往浑身发热，瘙痒难忍，重者可伴有胸闷，呼吸困难，甚至面色苍白，大汗淋漓，脉象细微。常见原因有体质原因和药物原因。

（2）预防：施灸前应仔细询问病史，了解有无过敏史，尤其是对艾绒有无过敏史。如原有穴位注射过敏者，应慎用艾灸疗法。

（3）处理：有局部或全身过敏性皮疹者，一般于停止艾灸后几天内会自然消退。在此期间宜应用抗组织胺、维生素 C 等药物，多饮水。如兼发烧、奇痒、烦躁不安等症状时，可用中药凉血消风的方剂。当表现为面色苍白，大汗淋漓，脉象细微时，立即通知医生，遵医嘱给予低流量吸氧，肌肉注射抗组织胺药物，必要时使用皮质类固醇激素等。

第二节　拔罐法

拔罐法是以罐或筒为工具，利用热力排出罐内空气，形成负压，使罐或筒吸附于腧穴皮肤上或应拔部位的体表，造成局部皮肤充血、瘀血，产生刺激以调节功能，从而达到防治疾病目的的一种中医外治方法。

一、概述

（一）作用原理

人体受到外邪侵袭或内伤情志后，脏腑功能失调，可产生瘀血、气郁、痰涎、宿食、水浊、邪火等病理产物，拔罐可通过罐内负压及热力的作用，使体内的病理产物从皮肤毛孔排出体外，达到逐寒祛湿、行气活血、消肿止痛、拔毒泻热的功效，使人体经络气血疏通，阴阳平衡，达到防治疾病的目的。

（二）罐具种类

有角罐、陶罐、竹罐、玻璃罐、抽气罐，新型罐具有挤压排气罐、抽气排气罐、多功能罐器等。

（三）罐法分类

根据排气方法的不同，分为火罐法、水罐法、抽气罐法、挤压排气罐法、综合罐法等，其中火罐法是最为常用的罐法。火罐法常用的操作方法有投火法、闪火法、贴棉法、滴酒法等，见表 12-1。

表 12-1　火罐法种类及应用

种类	适用部位	操作方法	注意事项
投火法	侧面横位	95% 酒精棉球点燃后投入罐中，迅速扣于应拔部位	酒精棉球干湿度适宜，动作迅速
闪火法	不受体位限制，最常用	镊子或止血钳夹住 95% 酒精棉球，点燃后，在罐中绕一圈，迅速退出，立即扣于施术部位	酒精棉球干湿度适宜，不要烧到罐口，以免灼伤皮肤

NOTE

续表

种类	适用部位	操作方法	注意事项
贴棉法	多用于侧面	将酒精棉球贴于罐壁中部，点燃后迅速扣在施术部位	棉球不宜过大，以1cm²为宜，干湿度适宜
架火法	肌肉丰厚且平坦的部位	将不易燃烧或传热的物体放在施术部位，上置一小块酒精棉球，点燃后迅速将罐具罩在施术部位上	该物体要比罐口小
滴酒法	不受体位限制	向罐壁中段滴1～2滴95%的酒精，并将罐转动几周，使酒精均匀地附着于罐内壁，然后点燃酒精，罐口朝下，迅速罩于施术部位上	酒精不可沾罐口

（四）常见拔罐法应用

常用的拔罐法有留罐、走罐、闪罐、针罐和刺血拔罐等，见表12-2。

表12-2　常见拔罐法及运用

分类	适用范围	操作方法	注意事项
留罐	常用方法，适用范围广泛	拔罐后留置10～15分钟，使局部皮肤充血	留罐时间长短应根据季节气候变化、个体差异、罐具口径不同而适当调整
走罐	脊背、腰臀、大腿等肌肉丰厚、面积较大的部位	在施术部位及罐口涂一层凡士林或按摩乳，将罐拔好后，用手握住罐体，上下或左右往返推移，直至皮肤充血为止。	动作轻柔，用力均匀、平缓，罐内负压大小以推拉顺利为宜
闪罐	肌肉松弛，吸拔不紧或留罐有困难之处	将罐拔住后立即起下，反复多次地拔住、起下，直至皮肤潮红、充血或瘀血。	动作快而准确，温热度以患者舒适能接受为度
针罐	不宜用于胸背部，以免因负压加深针刺深度，引起气胸	在针刺得气留针时，将罐拔在以针为中心的部位上，留罐与针5～10分钟后起罐。	动作迅速，留罐时间不宜过长
刺血拔罐	应用广泛，多用于各种急慢性软组织损伤、神经性皮炎等。	用三棱针点刺出血或皮肤针叩打后再行拔罐，使血量增多，一般留罐10～15分钟	不可在大血管处行刺血拔罐，以免造成出血过多

（五）起罐法

起罐法分为一般罐起罐法、抽气罐起罐法和水（药）罐起罐法。最常用的一般罐起罐法，指留罐10～15分钟或待施术部位呈红紫色即可起罐。一手持罐向一侧倾斜，另一手手指按压罐口高起处皮肤，使空气进入罐内，罐则可自行脱落。

（六）适应证与禁忌证

1.适应证

（1）心肺疾病：咳嗽、哮喘、冠心病、高血压、胸闷、气短等；

（2）脾胃疾病：胃脘痛、消化不良、呃逆、泄泻、便秘、腹痛、腹胀等；

（3）肝胆疾病：胆结石、胆囊炎、胸胁痛、黄疸等；

（4）疼痛疾患：头痛、关节痛、四肢痛、腰背痛、肩痛、扭挫伤等；

（5）神经系统疾病：面瘫、坐骨神经痛、肋间神经痛等；

（6）妇科疾病：痛经、闭经、月经过多、白带等；

（7）皮肤疾病：疮疡及毒蛇咬伤的急性排毒等。

2. 禁忌证

（1）急性严重疾病、慢性全身虚弱性疾病及接触性传染病；

（2）严重心脏病、心力衰竭；

（3）血小板减少性紫癜、白血病及血友病等出血性疾病；

（4）急性外伤性骨折、严重水肿；

（5）精神分裂症、抽搐、高度神经质及不合作者；

（6）皮肤高度过敏、传染性皮肤病及皮肤肿瘤（肿块）部、皮肤溃烂处；

（7）心尖区、体表大动脉搏动处及静脉曲张处；

（8）瘰疬、疝气及活动性肺结核；

（9）眼、耳、口、鼻等五官孔窍处；

（10）妊娠妇女的腹部、腰骶部、乳房部、前后阴部；

（11）婴幼儿；

（12）精神紧张、疲劳、饮酒后及过饥、过饱、烦渴时。

二、实训

（一）用物准备

1. 治疗盘：罐具（种类及大小适宜）、酒精灯、95% 酒精棉球、火柴或打火机、血管钳或长镊子、弯盘、小口瓶等。

2. 必要时备凡士林、卫生纸、毛毯、屏风。

（二）护理评估

1. 评估患者全身情况。注意患者体质的强弱、胖瘦、有无凝血机制障碍及妊娠等。

2. 评估患者拔罐局部情况。注意局部皮肤有无出血点、过敏、溃疡、疤痕、水肿。

3. 评估患者年龄、文化水平、心理状态、对拔罐治疗的了解程度和信任度。

4. 评估病室的温度、光线是否合适，是否需要保暖及遮挡。

（三）操作流程及要点说明（图 12-2）

（四）注意事项

1. 病室温度适宜，避免直接吹风，防止受凉。

2. 拔罐前检查罐口是否光滑无破损；拔罐时应取合理、舒适的体位，避免体位移动而罐具脱落；选择肌肉较丰满，富有弹性的部位拔罐，骨骼凹凸不平和毛发较多处不宜拔罐。

3. 拔罐时动作要稳、准、快，酒精棉球干湿度适宜，点火驱除罐内空气时，棉球只能伸入到罐的中下段，切忌烧瓶口，以免烫伤皮肤。拔罐数量多者，罐具之间应保持适当距离，以免相互挤压导致罐具脱落，或牵扯皮肤使患者疼痛明显。

4. 拔罐中应注意询问患者的感觉，观察局部情况。拔罐区出现冒凉气、温热感、紫斑、瘀血或丹痧、微痛等现象，属于拔罐的正常反应，不必惊慌；若出现局部发紧、发酸、疼痛较明显或灼痛，应取下重拔。

5. 根据患者年龄、病情、体质情况确定留罐时间，一般留罐 5～20 分钟，皮肤薄嫩、反应明显者、老年人、儿童、体质虚弱者留罐时间不宜长。

6. 注意有无晕罐先兆，如出现头晕、心慌、恶心、面色苍白、呼吸急促、四肢厥冷、脉细数等现象，应立即起罐。

7. 采用闪罐法、投火法时不要让火源溅落掉下，应用水（药）煮罐时，应注意控干罐内温水或药液，并检查罐口温度，以防烫伤。

8. 起罐时不可强行硬拉或旋转罐具，以免损伤患者皮肤，使患者疼痛。

9. 治疗的时间和疗程根据患者病情和局部皮肤颜色而定，同一部位应隔日一次。慢性疾病以 7～10 天为一个疗程，两个疗程间隔 3～5 天或待罐斑痕迹消失后再拔。

操作流程	要点说明
核对 1.姓名、性别、年龄、住院号/ID号 2.医嘱、诊断、拔罐部位、时间	
评估 1.病史、既往史、意识、活动能力、有无感觉迟钝/障碍 2.体质及实施拔罐处的皮肤情况 3.心理状态及对疼痛的耐受程度	**禁忌** 1.高热抽搐及凝血机制障碍者 2.皮肤溃疡、水肿及大血管处 3.孕妇腹部、腰骶部均不宜拔罐
告知 1.操作目的及过程 2.可能出现的不适、并发症及注意事项	1.局部可出现与罐口相当大小的紫色瘀斑，数日后可消失 2.治疗过程中局部可能出现疼痛、水疱
准备 1.操作者：修剪指甲、洗手、戴口罩 2.环境：无易燃物品、温度适宜 3.物品：罐具（种类及大小适宜）、酒精灯、95%酒精棉球、火柴或打火机、血管钳或长镊子、弯盘、小口瓶，必要时备凡士林、卫生纸、毛毯、屏风 4.患者：取合适体位，暴露拔罐部位、注意保暖	1.根据拔罐部位情况选用大小适宜的火罐，检查罐口周围是否光滑、有无缺损裂缝 2.95%酒精棉球干湿度适宜，棉球过干火力不足，过湿时点燃后的酒精滴则变成火球，易发生意外
实施 1.体位：协助患者取合适体位，暴露拔罐部位 2.拔罐：一手持火罐，另一手持止血钳夹95%酒精棉球点燃，深入罐内中下端，绕1～2周后迅速抽出，迅速将罐口扣在选定部位（穴位）上，留罐5～20分钟 3.观察：随时检查罐口吸附情况，局部皮肤紫红色为度，患者感觉疼痛、过紧，应及时起罐 4.起罐：一手夹持罐体，另手拇指按压罐口皮肤待空气进入罐内，即可顺利起罐 5.协助患者整理衣着，整理床单位，清理用物	1.若应拔的部位有皱纹，或火罐稍大，不易吸附，可采取走罐。罐具不宜太密集，以免牵扯疼 2.采取合适体位，选择肌肉较丰富的部位，骨骼凹凸不平和毛发较多处不宜拔罐 3.注意用火安全，防止烫伤。拔罐时动作要稳、准、快，起罐时切勿强拉 4.使用过的火罐，均应消毒备用 5.起罐后，如局部出现小水疱，可不必处理，让其自行吸收；如水疱较大，消毒局部皮肤后用无菌注射器吸出液体，覆盖消毒敷料
处置与记录 1.用物按《医疗机构消毒技术规范》处理，洗手 2.记录：患者的一般情况和拔罐局部皮肤情况；拔罐时间；患者的反应及病情变化；异常情况、处理措施及效果	1.用物按消毒隔离原则分类处理，罐具清洗、浸泡消毒，待干备用 2.治疗前后，操作者须按手卫生相关要求做好手卫生
评价 1.流程是否合理、技术是否熟练 2.局部皮肤有无水疱及患者感受	

图 12-2　拔罐法操作流程及要点说明

（五）评价标准

1. 患者及家属对所作解释和操作表示理解和满意。

2. 取穴准确，操作稳、准、快。

3. 操作过程安全，无意外发生。

4. 罐内负压合适，能紧吸皮肤，无脱落及疼痛。

5. 取罐后皮肤有罐斑但不致烫伤、疼痛等。

（六）意外情况的预防及处理

1. 晕罐

（1）症状：主要表现为头晕、胸闷、恶心欲呕、乏力、冷汗、甚至短暂的意识丧失。

（2）预防：询问患者是否有晕罐史，了解患者对拔罐的认识程度。忌空腹、精神过度紧张、疲惫时拔罐。采取合适的体位，操作者动作熟练，避免引起患者紧张。

（3）处理：立即起罐，使患者平卧（或头底足高位），观察血压、心率的变化，轻者喝温开水或温糖水，休息片刻即可恢复；重者可点按人中、合谷、内关、足三里、百会、气海、关元等穴，必要时采用中西医结合方法处理。

2. 烫伤

（1）症状：主要表现为皮肤局部的水疱，患者感觉疼痛。

（2）预防：拔罐时酒精棉球干湿度适宜。局部皮肤消毒后，需待干后方可拔罐。燃火伸入罐内的位置，以罐口与底部的外 1/3 与内 2/3 处为宜，不可在罐口燃烧，以免罐口烫伤皮肤。

（3）处理：具体处理方法见灸法的烫伤处理。

3. 疼痛

（1）症状：主要表现为皮肤的牵扯痛，患者难以忍受。

（2）预防：罐具过于密集会牵扯皮肤导致疼痛，拔罐时需注意皮肤间的间隔。负压过大、留罐时间过长均会导致疼痛，注意留罐过程中询问患者感受。

（3）处理：检查患者疼痛部位，如因罐具过于密集，牵扯皮肤，适当减少罐具；如因罐具吸附力过强，及时起罐。

第三节　刮痧法

刮痧法是利用特制的刮痧工具，配合或不配合药物，在人体体表的经络、腧穴或病变部位进行刮拭，使局部皮肤出现多形性、红色或紫色、暗青或青黑色斑点、斑块，以达到诊断、预防、治疗、保健目的的一种中医外治方法。

一、概述

（一）作用原理

中医理论认为，痧是人体内部疾患在肌肤上的一种毒性反应，由于阴阳失调、气血运行不畅，毒素蕴结于体内，循经络外现于肌肤表面，出现不同颜色变化的一组证候。刮痧可将治疗信息通过皮部传入经脉、内脏，进而疏通经络，条畅气血，调整脏腑功能；同时可开泄皮部毛窍汗孔，排出邪气毒素。另外，通过观察出痧情况可协助诊断。

（二）刮痧板的种类

刮痧板须选用对人体皮肤无毒性刺激和不会产生不良化学反应及摩擦静电的材质，且便于操作把持和清洁消毒。民间有瓷匙、古钱、玉石片、金属针等光滑的硬物。现代常用的刮痧板有水牛角，玉制、石制刮痧板，木质刮痧板等。根据刮痧板材质的不同，也有不同的药理作用，如水牛角材质能清热泻火、凉血解毒、安神定惊、发散外邪；玉石材质有活血润养、发散行气之功效；檀香、沉香等木质刮痧板能芳香辟邪、行气止痛、驱邪和胃。

临床常用的水牛角刮痧板一般呈四边形，有四角、四边和两面，或有凹槽。四边包括两个长边，两个短边；长边稍厚的边为"厚边"，刮痧时多用于保健强身；稍薄的"薄边"主要起治疗疾病的作用。

（三）刮痧介质

主要用于减少刮痧阻力，减轻疼痛，增强治疗效果。常用介质有液体类、乳膏类。液体类包括种类较多，如水、美容精油、风油精、紫草油、植物油、酒、中药煎剂、特制刮痧润滑油等；乳膏类有润肤乳、扶他林乳膏、凡士林等。

（四）刮痧法分类

刮痧法包括刮法、角揉法、按法、摩法、拍法、啄法、叩击法、边揉法、角推法、点法、颤法、擦法等12种方法。

临床常用刮痧手法的有四种：平刮、竖刮、斜刮和角刮。平刮是用刮板的平边，横向左右着力于施术部位，适用于较大面积的水平刮拭；竖刮是用刮板平边，方向为竖直上下着力于施术部位，适用于大面积纵向刮拭；斜刮也是用平边，方向是倾斜，主要用于不能进行平刮和竖刮的部位；角刮是用刮板的棱角或边角，着力于施术部位，适用于小面积、沟、窝、凹陷或穴位处。

刮痧法根据作用的不同，又分补法和泻法。一般认为，轻刮为补，重刮为泻；顺经刮拭为补，逆经刮拭为泻。

（五）适应证与禁忌证

1.适应证　本外治法使用范围广泛，如颈肩痛、腰腿痛、头痛、感冒、咳嗽、失眠、便秘、腹泻等，还可用于痧证、中暑、湿温初起、风湿痹痛、汗出不畅等证以及保健和美容。

2.禁忌证

（1）有出血倾向者、皮肤病变处禁用此法；

（2）危重病证应及时住院观察，不宜用此法；

（3）新骨折患处不宜用此法，术后瘢痕处在术后2月后可局部刮痧；

（4）传染性皮肤病不宜在病灶处刮痧，年老体弱、空腹不宜刮痧，小儿囟门未闭时禁刮头颈部；

（5）对刮痧过敏恐惧者慎用，孕妇、妇女经期禁刮下腹部。

二、实训

（一）用物准备

1.治疗盘，刮具（牛角刮板、瓷匙等），棉签、弯盘、纱布1～2块、治疗碗内盛少量清水（润肤霜亦可）或根据医嘱备。

2. 必要时备浴巾、屏风等物。

（二）护理评估

1. 评估患者全身情况，如病情、性别、年龄、胖瘦、体质强弱、病情虚实、病变部位的深浅。

2. 核对医嘱，确定是否属于刮痧适应证，了解患者的心理状态及对疾病的信心。

3. 评估患者发病部位皮肤黏膜的情况，有无禁忌证等。

（三）操作流程及要点说明（图 12-3）

操作流程

核对
1. 姓名、性别、年龄、手腕带、住院号/ID号
2. 医嘱、诊断、刮痧部位、时间

评估
1. 患者体质、主要症状及相关因素
2. 患者发病部位皮肤黏膜情况
3. 心理状况及对疾病的信心

告知
1. 操作的目的及过程
2. 可能出现的不适、并发症及注意事项

准备
1. 操作者：修剪指甲、洗手、带口罩
2. 环境：温湿度适宜、忌对流风，注意保护患者隐私
3. 物品：刮具（牛角刮板、瓷匙等）纱布、治疗碗盛少量清水或药液、润肤霜，必要时备治疗巾、屏风
4. 患者取合适体位，暴露刮痧部位，保暖

实施
1. 体位：协助患者取合适体位，暴露刮痧部位。
2. 刮痧：手持刮具，在选定部位自上而下，刮擦穴位皮肤数次后，当刮具干涩时涂润肤霜润湿皮肤后再刮，直至皮下呈现红色或紫红色为度，一般每部位刮20次左右。
3. 观察：随时询问患者有无不适，观察病情变化及局部皮肤颜色变化，随时调节手法及力度。
4. 刮痧完毕，用纱布轻轻擦净多余润肤霜。
5. 协助患者整理衣着，安置舒适卧位，饮适当温开水，整理床单位，清理用物。

处置与记录
1. 用物按《医疗机构消毒技术规范》处理。
2. 洗手
3. 记录患者一般情况及刮痧局部皮肤情况；刮痧时间；患者的反应及病情变化；异常情况，处理措施及效果。

评价
1. 流程是否合理、技术是否熟练
2. 局部皮肤情况及患者感受

要点说明

禁忌
1. 饥饿、过饱或紧张时
2. 有出血倾向、皮肤病变处
3. 危重病症应及时治疗者
4. 新骨折处
5. 传染性皮肤病不宜在病灶处刮痧
6. 年老体弱、空腹、孕妇腹部

1. 刮痧部位皮下出现红色或紫红色瘀斑数日后可自行消失
2. 有头晕目眩、出冷汗症状时需立即告知施术者

1. 根据刮痧的部位及使用手法选择合适的刮痧板
2. 根据病情选择合适的润滑剂
3. 检查刮板边缘是否光滑、无缺损

1. 刮痧时方向单一，不能来回刮，用力均匀。
2. 根据刮痧的部位，采取适当的路线及刮痧的长度，如背部应在脊柱两侧至肋间隙呈弧线由内向外刮，每次刮8~10条，每条约15~20cm。
3. 着柔软、棉质、宽松衣物，避免对皮肤的刺激，尽量少暴露皮肤及对流风

1. 用物按消毒隔离原则分类处理，刮具擦净后浸泡消毒。
2. 治疗前后，操作者须按手卫生相关要求做好手卫生。

图 12-3 刮痧法操作流程及要点说明

NOTE

（四）注意事项

1. 室内空气流通，忌对流风，以防外感风寒加重病情。尽量少暴露皮肤，室内温度适宜，原则上冬季室温在22℃以上，夏季在26℃以上。

2. 刮痧前需检查刮痧板是否清洁、边缘是否光滑，板面是否开裂。选择舒适体位，操作中用力要均匀，勿损伤皮肤。

3. 刮痧过程中注重点、线、面的结合，每一板的长度为15～20cm，较长经脉处可分段刮拭，刮痧的顺序应遵循先上后下、先内后外的原则，角度以45°～90°为宜。

4. 每部位刮20～30次，刮痧时间5～10分钟，不必强求出痧。随时观察病情变化，发现异常，立即停刮，并报告医师，配合处理。

5. 年老体弱、儿童及精神紧张的患者，病情轻、病位浅但体质差者宜用补刮法；病情重、病位深但体质好者宜用泻法或平刮法。冬季或天气寒冷时刮痧时间可稍长，夏季或天气炎热时刮痧时间宜短。

6. 根据施术部位的不同，选择不同的刮痧手法，如人中、神阙、风池等穴位及关节、头面等肌肉较少处宜用点法和按法，背部等面积大且平坦处宜用平刮法，肌肉丰满处应适当用力进行刮痧。

7. 勿在患者饥饿、过饱、精神紧张的情况下刮痧。

8. 刮痧完毕后可饮温开水300～400mL，不宜立即食用生冷食品，以利毒素的排出。出痧后15分钟内不要外出，30分钟内忌洗凉水澡，注意避风寒，一般为刮痧后3小时，待皮肤毛孔闭合后方可洗浴。

9. 刮痧工具要注意清洁，用后用75%的酒精消毒，避免交叉感染，最好专人专用。

（五）评价标准

1. 患者及家属对所作解释和操作表示理解和满意。

2. 刮痧手法熟练，轻重适宜。

3. 操作过程中体现人文关怀，勿过度暴露患者隐私，注意保暖。

4. 患者及家属对刮痧所产生的疼痛及未出痧的原因能够理解。

（六）意外情况的预防及处理

晕刮

（1）症状：主要表现为头晕目眩、面色苍白、出冷汗等。

（2）预防：询问患者是否有晕刮史，了解患者对刮痧的认识程度，做好解释工作；忌空腹、精神过度紧张、疲惫、大渴时刮痧；患者取合适的体位，操作者动作熟练，避免引起患者紧张。

（3）处理：立即停止刮痧，使患者平卧，取头低脚高位；饮温开水或糖水，加盖被褥保暖。可按压患者人中穴，或给予低流量吸氧。

第四节　经穴推拿技术

经穴推拿技术，又称按摩法，是指依靠施术者的手法作用于人体体表的特定部位或穴位，通过局部刺激，调节人体功能，调动机体抗病能力，以舒筋活络、活血祛瘀、调整气血及内脏功能，从而达到防病治病、保健强身目的的一种技术操作方法。

一、概述

（一）作用原理

经络遍布全身，内属脏腑，外络于肢节，沟通和联络人体所有的脏腑、器官、孔窍及皮毛、筋骨、骨骼等组织，并通过气血在经络中运行，组成整体的联系。经穴推拿技术通过一定的手法作用于人体体表局部，在局部通经络、行气血、濡筋骨，并通过气血、经络影响到内脏及其他部位，改善和调整脏腑功能，使脏腑阴阳得到平衡。

（二）介质种类

经穴推拿技术操作时，为了减少对皮肤的摩擦损害，或者为了借助某些药物的辅助作用，可在推拿部位的皮肤上涂些液体、膏剂或洒些粉末，这种液体、膏剂或粉末通称为推拿介质，也称推拿递质，如各种药膏、药酒、药油、药汁、滑石粉、清水等。

（三）常见疾病推拿部位和穴位

1. 头面部　取穴印堂、太阳、头维、攒竹、上睛明、鱼腰、丝竹空、四白等。

2. 颈项部　取穴风池、风府、肩井、天柱、大椎等。

3. 胸腹部　取穴天突、膻中、中脘、下脘、气海、关元、天枢等。

4. 腰背部　取穴肺俞、肾俞、心俞、膈俞、华佗夹脊、大肠俞、命门、腰阳关等。

5. 肩部及上肢部　取穴肩髃、肩贞、手三里、天宗、曲池、极泉、小海、内关、合谷等。

6. 臀及下肢部　取穴环跳、居髎、风市、委中、昆仑、足三里、阳陵泉、梁丘、血海、膝眼等。

（四）推拿手法分类

根据推拿手法的动作形态，推拿手法分为摆动类、摩擦类、震动类、挤压类、叩击类和运动关节类等六类手法，每类各由数种手法组成。

1. 摆动类手法

（1）㨰法。拇指自然伸直，余指屈曲，小指、无名指的掌指关节屈曲，约达90°。余指屈曲的角度逐渐减小，使手背沿掌横弓排列呈弧面，形成滚动的接触面。第五掌指关节背侧面附于体表施术部位，以肘关节为支点，做推旋运动。手法频率每分钟120～160次。本法常用于肩背、腰臀及四肢等肌肉较丰厚的部位。

（2）一指禅推法。拇指伸直，余指的掌指关节和指间关节自然屈曲，以拇指端、罗纹面或偏峰着力于体表施术部位或穴位上。沉肩、垂肘悬腕，前臂作主动摆动，带动腕部摆动和拇指关节作屈伸活动。手法频率为每分钟120～160次。本法常用于头面、胸腹及四肢等处。

（3）揉法。揉法包括掌揉法和指揉法。掌揉法是用手掌大鱼际或掌根吸定于施术部位，肘关节微屈，腕关节放松并略背伸，手指自然弯曲，前臂做主动运动，带动腕掌做小幅度环形运动，使手掌大鱼际或掌根部在施术部位上环形运动，带动皮肤和皮下组织摆动。指揉法是用手指罗纹面吸定于施术部位，腕部放松，以肘部为支点，前臂作主动运动，通过腕关节使手指罗纹面在施术部位上做轻柔灵活的小幅度环形运动，带动皮肤和皮下组织摆动。手法频率为每分钟120～160次。本法常用于全身各部位。

2. 摩擦类手法

（1）摩法。摩法包括指摩法和掌摩法。指摩法是指掌部自然伸直，食指、中指、无名指和小指并拢，腕关节略屈，用食指、中指、无名指和小指指面着于施术部位，以腕关节为中心，连同掌、指作节律性的环旋运动。掌摩法是手掌自然伸直，腕关节略背伸，将手掌平置于施术部位，以腕关节为中心，连同前臂作节律性的环旋运动。手法频率为每分钟 120 次左右。本法常用于胸腹及胁肋部。

（2）擦法。擦法包括全掌擦法、大鱼际擦法和小鱼际擦法。操作时腕关节伸直，使前臂与手接近相平，手指自然伸开，整个指、掌均贴在受术部位，以肩关节为支点，上臂主动带动手掌做前后或上下的往返运动。掌擦法多用于胸胁及腹部；小鱼际擦法多用于肩背腰臀及下肢；大鱼际擦法多用于胸腹、腰背、四肢等处。手法频率为每分钟 100 ～ 120 次。

（3）推法。推法包括指推法、掌推法和肘推法。用指、掌或肘部着力于施术部位上进行单方向的直线移动。用指称指推法、用掌称掌推法、用肘称肘推法。操作时指、掌或肘要紧贴体表，用力要稳，速度缓慢而均匀。本法可在人体各部位使用。

（4）搓法。用双手掌面夹住施术部位，相对用力做快速搓揉，同时做上下往返移动。操作时双手用力要对称，搓动要快，移动要慢，手法由轻到重，再由重到轻，由慢到快，再由快到慢。本法常用于腰背、胁肋及四肢部位，一般作为按摩治疗的结束手法。

（5）抹法。抹法包括指抹法和掌抹法。指抹法是指用单手或双手拇指指腹紧贴施术部位，余指置于相应位置以固定助力，以拇指掌指关节为支点，拇指主动运动，做上下或左右，直线往返或弧形曲线抹动。掌抹法是指以单手或双手掌面置于施术部位上，以肘关节或肩关节为支点，做上下或左右直线往返或弧形曲线的抹动，用力要轻而不浮，重而不滞。本法常用于头面及颈项部。

3. 震动类手法

（1）振法。包括掌振法和指振法。以掌面或食、中指罗纹面着力于施术部位，掌、指及前臂的肌肉强有力地静止性用力，产生震颤动作。操作时力量要集中于掌面或指端。本法常用于全身各部位及穴位处。

（2）抖法。双手握住受术者上肢或下肢的远端，将被抖动的肢体抬高一定角度，两前臂同时施力，做连续的上下抖动。抖动幅度要小，频率要快。本法常用于四肢部。

4. 挤压类手法

（1）按法。按法包括指按法和掌按法。指按法是指以拇指端或罗纹面置于施术部位，余四指张开，置于相应部位以支撑助力，腕关节悬屈，以腕关节为支点，掌指部主动施力，做与施术部位相垂直的按压。掌按法，是指以单手或双手掌面置于施术部位，以肩关节为支点，利用身体上半部的重量，通过上臂、前臂及腕关节传至手掌部。不可用暴力猛然按压。指按法适用于全身各部穴位；掌按法适用于腰背及腹部。

（2）点法。点法包括拇指端点法、屈拇指点法和屈食指点法等。拇指端点法是手握空拳，拇指伸直并紧贴于食指中节的桡侧面，以拇指端着力于施术部位，前臂与拇指主动发力，进行持续点压。屈拇指点法是屈拇指，以拇指指间关节桡侧着力于施术部位，拇指端抵于食指中节桡侧缘以助力，前臂与拇指主动施力，进行持续点压。屈食指点法是屈食指，其他手指相握，以食指第一指间关节突起部着力于施术部位上，拇指末节尺侧缘紧压食指指甲部以助力，前臂与食指主动施力，进行持续点压。本法与按法的区别是：点法作用面积小，刺激量更大。本法常用于肌肉较薄的骨缝处。

（3）捏法。捏法包括三指捏和五指捏。用拇指与食、中两指或拇指与其余四指将施术处皮肤、肌肉、肌腱捏起，相对用力挤压、拉或拽，随即放松，再挤压、拉拽、放放，重复以上动作并不断循序移动。操作时要用指面着力、不可用指尖或指端着力。本法常用于头部、颈项部、四肢及背脊等部位。

（4）拿法。捏而提起谓之拿，即用拇指与食、中两指或拇指与其余四指相对用力，在施术部位进行节律性地提捏，操作时用力要由轻而重，不可突然用力，动作要和缓而有连贯性；拿法中含有捏、提并略带有揉的动作。临床常配合其他手法使用于颈项、肩部及四肢等部位。

（5）捻法。用拇、食指罗纹面捏住施术部位，两指相对作搓揉动作。操作时动作要灵活、快速，用劲不可呆滞。本法常用于四肢小关节。

5. 叩击类手法

（1）拍法。五指并拢，掌指关节微屈，使掌心空虚，腕关节适度放松，前臂主动运动，上下挥臂，平稳而有节奏地拍打施术部位。拍打时力量不可有所偏移，否则易引起疼痛。本法常用于肩背部、腰臀部及下肢部。

（2）击法。击法包括拳击法、掌击法、侧击法、指尖击法和棒击法。拳击法，手握空拳，腕关节稍背屈，不可屈伸，前臂外旋，通过肘关节的屈伸使拳背有节律地平击在施术部位。掌击法，五指微屈，手指自然分开，背伸腕关节，以掌根着力，通过肘关节的屈伸使掌根有节律地击打在施术部位。侧击法，掌指部伸直，腕关节略背伸，以小鱼际部位击打在施术部位。指尖击法，拇指伸直，其余四指自然分开屈曲，腕关节放松，通过前臂的主动运动带动腕关节的屈伸，以使四指尖有节律地击打在施术部位。棒击法，手握桑枝棒下端 1/3，以棒体的前 1/3 为击打着力面，前臂为动力源，节律性平击在施术部位。击法用劲要快速而短暂，垂直叩击体表，在叩击体表时不能有拖抽动作，速度要均匀而有节奏。本法常用于头面、腰背部及四肢。

（3）弹法。用一手指的指腹紧压住另一指的指甲，用力弹出，连续弹击施术部位。操作时弹击力要均匀，手法频率为每分钟 120 ～ 160 次。本法常用于头面、颈项部。

6. 运动关节类手法

（1）摇法。摇法包括颈项部摇法、肩关节摇法、髋关节摇法和踝关节摇法等。颈项部摇法是用一手扶住患者头顶后部，另一手托住下颔，做左右环转摇动。肩关节摇法是用一手扶住患者肩部，另一手握住腕部或托住肘部，作环转摇动。髋关节摇法是患者取仰卧位，髋膝屈曲，术者一手托住患者足跟，另一手扶住膝部，作髋关节环转摇动。踝关节摇法是一手托住患者足跟，另一手握住大踇趾部，作踝关节环转摇动。摇法动作要缓和，用力要稳，摇动用力方向及幅度须在患者生理许可范围内进行，由小到大。本法常用于四肢关节及颈项、腰部等。

（2）背法。术者和患者背靠背站立，术者两肘套住患者肘弯部，然后弯腰屈膝挺臀，将患者反背起，使其双脚离地，以牵伸患者腰脊柱，再作快速伸膝挺臀动作，同时以臀部着力颤动或摇动患者腰部。本法常用于腰部扭闪疼痛及腰椎间盘突出症的配合治疗。

（3）扳法。用双手作相反方向或同一方向用力扳动肢体称为扳法，包括颈项部扳法、胸背部扳法和腰部扳法。本法常用于脊柱及四肢关节。

（4）拔伸法。固定肢体或关节的一端，牵拉另一端的方法，称为拔伸法，包括头颈部拔伸法、肩关节拔伸法、腕关节拔伸法和指间关节拔伸法。本法常用于关节错位、伤筋等。

（五）适应证与禁忌证

1.适应证

（1）外科疾病：颈椎病、落枕、腰椎间盘突出、肩周炎、软组织扭伤等。

（2）内科疾病：失眠、头痛、感冒、中风后遗症、糖尿病等。

（3）妇科疾病：月经失调、痛经、闭经、慢性盆腔炎等。

（4）儿科疾病：小儿发热、腹泻、惊风、便秘、遗尿、小儿麻痹后遗症等。

（5）其他类疾病：近视眼、鼻炎、耳鸣、暴聋等五官科疾病，也可运用于中老年保健、美容、减肥、运动损伤等方面。

2.禁忌证

（1）各种骨折、骨质疏松、骨结核，出血性疾病，急性传染病，各种感染性、化脓性疾病和结核性关节炎。

（2）神志不清或意识模糊者，体质极度衰弱，有严重心、肝、脑部病变和癌症出现恶病质者，有严重皮肤损伤及皮肤病者，妇女月经期，孕妇腰腹部，过饥、过饱、剧烈运动后的患者，其他可疑症状诊断不明确者。

（3）烧伤、烫伤、皮肤破损、瘢痕等部位。

二、实训

（一）用物准备

1.治疗盘：治疗巾。

2.必要时备纱块、介质、毛毯、屏风。

（二）护理评估

1.评估患者全身情况。注意患者病情、既往史、意识、活动能力、体质的强弱，是否月经期，有无妊娠、感觉迟钝或障碍等。

2.评估患者经穴推拿局部情况。注意局部皮肤有无出血点、过敏、溃疡、疤痕、水肿等。

3.评估患者年龄、文化水平、心理状态，对疼痛的耐受程度，对经穴推拿治疗的了解程度和信任度。

4.评估病室的温度、光线是否合适，是否需要保暖及遮挡。

（三）操作流程及要点说明（图12-4）

（四）注意事项

1.肿瘤或感染患者，女性经期腰腹部慎用，妊娠期腰腹部禁用。

2.操作前应修剪指甲，以防损伤患者皮肤。

3.操作时用力要适度，并随时询问患者对手法治疗的反应，若出现不适及时调整手法或停止操作，以防发生意外。

4.操作过程中，注意保暖，保护患者隐私。

5.推拿时间一般宜在饭后1～2小时进行，每个穴位施术1～2分钟，以局部穴位透热为度。

6.使用叩击法时，有严重心血管疾病禁用、心脏搭桥患者慎用。

操作流程	要点说明
核对 1.患者姓名、性别、年龄、住院号/ID号 2.医嘱、诊断、腧穴推拿部位、时间	**禁忌** 1.各种骨折、骨质疏松、骨结核，出血性疾病，急性传染病，各种感染性化脓性疾病和结核性关节炎 2.神志不清或意识模糊者，体质极度衰弱，有严重心、肝、脑部病变和癌症出现恶病质者，有严重皮肤损伤及皮肤病者，妇女月经期，孕妇腰腹部，过饥、过饱、剧烈运动后的患者，其他可疑症状诊断不明确者 3.烧伤、烫伤、皮肤破损、瘢痕等部位
评估 1.患者病情、既往史、意识、活动能力，是否月经期，有无妊娠、感觉迟钝/障碍等 2.患者体质及腧穴推拿局部皮肤情况 3.患者心理状态及对疼痛的耐受程度 4.病室环境	
告知 1.解释作用及操作方法 2.局部感受及注意事项，取得患者配合	1.推拿时及推拿后局部可能出现酸痛感觉，如有不适立即告知护士 2.推拿后局部可能发红，休息一会儿后，皮肤逐渐恢复正常 3.推拿前后局部注意保暖，可喝温开水
准备 1.操作者：洗手、戴口罩、修剪指甲 2.环境：整洁安静，温度、光线适宜，保护隐私 3.物品：治疗巾，必要时备介质、纱块、毛毯、屏风等 4.患者：合理体位、暴露推拿部位、保暖	1.操作者修剪指甲，以防损伤患者皮肤 2.操作者有明显皮肤感染、流感等疾病时，不可进行该操作 3.患者患呼吸道感染时建议其佩戴一次性外科口罩 4.进行腰腹部推拿时，嘱患者排空膀胱
实施 1.定位：再次核对，协助患者取合理舒适体位，暴露推拿部位 2.推拿：根据患者的症状、发病部位、年龄及耐受性，选择适宜的手法和刺激强度，进行推拿，推拿力量和摆动幅度均匀，时间符合要求 3.观察：患者对手法的反应、局部皮肤情况 4.操作后协助患者着衣，安排舒适卧位，整理床单位，洗手，再次核对	1.操作时用力要适度，并随时询问患者对手法治疗的反应，若出现不适及时调整手法或停止操作 2.操作过程中，注意保暖，保护患者隐私 3.推拿时间一般宜在饭后1~2小时进行；每个穴位施术1~2分钟，以局部穴位透热为度 4.使用叩击法时，有严重心血管疾病禁用、心脏搭桥患者慎用
操作后处置 1.用物按《医疗机构消毒技术规范》处理 2.洗手 3.记录推拿时间、手法、部位及患者的反应	1.推拿使用的治疗巾应一人一用一更换，头面部、下肢及足部应区分使用 2.每次推拿治疗前后，操作者须按手卫生相关要求做好手卫生
评价 1.流程是否合理、技术是否熟练 2.局部皮肤有无损伤及患者感受	

图 12-4　经络推拿操作流程及要点说明

（五）评价标准

1. 患者及家属对所作解释和操作表示理解和满意。

2. 推拿部位准确，操作稳、准、熟练。

3. 操作过程安全，患者舒适，无意外发生。

4. 推拿结束后，患者局部皮肤发红或轻度酸痛，但无皮肤破损等。

NOTE

（六）意外情况的预防及处理

1. 晕厥

（1）症状：患者突感头晕目眩，如坐舟车，天旋地转，胸闷，恶心呕吐，面色苍白，四肢发凉，冷汗出，甚至昏不知人等。

（2）原因：患者过度紧张、对疼痛过于敏感、体质虚弱，或过饥过饱、疲劳，或按摩手法过重、时间过长、旋转过度，病室环境闷热、空气不流通等。

（3）处理：一旦发生晕厥，立即停止推拿操作，帮助患者平卧；患者如有恶心欲呕、脸色变青、头晕等表现但神志清醒者属轻度晕厥，可中止推拿，平卧，注意保暖，并给予适量温开水或糖水口服，一般可迅速恢复正常；如有恶心呕吐可掐压内关穴，头晕者按揉风池穴；若患者失去知觉，但心率、血压仍正常者属中度晕厥，此时可立即指掐人中穴、中冲穴、内关穴；如大量出汗、血压偏低、脉细欲绝者为重度晕厥，可艾灸百会、关元、气海等穴或用5%～10%的葡萄糖注射液静脉注射，休息片刻即能恢复。

（4）预防：对于精神过度紧张的患者，操作前应做好解释工作，消除其对推拿的恐惧感；对疼痛过于敏感、体质虚弱或初次接受推拿治疗的患者，应掌握好手法的力度和时间；对过饥过饱患者，一般不宜做推拿治疗，必要时手法应轻柔；颈椎推拿受术者可由坐位改为卧位操作，并控制旋转的角度；注意保持室内环境安静和空气流通，防止晕厥现象的发生。

2. 疼痛加重

（1）症状：患者经推拿手法治疗后，特别是初次接受推拿手法治疗的患者，局部皮肤出现疼痛、肿胀等不适感，夜间尤甚，用手按压时疼痛加重。

（2）原因：术者操作手法生硬，或局部施术时间过长，手法刺激过重。

（3）处理：一般不需要特别处理，1～3天内症状可自行消失；若疼痛较为剧烈，可在局部施行轻柔的按法、揉法、摩法、擦法等，亦可配合活血化瘀药物处理。

（4）预防：对初次接受推拿手法治疗者，手法宜轻柔，局部施术时间不宜过长。

3. 皮下出血

（1）症状：患者在接受推拿治疗中和治疗后，受术部位皮下出血，局部皮肤肿起，并出现青紫、紫癜及瘀斑现象。

（2）原因：手法过于猛烈，或手法过于生硬，或手法刺激量过大，使局部小血管损伤、破裂出血。

（3）处理：局部小块瘀斑，一般无须处理；局部青紫严重，可先制动、冷敷，待出血停止后，再在局部及其周围使用轻柔的按、揉、摩、擦等手法治疗，必要时，加湿敷以消肿、止痛，促进局部瘀血消散、吸收；若属血液病由于手法刺激后引起皮下或关节腔出血者，应作局部和全身治疗。

（4）预防：若非必要，不宜选用过强的刺激手法；对年老体弱者选用手法必须轻柔，特别是在骨骼突起部位，手法刺激不宜太强；急性软组织损伤者，不要急于局部手法治疗和湿热敷；了解患者的病史和服药史，伴有血小板减少者或血友病者，原则上不施以推拿治疗，以免造成软组织或关节内出血。

4. 皮肤破损

（1）症状：患者在手法治疗时出现局部皮肤发红、疼痛、起疱等皮肤表面擦伤、出血、破损的现象。

（2）原因：手法使用不当，如粗蛮的小幅度急速而不均匀的擦法、粗暴的掐法、生硬的推法、过久的指揉法，均可导致皮肤损伤。

（3）处理：损伤处立即停止手法治疗；做好局部皮肤的清创、消毒等，防止感染。

（4）预防：加强手法基本功训练，熟练掌握各种手法的动作要领和要求；在使用擦法、推法、指揉法时，可配合使用推拿介质，防止皮肤破损。

5. 骨、关节损伤

（1）症状：患者在接受推拿手法治疗时，特别是在做被动运动或较强刺激的按压手法时，突然听到"咔哒"之声，继之出现局部疼痛、运动障碍（如肋骨骨折、腰椎压缩性骨折、股骨颈骨折等）症状。

（2）原因：患者接受手法治疗的体位选择不当；施术时手法使用不当，压力过重、刺激过强、运动幅度过大，以及手法生硬粗暴；患者骨质疏松、骨折假性愈合、患有骨质病变等。

（3）处理：立即停止手法操作；制动、包扎、固定，并做 X 线检查以明确诊断；做必要的对症处理，及时予以整复和固定。

（4）预防：手法治疗前，特别是进行被动运动类手法操作前要仔细检查，如有疑问宜先行必要的 X 线检查，排除骨折及骨结核等骨质病变；被动类手法操作必须在正常生理许可范围内进行，幅度由小到大，逐渐增加，不可粗暴；年老或骨质疏松患者，手法用力不宜过重；患者选择的体位必须舒适、正确，有利于手法操作。

第五节　耳穴贴压技术

耳穴贴压技术是采用胶布将王不留行籽、莱菔子、磁珠等丸状物贴压于耳郭上的穴位或反应点，通过适度的揉、按、捏、压，产生热、麻、胀、痛等刺激，以疏通经络，调整脏腑气血功能，促进机体的阴阳平衡，从而达到防病治病、保健强身目的的一种技术操作方法。

一、概述

（一）作用原理

人体的耳郭可以看作是全身各部位的缩影，其穴位的分布规律相当于一个倒立的胎儿，人体各脏腑、组织、器官按此规律分布于耳郭相应固定的位置上。

人体脏腑、皮肤孔窍、四肢百骸，通过经络与耳郭紧密联系，故有"耳者宗脉之所聚也"之说。因此当脏腑有病时，会在其耳郭的相应部位出现阳性反应点，如压痛、变形、变色、水疱、结节、丘疹、凹陷、脱屑、电阻降低等，不同的反应代表着不同的病理变化。利用这一现象可以作为诊断疾病的参考，或刺激这些反应点（耳穴）以疏通经络，推动、驱散病灶中郁滞的气血和病气，调节脏腑气血功能，促进机体的阴阳平衡，达到预防和治疗疾病目的。

（二）耳郭的表面解剖

1. 耳轮　耳郭最外缘的卷曲游离部分

2. 耳轮脚 耳轮深入耳腔的横行突起部分。

3. 对耳轮 在耳轮内侧，与耳轮相对呈 "Y" 字形的隆起部，由对耳轮体、对耳轮上脚和对耳轮下脚三部分组成。对耳轮体即对耳轮下部呈上下走向的主体部分；对耳轮上脚即对耳轮向上分支的部分；对耳轮下脚即对耳轮向下分支的部分。

4. 三角窝 对耳轮上、下脚与相应耳轮之间的三角形凹窝。

5. 耳舟 耳轮与对耳轮之间的凹沟。

6. 耳屏 耳郭前方呈瓣状隆起部分。

7. 对耳屏 耳垂上方，与耳屏相对的瓣状隆起。

8. 屏间切迹 耳屏和对耳屏之间的凹陷处。

9. 耳垂 耳郭下部无软骨的部分。

10. 耳甲 部分耳轮和对耳轮、对耳屏、耳屏及外耳门之间的凹窝。由耳甲艇、耳甲腔两部分组成。耳甲腔即耳轮脚以下的耳甲部；耳甲艇即耳轮脚以上的耳甲部。

11. 外耳门 耳甲腔前方的孔窍。

（三）耳穴的分布

耳穴在耳郭的分布有一定的规律，一般来说耳郭形如一个倒置的胎儿，头部朝下，臀部朝上，与头面部相应的穴位在耳垂和对耳屏；与上肢相应的穴位在耳舟；与躯干和下肢相应的穴位在对耳轮和对耳轮上、下脚；与腹腔脏器相应的穴位在耳甲艇；与胸腔脏器相应的穴位在耳甲腔；与消化道相应的穴位在耳轮脚周围；与耳鼻喉相应的穴位在耳屏四周。

（四）耳穴贴压技术处方选穴原则

1. 按疾病的相应部位选穴 如胃病取 "胃" 穴，肩痛取 "肩" 穴。

2. 按循经辨证选穴 如偏头痛、胁痛、疝气等属足少阳经循行部位，可选 "胆" 穴。

3. 按脏腑辨证选穴 如骨关节病、耳鸣耳聋、脱发、遗精等属于肾病，可选 "肾" 穴；失眠选 "心" 穴，皮肤病选 "肺" 穴等。

4. 按西医学知识选穴 如消化道溃疡取 "交感" 穴，输液反应取 "肾上腺" 穴，月经不调取 "内分泌" 穴等。

5. 按临床经验选穴 如 "神门" 穴有明显的镇静、镇痛、消炎作用，因此失眠、神经衰弱、痛证、炎症可选用之；又如 "耳尖" 穴有退热、消炎、降压作用，故发热、炎症、高血压病可选之。

（五）常用耳穴的定位与主治

1. 交感 在对耳轮下脚与耳轮内侧交界处。主治消化、循环系统功能失调、痛经等。

2. 神门 在三角窝外 1/3 处，对耳轮上、下脚交叉前。主治失眠、多梦、炎症、咳喘、眩晕等。

3. 肾上腺 在耳屏下部隆起的尖端。主治低血压、昏厥、咳喘等。

4. 皮质下 在对耳屏内侧面。主治失眠多梦、疼痛性病证、智力发育不全等。

5. 胃 在耳轮脚消失处。主治胃痛、呕吐、呃逆、消化不良等。

6. 膀胱 在对耳轮下脚下方中部。主治膀胱炎、尿闭。

7. 肾 在对耳轮下脚下方后部。主治泌尿、生殖系统疾病，妇科疾病，腰痛、失眠、眩晕、耳鸣等。

8.肝　在耳甲庭的后下部。主治肝气郁结的病证，如胁痛、目疾、月经不调等。

9.脾　在肝穴下方，耳甲腔的外上方。主治消化不良、腹胀、慢性腹泻、胃痛等。

10.心　在耳甲腔正中凹陷处。主治心血管疾病、神经衰弱、癔症、口舌生疮等。

11.肺　在心穴的上、下、外三面。主治呼吸系统疾病、皮肤病。

12.耳尖　将耳轮向耳屏对折时，耳部上尖端处。主治发热、高血压、目赤肿痛等。

13.坐骨神经　在对耳轮下脚的前2/3处。主治坐骨神经痛、下肢瘫痪。

（六）常用耳穴贴压手法

1.对压法　用食指和拇指的指腹置于患者耳郭的正面和背面，相对按压，至出现热、麻、胀、痛等感觉，食指和拇指可边压边左右移动，或做圆形移动，一旦找到敏感点，则持续对压20～30秒。对内脏痉挛性疼痛、躯体疼痛有较好的镇痛作用。

2.直压法　用指尖垂直按压耳穴，至患者产生胀痛感，持续按压20～30秒，间隔少许，重复按压，每次按压3～5分钟。

3.点压法　用指尖一压一松地按压耳穴，每次间隔0.5秒。本法以患者感到胀而略沉重刺痛为宜，用力不宜过重。一般每次每穴可按压20～30下，具体可视病情而定。

（七）适应证与禁忌证

1.适应证

（1）各种痛性疾病：外伤性疾病、手术后疼痛、神经性疼痛、各类晚期癌症所致的疼痛。

（2）炎症性疾病及传染病：急慢性结肠炎、牙周炎、咽喉炎、扁桃体炎等。

（3）功能紊乱性疾病：胃肠神经官能症、心律不齐、高血压、眩晕、神经衰弱、失眠等。

（4）过敏、变态反应性疾病：荨麻疹、哮喘、过敏性鼻炎、过敏性结肠炎等。

（5）辅助治疗：单纯性甲状腺肿、甲状腺功能亢进、绝经期综合征、心律不齐、高血压、多汗症、肠功能紊乱、遗尿、癔症、食物中毒、输液反应等，催产、催乳，戒烟、减肥、戒毒等。

（6）预防：感冒、晕车、晕船、输血反应等。

（7）其他：延缓衰老、防病保健等作用。

2.禁忌证

（1）严重器质性疾病（如心脏病）及伴重度贫血者。

（2）外耳有湿疹、溃疡、冻疮破溃者。

（3）妇女怀孕期间、月经期、有习惯性流产史者。

二、实训

（一）用物准备

1.治疗盘：王不留行籽或莱菔籽等丸状物、胶布、耳穴板（或一次性耳穴贴）、75%酒精、棉签、探棒、止血钳或镊子、弯盘等。

2.必要时备耳穴模型。

（二）护理评估

1.评估患者全身情况。有无胶布和药物过敏史，注意女性患者的生育史，有无流产史，当前是否妊娠。

2. 评估患者耳部皮肤情况。注意局部皮肤有无出血点、过敏、溃疡、疤痕、水肿等。

3. 评估患者年龄、文化水平、心理状态，对疼痛的耐受程度，对耳穴贴压治疗的了解程度和信任度。

4. 评估病室的温度、光线是否合适，是否需要保暖及遮挡。

（三）操作流程及要点说明（图 12-5）

| 操作流程 | 要点说明 |

核对
1.患者姓名、性别、年龄、住院号/ID号
2.医嘱、诊断、耳穴贴压部位、保留时间

评估
1.患者病情、既往史，有无胶布和药物过敏史，有无妊娠、感觉迟钝/障碍等
2.患者体质及耳部皮肤情况
3.患者心理状态及对疼痛的耐受程度
4.病室环境

→ **禁忌**
1.严重器质性疾病（如心脏病）及伴重度贫血者
2.外耳有湿疹、溃疡、冻疮破溃者
3.妇女怀孕期间、月经期、有习惯性流产史者

告知
1.解释作用及操作方法
2.局部感受及注意事项，取得患者配合

→ 1.按压时局部会出现酸胀的感觉，耳部如有发痒、发热，甚至疼痛不适及时告知护士
2.注意防水，胶布湿水后容易脱落

准备
1.操作者：洗手、戴口罩
2.环境：整洁安静，温度、光线适宜
3.物品：王不留行籽或莱菔子等丸状物、胶布、耳穴板（或一次性耳穴贴）、75%酒精、棉签、探棒、止血钳或镊子、弯盘等
4.患者：合理体位，充分暴露耳部皮肤

→ 1.操作者有明显皮肤感染、流感等疾病时，不可进行该操作
2.患者患呼吸道感染时建议其佩戴一次性外科口罩
3.根据病情选择适宜的贴压种类

实施
1.选穴：再次核对，手持探棒自上而下在选区内寻找敏感点
2.贴豆：消毒局部皮肤，将王不留行籽用小方块胶布固定在耳穴部位并按压
3.观察：随时观察患者局部皮肤有无红肿、过敏或贴敷不牢固等异常
4.操作后协助患者着衣，安排舒适卧位，整理床单位，洗手，再次核对
5.取豆：用止血钳或镊子夹住胶布一角取下，观察、清洁皮肤，洗手，再次核对

→ 1.选穴或贴豆按压耳穴敏感点时，应同时询问患者有无热、麻、胀、痛的"得气感觉"
2.教会患者每天自行按压贴豆耳穴3～5次，每次每穴按1～2分钟
3.对扭伤及肢体活动障碍的患者实施耳穴贴压，待耳郭充血发热时，应鼓励患者适当活动患部，以增强疗效
4.保留天数：夏季1～3天，春秋季3～5天，冬季5～7天
5.告知患者耳穴贴压脱落后，及时通知护士

操作后处置
1.用物按《医疗机构消毒技术规范》处理
2.洗手
3.记录贴压时间、数量及患者皮肤情况等

→ 1.耳穴贴压使用的胶布、药籽应一人一用一丢弃，一次性使用
2.非一次性用物：探针、止血钳（镊子）等用75%酒精擦拭
3.每次耳穴贴压治疗前后，操作者须按照手卫生相关要求做好手卫生

评价
1.流程是否合理、技术是否熟练
2.局部皮肤有无损伤及患者感受

图 12-5 耳穴贴压操作流程及要点说明

NOTE

（四）注意事项

1.耳郭局部有炎症、冻疮或表面皮肤有溃破者、有习惯性流产史的孕妇不宜施行。

2.操作前正确评估患者的饥饱状况，过于饥饿、疲劳、精神紧张状态下，不宜立即进行，操作前应适当休息。

3.对身体虚弱、气虚血亏的患者，刺激时手法不宜过强，并应尽量选用卧位，对初次接受耳穴贴压治疗或精神紧张者做好解释工作。

4.教会患者自我按压已贴耳穴，每天自行按压3～5次，每次每穴按1～2分钟。因耳郭血液循环差，按压次数过多或时间过长，容易导致耳郭软骨坏死、萎缩、畸变，故应积极预防。

5.对扭伤及肢体活动障碍的患者实施耳穴贴压治疗，待耳郭充血发热时，应鼓励患者适当活动患部，以增强疗效，如肩周炎，耳压时可活动肩关节。

6.耳穴贴压每次选择一侧耳穴，双侧耳穴轮流使用。留置时间夏季1～3天，春秋季3～5天，冬季3～7天。

7.告知患者留置期间注意防水，如有潮湿、脱落或污染及时更换。

8.观察患者耳部皮肤情况，如果出现贴耳穴部位发痒、发热，甚至疼痛，可能是胶布过敏，应改用脱敏胶布。

9.患者侧卧位耳部感觉不适时，可适当调整。

（五）评价标准

1.患者及家属对所作解释和操作表示理解和满意。

2.耳穴贴压部位准确，操作稳、准、熟练。

3.操作过程安全，患者舒适，无意外发生。

4.按压耳穴时局部出现酸、麻、胀、痛等"得气"感觉。

（六）意外情况的预防及处理

1.过敏反应

（1）症状：患者被贴耳穴部位皮肤发红、发痒。

（2）原因：胶布、贴压药物或磁珠过敏。

（3）处理：对胶布过敏者，可缩短贴压时间并加压肾上腺、风溪穴，按压时切勿揉搓，以免搓破皮肤造成感染。对贴压药物过敏者，更换贴压药物，并对症处理；对磁珠过敏者，可将磁体取下，症状即可消失。

（4）预防：选用低敏胶布或黏合纸；选用磁珠贴耳时，采用磁体应大小适宜，磁场强度不宜过强。

2.皮肤破损

（1）症状：患者在耳穴贴压期间或取贴时，发现耳郭局部皮肤发红、疼痛、肿胀、起疱，皮肤表面擦伤、出血、破损的现象。

（2）原因：贴压手法不当，贴压局部污染，贴压时间过长。

（3）处理：应立即去除胶布，终止治疗；做好局部皮肤的清创、消毒等，防止感染。

（4）预防：加强术者贴压手法训练；告知患者正确的自我按压手法和按压次数；胶布不能潮湿，不能污染；耳穴贴压时间不可过长；发现异常，及时处理。

3. 疼痛

（1）症状：患者经耳穴贴压治疗后，局部皮肤出现烧灼或针刺样剧痛、肿胀等不适感觉，用手按压时疼痛加重。

（2）原因：术者操作手法生硬，或局部施术时间过长，手法刺激过重。

（3）处理：治疗初期耳穴周围可能会有微痛，部分患者甚至会影响睡眠，这种情况可能会维持几天，适应后症状会消失，无需处理。若后期出现疼痛不适或出现疼痛加重应停止治疗。

（4）预防：按压力量、次数适度。

第六节　穴位敷贴技术

穴位敷贴技术是将药物制成一定剂型，敷贴于人体体表的特定部位或穴位，通过刺激穴位，激发经气，以通经活络、清热解毒、活血化瘀、消肿止痛、行气消痞、扶正强身，从而达到防病治病、保健强身目的的一种技术操作方法。

一、概述

（一）作用原理

穴位敷贴技术是传统针灸疗法和药物疗法的有机结合，其实质是一种融经络、穴位、药物为一体的复合性治疗方法。穴位贴敷作用于人体主要表现是一种综合作用，既有药物对穴位的刺激作用，又有药物本身的作用，往往是几种治疗因素之间相互影响、相互作用和相互补充，共同发挥的整体叠加治疗作用。首先是药物的温热刺激对局部气血的调整，而温热刺激配合药物外敷必然增加了药物的功效，多具辛味的中药在温热环境中特别易于吸收，由此增强了药物的作用。药物外敷于穴位上则刺激了穴位本身，激发了经气，调动了经脉的功能，使之更好地发挥了行气血、营阴阳的整体作用。

（二）常用敷贴方法

1. 敷法　将生药剂或糊剂，直接敷在穴位上，其范围可略大于穴区，上以薄胶纸盖之，并以纱布、医用胶布固定。每次敷药的时间宜据具体病证、所用药物而定，一般在所敷药物干燥后予以换敷较宜。

2. 贴法　指用膏药胶布直接贴压于穴区，亦包括将丸剂用胶布粘贴于所选处。操作简便，患者可自己进行。贴法保持时间较长，2～4天换贴一次。

3. 填法　仅用于神阙穴，将药膏或药粉填于脐中，填药量据病证、年龄及药物而定，填药时间为隔日或隔两日一次。

4. 覆法　用较多量药物的生药剂、糊剂或药饼，覆盖于病灶（包括体表病灶反应区）之上，加盖薄胶纸，用纱布、胶布固定。覆法用药部位较大，故多用于阿是穴。

5. 涂法　亦称擦法，是将药汁、药膏、药糊等涂擦于穴区，也包括用药刷或棉签浸湿后略蘸药粉涂敷于穴区。此法用药量少，适于小儿或对皮肤有一定刺激性的药物敷涂。

6. 滴法　将药汁根据病情需要温热或置凉后，一滴滴徐徐滴入穴区，以达到治疗目的。此法多用于神阙穴。

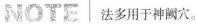

7. 叩法 以特制的药棒，蘸药汁点叩穴区，可反复施行。具有敷贴药物和机械刺激的双重治疗作用。

8. 离子透入法 即在敷贴药物的同时，上加电极板，通以直流电，使药物离子透入体内，加强敷贴的治疗作用。

9. 掺法 指将药物研细，取少量掺在膏药（一般指硬膏药或膏药胶布）上，再敷贴穴位的一种方法。由于膏药或膏药胶布，均系固定药方配制而成，通过掺加药物，有利于辨证施治，提高疗效。

（三）适应证与禁忌证

1. 适应证

（1）外科疾病：疮疡、跌打损伤、烫伤、肠痈等。

（2）内科疾病：支气管哮喘、慢性阻塞性肺病、头痛、腹泻、便秘等。

（3）儿科疾病：时行感冒、发热、咳嗽、痄腮、反复呼吸道感染者等。

（4）妇科疾病：月经失调、痛经、闭经、慢性盆腔炎等。

（5）其他类疾病：恶性肿瘤、慢性鼻窦炎、慢性咽喉炎、防病保健等。

2. 禁忌证

（1）敷贴部位有创伤、溃疡者禁用。

（2）对药物或敷料成分过敏者禁用。

二、实训

（一）用物准备

1. 治疗盘：治疗碗、药物（粉）及调和剂（蜂蜜、醋、开水等）、压舌板、自粘性皮肤贴或无菌纱块（棉垫）、棉纸或薄胶纸、胶布或绷带、生理盐水棉球、弯盘。

2. 必要时备屏风、毛毯；若敷新鲜中草药，需备乳钵将鲜药捣烂；头部、会阴部敷药需备剃刀。

（二）护理评估

1. 评估患者全身情况。注意患者体质的强弱、病情、既往史，有无中药药物及自粘性皮肤贴过敏史、妊娠、感觉迟钝/障碍等。

2. 评估患者敷贴局部皮肤情况。

3. 评估患者年龄、文化水平、心理状态，对敷贴治疗的了解程度和信任度。

4. 评估病室的温度、光线是否合适，是否需要保暖及遮挡。

（三）操作流程及要点说明（图12-6）

（四）注意事项

1. 孕妇的脐部、腹部、腰骶部及某些敏感穴位，如合谷、三阴交等处都不宜敷贴，以免局部刺激引起流产。颜面部慎用，糖尿病患者慎用。

2. 对于刺激性强、毒性大的药物，敷贴穴位不宜过多，敷贴面积不宜过大，敷贴时间不宜过长，以免发生药物中毒。

3. 对于老、弱、孕、幼及有严重心、脑、肝、肾疾病者，应避免敷贴刺激性强、毒性大的药物；且用药量不宜过大，敷贴时间不宜过久，并在敷贴期间注意观察病情变化和有无不良反应。

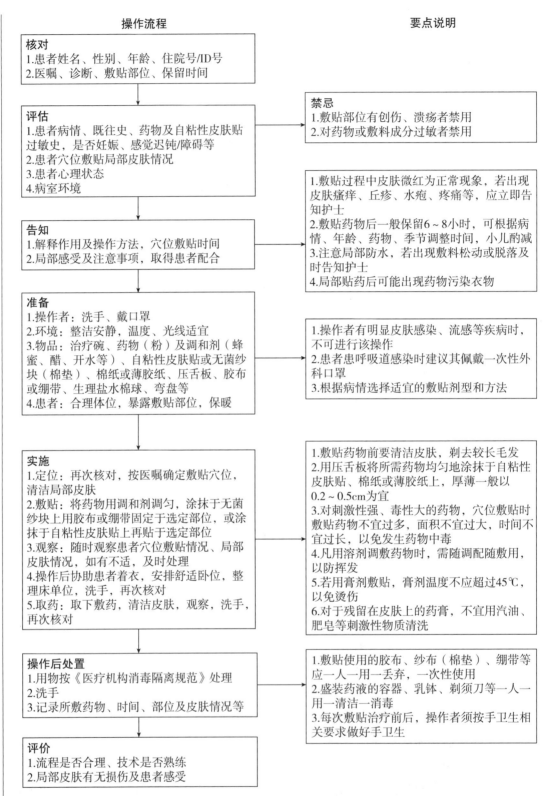

图 12-6　穴位敷贴操作流程及要点说明

4.敷贴药物应均匀涂抹于自粘性皮肤贴、棉纸或薄胶纸中央，厚薄一般以 0.2 ～ 0.5cm 为宜；并固定牢稳，以免移位或脱落，同时注意局部防水。

5.敷贴部位应交替使用，不宜单个部位连续敷贴；除拔毒膏外，患处有红肿及溃烂时不宜敷贴药物，以免发生化脓性感染。

6.凡用溶剂调敷药物时，需随调配随敷用，以防挥发；若用膏剂敷贴，膏剂温度不应超过45℃，以免烫伤。

7.对于胶布过敏者，可选用低敏胶布或用绷带固定敷贴药物。

8.对于残留在皮肤上的药膏，不宜用汽油或肥皂等刺激性物质擦洗。

9.敷贴后出现红疹、瘙痒、水疱等过敏现象，应暂停使用，报告医师，配合处理。

（五）评价标准

1.患者及家属对所作解释和操作表示理解和满意。

2.敷贴药物、部位选择准确，操作稳、准、熟练。

3.操作过程安全，患者舒适，无意外发生。

4.患者敷贴部位无烫伤，局部潮红，有酸、麻、胀等感觉。

（六）意外情况的预防及处理

1.过敏反应

（1）症状：患者敷贴后局部皮肤出现瘙痒、发红、丘疹、水疱，重者可出现局部溃烂等。

（2）原因：敷贴的药物过敏，胶布或自粘性敷贴过敏。

（3）处理：应立即停止敷药，用温水擦净患处，并遵医嘱进行抗过敏处理。

（4）预防：轻度过敏者，可适当缩短每次敷贴治疗时间，以及延长两次治疗的间歇时间。夏季天热出汗多，尤其应当注意。对胶布或自粘性敷贴过敏者，可改用纱布、绷带固定。严重过敏者较少见，此种情况可能与患者的过敏体质有关。因此，对初次敷贴患者应仔细询问是否有过敏病史或家族过敏史。

2.中毒反应

（1）症状：头晕、口麻、恶心、呕吐等。

（2）原因：药物刺激性强、毒性大，敷贴穴位过多、面积过大、时间过长。

（3）处理：立即停药，密切观察，遵医嘱进行相关处理。

（4）预防：避免使用刺激性强、毒性大的药物，敷贴穴位不宜过多，敷贴面积不宜过大，敷贴时间不宜过长，以防止吸收中毒。

3.疼痛

（1）症状：患者敷贴后，局部皮肤出现烧灼或针刺样剧痛，用手按压时疼痛加重。

（2）原因：药物刺激性强，敷贴时间过长。

（3）处理：治疗初期在敷药处出现热、凉、麻、痒或轻中度疼痛属于正常现象，无需处理，待达到所要求的贴敷时间后除去药物即可，如敷贴处有烧灼或针刺样剧痛，无法忍受，可提前揭去药物。

（4）预防：避免使用刺激性强药物敷贴，敷贴时间不宜过长。

第七节　中药热熨敷技术

中药热熨敷技术是将药物（如药袋、药饼、药膏及药酒）加热后用布包裹，置于人体体表的特定部位或穴位，适时来回移动或回旋运转，利用温热之力，将药性通过体表毛窍透入经络、血脉，以温经通络、行气活血、散寒止痛、祛瘀消肿，从而达到防病治病、保健强身目的的一种技术操作方法。

一、概述

（一）作用原理

热力和药力的联合作用是中药热熨敷技术的主要作用原理。将中药热熨于体表腧穴，由于药物及热力刺激肌肤，开启腠理，舒经活络，促进患部的气血运行，增加皮肤的通透性，以利于药物的渗透、吸收和传播，也使病变组织的代谢产物迅速排泄，增加全身效应。同时，药物的温热性能和外加热力，刺激局部经络穴位，促进患部的气血运行，激发经络之气，可达到温通经络，行气活血，祛湿散寒的功效。通过对经络的调整，达到补虚泻实，促进阴阳平衡，起防病保健的作用。

（二）药物剂型分类

中药热熨敷技术所用药物可以是治疗该病的内服药，也可以是服剩的药渣。多选用气味辛香雄烈之品，加热后较易透入皮肤而发挥温热和药物的双重作用。根据所用药物的不同，可有单味药物法如吴茱萸熨、生姜熨、葱白熨、菊花熨等，复方中药热熨敷技术如平胃散熨等。根据所用药物的剂型分为药散熨法、药饼熨法、药膏熨法。

（1）药散熨法　将选定的药物碾成粗末，鲜品捣烂。放入锅内文火煸炒至烫手取出，装入布袋熨烫局部；或先装入布袋，旺火蒸热取出，乘热把药包放在治疗部位上熨烫；或将药物研成细末，用布包裹或直接将药末撒于穴位或患处，用熨斗、热水袋、烫壶或炒热的盐、沙、麦麸等加热物体热熨。

（2）药饼熨法　将药研为细末，根据病情选取糊、水、酒、醋、涎等制成大小厚薄不等的药饼，放于治疗部位，其上覆布，用熨斗、热水袋、水壶、玻璃瓶或将盐、沙、麦麸等炒热布包后置于药饼上面热熨。

（3）药膏熨法　将药物研成细末，加入饴糖、黄蜡等赋形剂调成厚薄适度的药膏，于火上烘热，趁热贴于治疗部位；或将药膏涂于治疗部位，再以熨斗、热水袋或炒热的盐、沙、麦麸布包后置于上面进行烫熨。

（三）操作方式分类

1. 直接熨　将已加热的物体或药物直接放置穴位或患处进行熨帖，如盐熨、生姜熨等

2. 间接熨　先将药物置于穴位或患处，再取加热物体放上面熨帖，如部分中药热熨敷技术。

（四）适应证与禁忌证

1. 适应证

（1）外科疾病：跌打损伤等引起的局部瘀血、肿痛，扭伤引起的腰背不适、行动不便等。

（2）内科疾病：各种风湿、寒湿痹证引起的关节冷痛、酸胀、沉重、麻木，风寒感冒之头痛、身痛、咳喘；各种伤寒及外感发热，一切因经脉不通所致的肢体关节筋肉的疼痛、肿胀、麻木、瘫痪、挛缩和僵硬等病变。

（3）儿科疾病：小儿惊风、哮喘、伤食、泄泻、便秘、腹痛、疝气等。

（4）妇科疾病：慢性盆腔炎、不孕症等。

（5）其他类疾病：皮肤硬化症、湿疹、各种痛证、痰核、瘰疬、各种厥证的急救，同时也适应于保健养生。

2. 禁忌证

（1）实热证、出血性疾病。

（2）腹部疼痛或包块性质不明、麻醉未清醒者。

（3）孕妇腹部、腰骶部，局部知觉感觉障碍或无知觉处；身体大血管处、皮肤损伤早期、溃疡、炎症、水疱等。

二、实训

（一）用物准备

1.治疗盘：遵医嘱准备药物及器具、纱布袋2个、大毛巾、纱布或纸巾、凡士林、棉签等。

2.必要时备毛毯、屏风、温度计等。

（二）护理评估

1.评估患者全身情况。注意患者体质的强弱、病情、既往史、过敏史，是否月经期和妊娠，有无凝血机制障碍、感觉迟钝或障碍等。

2.评估患者中药热熨敷局部皮肤情况。注意局部皮肤有无出血点、过敏、溃疡、炎症、水肿等。

3.评估患者年龄、文化水平、心理状态，对热力和疼痛的耐受程度，对中药热熨敷治疗的了解程度和信任度。

4.评估病室的温度、光线是否合适，是否需要保暖及遮挡。

（三）操作流程及要点说明（图12-7）

（四）注意事项

1.中药热熨敷前排空二便。

2.中药热熨敷过程中保持药袋温度适宜，一般保持50～60℃，不宜超过70℃，老年人、婴幼儿及感觉障碍者，中药热熨敷温度不宜超过50℃；药袋温度过低则需及时更换或加热。

3.中药热熨敷过程中注意保暖，应随时听取患者对温度的感受，观察皮肤颜色变化，一旦出现水疱、烫伤，或患者出现头晕、心慌等不适应立即停止操作，并给予适当处理。

4.中药热熨敷后避风寒，适当休息，忌油腻、生冷，注意饮食卫生。

（五）评价标准

1.患者及家属对所作解释和操作表示理解和满意。

2.中药热熨敷药物选择准确，操作稳、准、熟练。

3.操作过程安全，患者舒适，无意外发生。

4.患者中药热熨敷部位的皮肤有温热感，无烫伤及着凉。

操作流程

核对
1.患者姓名、性别、年龄、住院号/ID号
2.医嘱、诊断、药熨部位、保留时间

评估
1.患者病情、既往史、过敏史，是否经期和妊娠，有无感觉迟钝/障碍等
2.患者体质及药熨部位皮肤情况
3.患者心理状态、对热和疼痛的耐受程度
4.病室环境

告知
1.解释作用及操作方法，药熨时间
2.局部感受及注意事项，取得患者配合

准备
1.操作者：洗手、戴口罩
2.环境：整洁安静，温度、光线适宜
3.物品：遵医嘱准备药物及器具、纱布袋2个、大毛巾、纱布或纸巾、凡士林、棉签等，必要时备毛毯、屏风、温度计
4.患者：合理体位，暴露药熨部位，保暖

实施
1.定位：确定药熨部位，清洁局部皮肤
2.备药：再次核对，选择适宜的药物，将药物加热至60~70℃装袋备用
3.药熨：局部涂凡士林，试温，将药袋置于患处熨敷，用力均匀来回推熨，开始时用力轻而速度快，随着药温降低则用力增加同时速度减慢，药袋温度过低时及时更换药袋或加温
4.观察：患者反应及局部皮肤情况，如有不适，及时处理
5.操作后协助患者着衣，安排舒适卧位，整理床单位，洗手，再次核对

操作后处置
1.用物按《医疗机构消毒技术规范》处理
2.洗手
3.记录药熨时间、部位、温度及局部皮肤情况

评价
1.流程是否合理、技术是否熟练
2.局部皮肤有无水疱及患者感受

要点说明

禁忌
1.实热证、出血性疾病
2.腹部疼痛或包块性质不明、麻醉未清醒者
3.孕妇腹部、腰骶部，局部知觉感觉障碍或无知觉处；身体大血管处、皮肤损伤早期、溃疡、炎症、水疱等

1.药熨前排空二便
2.感觉局部温度过高或出现红肿、丘疹、瘙痒、水疱等情况，应及时告知
3.操作时间：每次15~30分钟，每日1~2次

1.操作者有明显皮肤感染、流感等疾病时，不可进行该操作
2.患者患呼吸道感染时建议其佩戴一次性外科口罩
3.根据病情选择适宜的药熨药物和熨法

1.药熨温度不宜超过70℃，老年人、婴幼儿及感觉障碍者不宜超过50℃，操作中注意保暖
2.患者出现头晕、心慌等不适，立即停止操作
3.药熨过程中应随时听取患者对温度的感受，观察皮肤颜色变化，一旦出现水泡或烫伤时应立即停止，并给予适当处理。
4.药熨后避风寒，适当休息，忌油腻、生冷，注意饮食卫生

1.盛装药液的容器、布袋、大毛巾等一人一用一清洁一消毒
2.每次药熨治疗前后，操作者须按手卫生相关要求做好手卫生

图12-7　中药热熨敷操作流程及要点说明

（六）意外情况的预防及处理

1. 烫伤

（1）症状：患者中药热熨敷后局部皮肤出现发红、水疱、脱皮等。

（2）原因：中药热熨敷温度过高、时间过长。

（3）处理：应立即停止中药热熨敷，局部轻度红肿、无水疱或小水疱、疼痛明显者，放入冷水中浸洗半小时，待其自行吸收，再用紫草油涂擦创面。局部红肿疼痛，出现大水疱应局部消毒皮肤后，用无菌注射器吸出液体，覆盖无菌敷料。

（4）预防：中药热熨敷温度不宜超过70℃，老年人、婴幼儿及感觉障碍者不宜超过50℃；每次15～30分钟，每日1～2次。

2. 过敏反应

（1）症状：患者中药热熨敷后局部皮肤出现瘙痒、发红、丘疹、水疱，重者可出现局部溃烂等。

（2）原因：对中药热熨敷的药物过敏。

（3）处理：立即停止中药热熨敷，用温水擦净患处，并遵医嘱进行抗过敏处理。

（4）预防：询问药物过敏史，避免使用易致过敏药物。

第八节　熏洗法

熏洗法包括熏法和洗法，一般是先熏后洗，是将药物煎汤开沸后，利用药液所蒸发的药气熏洗患处，待药液稍温后，再洗涤患处，在药与热力的共同作用下，使脉络通畅、腠理疏通、营卫御强，达到活血化瘀、去腐生肌、消除水肿、祛除病邪作用的一种中医外治法。

一、概述

（一）作用原理

利用药液的温热作用，将药液的有效成分通过开泄的汗腺、毛囊、黏膜，吸收和渗透进入人体，结合经络的沟通作用、脏腑的协调作用和局部的刺激作用，达到治疗疾病的目的。

（二）熏洗工具的种类

常用的工具有浴盆、浴桶、坐浴盆、小喷壶、洗眼杯等。

（三）熏洗法的分类

根据治疗的形式和熏洗部位的不同，分为全身熏洗和局部熏洗两种。全身熏洗又称为"药澡水"，常见的有中药浴、淀粉浴、糠浴、高锰酸钾浴、硫黄浴等；局部熏洗根据部位的不同，有上肢熏洗法、下肢熏洗法、眼部熏洗法、坐浴熏洗法等。

1. 眼部熏洗法　是将煎好的药液趁热倒入治疗碗中，上盖有孔纱布，眼部对准碗口进行熏蒸，并用纱布蘸洗眼部，稍凉即换，每次15～30分钟。

2. 上下肢熏洗法　是将煎好的药液趁热倒入盆内，患肢架于盆上，用浴巾或布单围盖后熏腾，待温度适宜后，将患肢浸泡于药液中泡洗。

3. 坐浴熏洗法　是将药液趁热倒入盆中，置带孔木盖，协助患者脱去内裤，坐在木盖上熏腾，待药温适宜时，取下木盖，坐入盆中泡洗。

4. 全身熏洗　是调好药液水温后，患者全身浸浴在药液中，以达到去除体表及皮损表面的污物，保持皮肤清洁，起到消炎、止痒、收敛、除臭等作用。夏季水温在30～35℃，寒冷季节水温在40～45℃，时间15～30分钟。

（四）适应证与禁忌证

1.适应证　熏洗法应用范围广泛，涉及内、外、妇、儿、骨伤、五官、皮肤等多个专科的数百种疾病。

（1）内科疾病：头痛、感冒、咳嗽、哮喘、肺病、中风、高血压、呕吐、腹胀、便秘等；

（2）外科疾病：疔疮、疖肿、痈疽、痔疮、肛裂、乳痈、软组织损伤等；

（3）妇科疾病：闭经、痛经、带下病、外阴瘙痒、宫颈糜烂、盆腔炎、子宫脱垂等；

（4）骨伤科疾病：骨折、脱臼、肩周炎、骨质增生等；

（5）皮肤科疾病：湿疹、皮肤瘙痒、手足癣、银屑病、扁平疣等；

（6）五官、眼科疾病：结膜炎、巩膜炎、泪囊炎、麦粒肿、鼻窦炎、唇炎、耳疮等。

2.禁忌证

（1）月经期、孕妇禁止坐浴和全身熏洗；

（2）严重心血管疾病和心肺功能不全的患者禁用；

（3）饱食、饥饿、极度疲劳时不宜治疗；

（4）某些严重疾病、眼部肿瘤、眼出血、急性结膜炎，以及大范围感染性病灶并化脓破溃者禁用。

二、实训

（一）用物准备

1.煎好备用的中药（或其他可进行熏洗的药物）、水、合适的熏洗工具、水温计、搅拌棒、纱布、布单或毯子、毛巾、干净衣物。

2.必要时备屏风。

（二）护理评估

1.评估患者全身情况。如患者既往史、体质、饮食情况、精神状态、是否经期等。

2.评估患者主要症状、发病部位及相关因素。

3.评估患者年龄、文化水平、心理状态、对熏洗治疗的了解程度和信任度。

4.评估病室的温湿度是否合适，是否需要保暖及遮挡。

（三）操作流程及要点说明（图12-8）

（四）注意事项

1.病室温度适宜，冬季注意保暖，暴露部位尽量加盖被褥。

2.局部熏洗药液温度以 50～70℃ 为宜，全身熏洗温度以 39～45℃ 为宜，以免发生烫伤或导致患者不适。

3.根据熏洗部位的不同，选择合适的熏洗工具，如外阴、肛周，可选用坐浴盆或椅，上盖有孔木盖，患者可坐在木盖上熏洗；眼部可用换药碗，上盖有孔纱布，使患眼对准小孔熏洗。

4.熏洗部位为伤口者，需揭去纱布，按无菌原则处理后，再进行熏洗。熏洗完毕，再进行换药处置。

5.熏洗过程中加强与患者的沟通，询问其感受，避免出现不适或烫伤。

6.熏洗物品专人专用，避免交叉感染。

7.熏洗时间一般为 20～30 分钟，待水温下降至 35～40℃ 时，可酌情用中药淋洗局部。

8.颜面部熏洗者，30分钟内勿外出吹冷风，以免受凉感冒。

9.熏洗完毕后，需用干毛巾擦干患者皮肤水分，及时穿好衣物，避免受凉。

操作流程	要点说明
核对 1.姓名、性别、年龄、住院号/ID号 2.医嘱、诊断、熏洗部位、时间	
评估 1.病史、既往史、意识、活动能力、有无感觉迟钝障碍 2.体质及实施熏洗处的皮肤情况 3.心理状态及对疾病康复的信心	**禁忌** 1.月经期、孕妇禁用 2.过饱、饥饿者 3.严重心血管疾病和心肺功能不全者；急性感染性病灶并化脓感染者
告知 1.操作目的及过程 2.可能出现的不适、并发症及注意事项	1.熏洗的局部会出现毛细血管扩张属于正常现象 2.如有灼痛、烫感应立即告知护士
准备 1.操作者：修剪指甲、洗手、戴口罩 2.环境：温度适宜，注意保护患者的隐私 3.物品：煎好备用的中药（或其它可进行熏洗的药物）、水、合适的熏洗工具、水温计、搅拌棒、纱布、布单或毯子、毛巾、干净衣物。必要时备屏风 4.患者：取合适体位，暴露熏洗部位，注意保暖	1.根据熏洗部位准备合适的熏洗盆（工具） 2.局部熏洗药液温度以50～70℃为宜，全身熏洗以30～45℃为宜
实施 1.体位：根据熏洗部位，取合适体位，必要时屏风遮挡 2.熏洗：①包扎部位熏洗时，揭去敷料后再行熏洗；②眼部熏洗时，将煎好的药液趁热倒入治疗碗，上盖有孔纱布，眼部对准小孔熏腾，并用纱布蘸洗眼部，稍凉即换，每次15～30分钟；③四肢熏洗时，药液趁热倒入盆中，患肢置于盆上，治疗巾围盖后熏腾，待温度适宜时，将患肢浸泡于药液中泡洗；④坐浴将药液趁热倒入盆内，置带孔木盖协助患者脱去内裤，坐在木盖上熏腾，待药液温度适宜时，去掉木盖，进行坐浴，每次15～20分钟。 3.观察：对熏洗的感受，如有不适立即停止，协助患者卧床休息。有无过敏情况发生。 4.熏洗完毕，协助患者擦干局部，如有伤口，按无菌原则换药。 5.协助穿好衣物，整理床单位，清理用物，必要时适当饮温开水。	1.对伤口部位进行熏洗时，按无菌原则进行操作 2.所用物品应清洁消毒，避免交叉感染 3.熏洗每日一次，每次20～30分钟。 4.颜面熏洗时，休息30分钟后方可外出，以防感冒 5.严格掌握熏洗药液的温度，避免烫伤
处置与记录 1.用物按《医疗机构消毒技术规范》处理 2.洗手 3.记录患者的一般情况及熏洗局部皮肤情况；熏洗时间；患者的反应及病情变化；异常反应、处理措施及效果	1.使用的治疗巾应一人一用一更换，头面部、下肢及足部应区分使用 2.用物按消毒隔离原则分类处理 3.治疗前后，操作者须按手卫生相关要求做好手卫生
评价 1.流程是否合理、技术是否熟练 2.局部皮肤有无损伤及患者感受	

图 12-8　熏洗法操作流程及要点说明

（五）评价标准

1. 患者及家属对所作解释和操作表示理解和满意。

2. 能有效缓解患者症状，如关节疼痛、肿胀症状减轻，妇女会阴瘙痒、带下过多症状缓解等。

3. 操作过程安全，无意外发生。

（六）意外情况的预防及处理

1. 烫伤

（1）症状：由于水温过高，导致熏洗局部皮肤出现红斑、疼痛，甚至水疱。

（2）预防：熏洗前先用水温计调节好温度，年老体弱、皮肤娇嫩的婴幼儿温度适当降低；熏洗的过程中询问患者感受，观察局部皮肤情况，如有烫感，及时调整水温；加强对感觉障碍者、中风病患者、依从性差患者的观察和沟通工作。

（3）处理：红斑、疼痛者，可局部涂紫草油或冷敷以缓解症状，注意保护皮肤，穿宽松、柔软、棉质衣物，勿过度摩擦局部皮肤；小水疱（如米粒大小）可不处理，让其自行吸收；大水疱在进行局部消毒后，用无菌注射器抽吸疱液，注意保护疱壁的完整性，保持局部干燥，必要时用无菌敷料覆盖或使用抗生素软膏，如莫匹罗星软膏等。

2. 虚脱

（1）症状：多见于全身熏洗的患者，表现为熏洗过程中出现心慌、胸闷、面色苍白、大汗甚至晕厥。

（2）预防：加强治疗前的评估，如饱腹、饥饿、疲惫时均不宜熏洗；熏洗环境要温湿度适宜、通风良好，水温适宜，避免患者出现憋闷；如为浴桶，水深不宜超过两乳头的连线，避免患者有压迫感；熏洗过程中加强巡视，询问患者感受，如有不适，立即停止熏洗。年老体弱者应有家属陪同。

（3）处理：立即放掉浴桶中的水，减轻压迫感；抬患者至病床平卧，注意保暖，掐人中穴，开窗通风；遵医嘱给予低流量吸氧，饮用温水或糖水；观察生命体征变化，遵医嘱用药。

第九节　足疗法

足疗法指通过对人体足部腧穴或反射区进行熏洗、按摩、针灸、敷药，促进血液循环，从而达到诊断疾病、治疗全身各系统疾病、康复及养生保健作用的一种中医外治法。

一、概述

（一）作用原理

中医认为，人体的五脏六腑在足部都有相应的投影；连接人体脏腑的 12 条经脉，其中有 6 条起于足部，脚是足三阴之始，足三阳之终，双脚分布有 60 多个穴位与内外环境相通。通过足疗能刺激这些穴位，促进气血运行、调节内脏功能、舒通全身经络，从而达到祛病驱邪、益气化瘀、滋补元气的目的。

（二）足疗器的种类

普通脸盆、水桶，或木盆、木桶或市面专售的足疗器等。

（三）足疗法按摩手法分类

足部按摩的手法由于流派的不同，种类繁多，名称也很复杂。常用的手法有双拇指扣掌法、拇食指扣拳法、捏指法、握足扣指法、推掌加压法、双掌握推法等。

1. 双拇指扣掌法　施术者双手张开成掌，拇指与其他四指分开，两手拇指相互重叠在一起，手腕及重叠在上的拇指施力。主要适用于肩关节、肘关节、前列腺或子宫等反射区。

2. 拇食指扣拳法　施术者将双手拇、食指张开，食指第 1、2 节弯曲，另外三指握拳，食指第 1 指关节处用力。主要适用于横膈膜、上身淋巴腺及下身淋巴腺的反射区。

3. 捏指法　施术者拇指伸直与其他四指分开固定，拇指的指腹用力。主要适用于髋关节、腹股沟等反射区。

4. 握足扣指法　施术者食指第 1、2 关节弯曲，四指握拳，另一手拇指伸入食指中，食指第 2 关节用力。主要适用于肾上腺、肾、输尿管等反射区。

5. 推掌加压法　施术者以一手拇指与四指分开，另一手平掌加压在拇指上，拇指指腹，四指为其支点用力。适用于胸椎、腰椎、尾骨、坐骨神经、尿道及阴道（阴茎）等反射区。

6. 双掌握推法　施术者一手四指与拇指张开，拇指的指腹为着力点，四个手指扣紧，一手紧握脚掌，辅助施术手顺力向上推，大拇指的指腹用力。

（四）适应证与禁忌证：

1. 适应证　由于双足并拢反映出的是人体全部器官的缩影，按摩不同的反射区治疗不同器官的疾病。足疗法既适用于强身健体，也适用于治疗全身各系统疾病。如单纯性失眠、紧张性头痛、疲劳综合征、便秘、胃肠功能紊乱、糖尿病、感冒、风湿性关节炎、月经不调、痛经等。

2. 禁忌证

（1）严重心、肺、脑及精神障碍的患者；

（2）足部有烧伤、烫伤、脓疱疮或皮肤病、糖尿病足伴皮肤破溃的患者；

（3）空腹或饭后 30 分钟内；

（4）消化道出血、妊娠期及有出血倾向者，月经期慎用；

（5）极度疲劳及严重醉酒者。

二、实训

（一）用物准备

1. 足疗器、水温计、容器盆、遵医嘱准备的中药煎剂（中药免煎颗粒）或其他足疗液、热水、冷水、一次性塑料罩、干毛巾 2 条、手套等。

2. 必要时备毛毯。

（二）护理评估

1. 评估患者当前主要症状、临床表现、既往史及药物过敏史。

2. 评估患者体质、足部皮肤情况、对热的敏感和耐受程度。

3. 评估患者年龄、文化水平、心理状态、对足疗的了解程度和信任度。

4. 评估病室的温度，是否需要保暖及遮挡。

（三）操作流程及要点说明（图 12-9）

操作流程　　　　　　　　　　　　　　　　　　　　　　　**要点说明**

核对
1. 姓名、性别、年龄、住院号/ID号
2. 医嘱、诊断、中药、用法、用量

禁忌
1. 患有心、肺、脑及精神障碍等严重疾病的患者
2. 凡足部有烧伤、烫伤、脓疱疮或皮肤病、糖尿病足皮肤破损者不宜行足疗，皮肤破损或感染者禁用
3. 饭前30分钟或饭后1小时内不宜足疗
4. 消化道出血及月经过多者，有出血倾向者
5. 极度疲劳及严重醉酒者

评估
1. 当前主要症状、临床表现、既往史及药物过敏史
2. 体质、足疗部位皮肤情况、对热的敏感和忍耐程度
3. 进食情况

告知
1. 足疗的目的及过程
2. 足疗的温度、时间及其它注意事项，防止烫伤

1. 如水温过烫需及时告知施术者
2. 足疗后出现低热或排尿气味重，颜色深是正常现象

准备
1. 操作者：修剪指甲、洗手、戴手套及口罩
2. 环境：安静整洁、温度适宜
3. 用物：足疗器、一次性塑料罩、水温计、容器盆、中药煎剂或中药免蒸颗粒、热水、冷水、毛巾等。必要时备毛毯。
4. 患者：取合适体位、暴露沐足部位、注意保暖

1. 室内温湿度适宜，环境通风，夏季不可风扇直吹足部
2. 足疗水温以38～42℃为宜，足疗水位以能浸没踝关节上方10cm处为宜。糖尿病、足部皲裂者水温稍低

实施
1. 检查足疗器的性能是否完好、安全。
2. 按医嘱配置药液：将中药煎剂或中药免蒸颗粒倒入容器盆中加热水，调节水温，套上一次性塑料袋，将已配置好的足疗液倒入足疗器中。
3. 协助患者双足浸入足疗液中，以浸过双足踝关节10cm为宜，根据患者病情进行足部按摩。
4. 保持药液温度，询问患者有无不适。

1. 治疗过程中观察患者神志及有无意外情况，出现不适时，应停止足疗并报告医生，配合处理。
2. 按摩的力度根据患者对痛觉的敏感度、病情及反射区掌握力度
3. 重点按摩肾、输尿管、膀胱三个基本反射区
4. 每次足浴时间为15～20分钟为宜。轻症患者每次按摩30～45分钟，重症患者10～20分钟。急性重症患者每日按摩1次，慢性病或康复期的患者隔日1次，或每周2次，7～10天一个疗程

操作后处置
1. 用物按《医疗机构消毒技术规范》处理
2. 洗手
3. 记录患者的一般情况和足部情况；所用药液的名称、剂量；患者的反应及病情变化；异常情况、处理措施及效果

1. 足疗使用的治疗巾应一人一用一更换，头面部、下肢及足部应区分使用
2. 每次足疗前后，操作者须按手卫生相关要求做好手卫生

评价
1. 流程是否合理、技术是否熟练
2. 局部皮肤有无损伤及患者感受

图 12-9　足疗法操作流程及要点说明

（四）注意事项

1. 治疗室内应通风，空气新鲜，温湿度适宜。夏季治疗时，风扇不可直吹患者双足。

2. 足疗药液的水温以 38～42℃为宜，糖尿病、足部有皲裂者水温适当降低，避免烫伤。

3. 足疗的水量应将双足全部浸泡于足疗器中，水位最好能浸没至脚踝上方 10cm 处为宜。

4. 饭前 30 分钟及饭后 1 小时内不宜行足疗。

5. 按摩的力度需根据患者对痛觉的敏感程度、病情及反射区确定，力度适当、均匀、有一定的节奏，不可忽快忽慢、时轻时重。遵循"实者泻之，虚者补之"的原则，实证、体质好者可采用强刺激手法；虚证、体弱病重者用弱的刺激手法。按压骨膜部位时，避免用力，防止造成骨膜损伤或骨折。

6. 重点按摩所选取的反射区包括肾、输尿管、膀胱三个基本反射区，按摩开始和结束时都要反复按摩三遍，以促进毒素的排出。

7. 按摩后出现以下症状属于正常现象，需做好解释及观察工作。如淋巴阻塞患者脚踝肿胀更为明显；发热患者出现低热（如出现高热，应查明原因）；按摩几天后排尿颜色加重，气味浓烈，是毒素排出的过程。

8. 轻症患者每次按摩 30～45 分钟，重症患者 10～20 分钟。急性重症患者每日按摩 1 次，慢性病或康复期的患者隔日 1 次，或每周 2 次，7～10 天一个疗程。

9. 足疗按摩结束后，可饮 300～500mL 温水，促进毒素的排除，心脏病、水肿、糖尿病患者酌情减量。

（五）评价标准

1. 患者及家属对所做的解释和操作表示理解和满意。

2. 能有效缓解患者症状，促进局部血液循环，达到保健强身的目的。

3. 操作过程安全，无意外情况发生。

（六）意外情况的预防及处理

烫伤

（1）症状：由于水温过高，导致局部皮肤出现红斑、疼痛，甚至水疱。

（2）预防：足疗前先用水温计测量好水温，年老体弱、皮肤娇嫩的婴幼儿温度适当降低。足疗的过程中询问患者感受，观察局部皮肤情况，如有烧灼感、烫感，及时调整水温。加强对感觉障碍者、中风病患者、依从性差患者的观察和沟通工作。

（3）处理：同灸法的烫伤处理。

第十节　放血疗法

放血疗法是针刺法的一种，即用三棱针、粗毫针或小尖刀等刺破脉络，通过放出少量血液，使里蕴热毒随血外泄，起到清热解毒、消肿止痛、祛风止痒、开窍泄热、通经活络、镇吐止泻等作用，从而达到防病治病目的的一种外治法。

一、概述

（一）作用原理

《素问·调经论》指出"血气不和，百病乃变化而生"，"病在血络"是放血疗法的主要作用依据。"血实宜决之""菀陈则除之"是放血疗法应用的基本原则。《素问·血气形志》中提到"凡治病，必先去其血"，通过三棱针点刺出血、皮肤针叩刺出血、刺络拔罐等疗法，直接刺激络脉或络脉的分布区（如孙络、浮脉所在的区域），其作用机制在于出恶血、通经脉、调血气，通过放血疗法改变经络中气血运行不畅的病理变化，达到调整脏腑气血功能的作用，疏通经络、调和气血、平衡阴阳及扶正祛邪等作用。

（二）放血疗法的分类

常用的操作方法有点刺法、刺络法、散刺法和挑刺法4种。

1.点刺法 点刺前，可先行推、揉、挤、捋等方法使被刺部位充血；常规消毒后用拇指、食指捏住针柄中下段，中指指腹紧靠针身的侧面，露出针尖3～5mm；点刺时，一手固定被刺部位，一手持针，对准所刺部位快速进针并出针，进出针时针体需保持在同一轴线上；点刺后，可用推挤的方法，放出适量的血液，最后用消毒干棉球按压针孔。多用于指趾末端、面部、耳部及相关穴位。

2.刺络法 刺络前，可用推、揉、挤、捋的方法或在四肢近心端扎上止血带，使局部充血；刺络时，一手固定，一手持针快速刺入，刺入脉中的深度为2～3mm，放出血液，松开止血带；出血停止后用无菌干棉球按压针孔；出血量少时，可轻轻按压静脉上端，以助瘀血、毒邪的排出，速度要快、浅，出血数滴即可。适用于额部、耳背的小静脉和肘窝、腘窝的静脉。

3.散刺法 是对病变局部周围进行点刺的一种方法。根据病变部位大小，由病变周围环形向中心点刺，可刺10～20针以上。多用于局部瘀血、血肿、水肿、顽癣等，以助瘀血、水肿的排除，达到祛瘀生新、疏通经络的作用。

4.挑刺法 一手按压施术部位两侧，或捏起皮肤，使皮肤固定，一手持针迅速刺入皮肤1～2mm，立即将针身倾斜挑破皮肤，使之出少量血液或黏液。也可再刺入5mm左右深，将针身倾斜轻轻挑断皮下部分纤维组织，然后出针，无菌纱布覆盖。主要用于治疗肩周炎、胃脘痛、颈椎病、失眠、支气管哮喘等。

（三）适应证与禁忌证：

1.适应证 本病临床适用广泛。

（1）内科疾病：上呼吸道感染、慢性心功能不全、反流性食管炎、单纯性甲状腺肿等；

（2）外科疾病：外伤、脉管炎、疖肿等；

（3）妇科疾病：急慢性盆腔炎、子宫内膜炎、子宫颈炎、子宫脱垂、月经不调、痛经、继发性闭经等；

（4）儿科疾病：小儿腹泻、营养不良、小儿麻疹不透等；

（5）眼科疾病：急性结膜炎、角膜炎等；

（6）皮肤科疾病：神经性皮炎、带状疱疹、单纯疱疹、接触性皮炎、股癣、湿疹、下肢溃疡、荨麻疹等。

2.禁忌证

（1）孕妇、产后及月经期最好不要进行放血治疗，必须治疗时，严格掌握刺激的量和出血的多少；

（2）过度疲劳、精神高度紧张和饥饿、晕车、高血压危象的患者；

（3）有出血倾向、凝血功能障碍、急性传染病患者；

（4）皮肤有溃疡或损伤，血管瘤处。

二、实训

（一）用物准备

1.治疗盘：75% 酒精、棉签、一次性三棱针、无菌棉球。必要时备罐具（种类及大小适宜）、酒精灯、95% 酒精棉球、火柴或打火机、血管钳或长镊子、弯盘、小口瓶等。

2.酌情备凡士林、卫生纸、毛毯、屏风。

（二）护理评估

1.评估患者全身情况。注意患者体质的强弱、凝血机制障碍、有无妊娠等。

2.评估患者放血部位局部情况。注意局部皮肤有无出血点、过敏、溃疡、疤痕、水肿。

3.评估患者年龄、文化水平、心理状态、对拔罐治疗的了解程度和信任度。

4.评估病室的温度、光线是否合适，是否需要保暖及遮挡。

（三）操作流程及要点说明（图 12-10）

（四）注意事项

1.放血疗法治疗前，应全面了解患者病情，进行系统检查，明确诊断后再制定治疗方案，以免误诊。

2.使用的工具、火罐等应严格消毒，施针处不要接触污物，防止针孔处污染。施术前需检查针尖是否圆滑、针面是否平齐，针柄是否牢固。

3.出血量是放血治疗的关键，要根据患者病情、体质掌握好出血量。体质虚弱、贫血的患者一般放血量不要超过 200mL。

4.放血时应避开动脉、高度曲张的静脉和大动脉，以控制出血量。

5.放血治疗后，嘱患者保持心情平静，禁忌暴怒、劳累、饥饿、紧张，注意休息，进食有营养的食物，忌辛辣刺激性食物。

6.治疗后避免肢体接触冷水，病室环境温度适宜，不宜过冷，以免血液循环不畅，导致机体神经功能调节障碍。

7.治疗后出现轻微头晕、头痛、倦怠无力等症状属失血后的正常反应，无须过度紧张。

8.根据患者的病情、体质和出血情况决定下一次治疗的时间，避免失血过度。

9.操作时，手法宜轻、稳、准、快，不可用力过猛，防止针刺过深，创伤过大，损伤其他组织，更不可伤及动脉。

（五）评价标准

1.患者及家属对所作解释和操作表示理解和满意。

2.患者体位舒适，操作者动作熟练，放血部位及量准确。

3.操作过程安全，无意外发生。

4.能有效缓解患者的症状。

NOTE

操作流程

要点说明

核对
1.姓名、性别、年龄、住院号/ID号
2.医嘱、诊断、放血部位、放血量

评估
1.既往史、目前症状、发病部位
2.放血部位皮肤情况，是否有晕针史
3.了解患者年龄、文化层次、目前心理状况及对疾病的认识、康复信心

禁忌
1.高血压急性期
2.饥饿疲劳、精神高度紧张及晕针者
3.孕妇、产后及月经期
4.凝血障碍或严重贫血

告知
1.操作的目的及过程
2.可能出现的不适、并发症及注意事项

1.血肿形成，可影响肢体活动，2～3天可消散为斑片并逐步吸收，不会遗留痕迹
2.放血过程中不要随意改变体位
3.放血后感到病情减轻或倦怠乏力，昏沉嗜睡属正常现象

准备
1.操作者：修剪指甲、洗手、戴口罩
2.环境：安静、安全、温湿度适宜
3.物品：75%酒精、棉签、一次性三棱针、无菌棉球必要时备罐具（种类及大小适宜）、酒精灯、95%酒精棉球、火柴或打火机、血管钳或长镊子、弯盘、小口瓶等，酌情备凡士林、卫生纸、毛毯、屏风
4.患者：一般患者取坐位，年老体弱、精神欠佳、易动者取卧位

1.根据体位不同、所要选择的部位和血管的粗细，选择合适的三棱针型号（一次性）
2.根据年龄、体质、作用的不同选择合适的无菌针头
3.95%酒精棉球干湿度适宜、玻璃火罐罐口光滑，无缺损、裂缝、大小适宜
4.针头锋利、无钩刺

实施
1.体位：协助患者取合适体位，暴露放血部位
2.放血：操作前用75%酒精消毒皮肤，操作者持一次性三棱针或针头对放血部位轻快进针，进针角度15～30°，每次深度0.2～1.5cm，出血及时用无菌棉球擦拭，尽量做到一针见血
3.拔罐：放血术后，待出血自行停止，可在放血穴位处拔火罐，留罐时间一般为5～10分钟
4.观察：出血的量及颜色、时间、凝血时间、患者对放血疗法的反应
5.放血术后用无菌棉球擦净血渍，拔罐患者取罐后，针孔处用2%碘酊消毒，以防感染，无菌纱布清洁局部
6.协助穿衣、整理床单位、清理用物

1.严格执行无菌操作原则
2.针刺的角度、深度及进针的方法，应根据放血的目的、患者的体质、血管的深浅、皮下组织的厚度而定
3.及时擦去出血，避免患者紧张，如凝血机制障碍者，出血时间超过5分钟，可用消毒棉球加压止血
4.起罐后若出现小水疱，不必处理，可自行吸收；水疱较大时消毒局部皮肤后，用无菌注射器抽出疱内液体，覆盖消毒敷料
5.针刺后血肿的处理：动脉出血，立即无菌纱布压住针孔止血，一般情况下血肿在2～3天会向皮肤皮层散开，形成紫红色出血斑，逐步变成青紫，进而消退

处置与记录
1.用物按《医疗机构消毒技术规范》处理
2.洗手
3.记录患者一般情况放血疗法后局部情况；放血的量、颜色；患者的反应及病情变化；异常情况，处理措施及效果

1.一次性三棱针用后放利器盒，火罐需清洗浸泡消毒后待干，其余一次性用品按消毒隔离原则分类处理
2.每次治疗前后，操作者须按要求做好手卫生

评价
1.流程是否合理、技术是否熟练
2.局部皮肤有无损伤及患者感受

图 12-10 放血疗法操作流程及要点说明

（六）意外情况的预防及处理

1. 晕针、失血样反应

（1）症状：主要表现为放血过程中或后出现头晕、心悸、全身无力等症状。

（2）预防：询问患者是否有晕针史，了解患者对放血治疗的认识程度，做好沟通；忌空腹、精神过度紧张、疲惫时放血；采取合适的体位，操作者动作熟练，避免引起患者紧张；操作前认真评估患者体质、病情及对放血的耐受能力，以确定放血的量。

（3）处理：立即安置患者平卧休息，补充液体，如饮用温开水或糖水；安慰患者及家属，无需过度紧张，轻微不适属正常现象，2～3天即可恢复；术后可进食富含营养易消化的食物，忌辛辣、刺激性食物；晕针严重者可针刺人中、内关等穴位。

2. 血肿

（1）症状：主要表现为针刺放血的局部皮下出血而引起肿痛。

（2）预防：操作前认真检查三棱针是否圆滑，针面是否平齐；仔细评估局部皮肤情况，放血时需避开大的血管或动脉；放血完毕后需及时用无菌棉球按压针眼局部至不出血，避免表皮未见出血，而皮下血管仍在出血的情况发生。

（3）处理：微量的皮下出血而局部小块青紫时，一般不需处理，可自行吸收消退，需做好患者及家属的解释工作。若局部肿胀疼痛剧烈，青紫面积大且影响活动时，可先冷敷止痛，再做局部热敷或轻轻按摩局部，促进局部瘀血的吸收消散。

【复习思考题】

案例分析题：

1. 王某，女，35岁，胃脘部疼痛半天，患者自觉进食冰西瓜后胃脘部持续性疼痛，舌淡白，脉弦紧。专科检查：剑突下压痛，无反跳痛，腹部平软。既往无消化性溃疡病史。中医诊断为"胃脘痛"，西医诊断：急性胃炎。

思考：此患者可以实施灸法治疗吗？如果可以，应使用哪种施灸方法，为什么？

2. 陈某，男，19岁，鼻塞流涕1天。患者于前一日淋雨后出现恶寒、发热，流清涕，头身困重，舌苔薄白，脉浮紧。专科检查：T 38.3℃，P 102次/分，R 27次/分，BP 110/73mmHg。咽红，扁桃体肿大。中医诊断为"感冒"，西医诊断：上呼吸道感染。

思考：如该患者实施刮痧法，可以选取哪些经络或穴位，实施何种刮痧手法，为什么？

3. 冯某，女，42岁，夜间入睡困难，睡着易醒3月余。患者自觉入睡困难，多梦易醒，伴有食欲不佳，面色无华，易疲劳，舌质淡，苔黄，脉弦数。专科检查：患者既往无高血压、糖尿病、心脏病等内科疾病，身体常规检查无异常。中医诊断：不寐，西医诊断：失眠。

思考：可以给患者实施哪些有中医特色的护理操作来缓解患者痛苦，为什么？

扫一扫，知答案

附　录

附录 1：常用药食两用食材性味、功效及应用简表

序号	名称	性	味	归经	功效	应用	使用注意
1	紫苏	温	辛	肺、脾	解表散寒、行气宽中	风寒感冒，脾胃气滞，胸闷呕吐，解鱼蟹毒	
2	生姜	温	辛	肺、脾、胃	解表散寒、温中止呕、温肺止咳	风寒感冒轻症，脾胃寒证，胃寒呕吐，肺寒咳嗽，解毒	助火伤阴，故热盛及阴虚内热者忌服。对生半夏、生南星等药物，及鱼蟹等食物中毒，有一定解毒作用
3	薄荷	凉	辛	肺、肝	疏散风热、清利头目、利咽透疹、疏肝行气	风热感冒，温病初起；风热头痛，目赤多泪，咽喉肿痛，麻疹不透，风疹瘙痒，肝郁气滞，胸闷胁痛；暑湿秽浊之气所致脘腹胀痛，呕吐泄泻	芳香辛散，发汗耗气，故体虚多汗者不宜使用。
4	菊花	微寒	辛、甘、苦	肺、肝	疏散风热、平抑肝阳、清肝明目、清热解毒	风热感冒，温病初起；肝阳眩晕，肝风实证；目赤昏花；疮痈肿毒	
5	葛根	凉	甘、辛	脾、胃	解肌退热、透疹、生津止渴、升阳止泻	表证发热，项背强痛；麻疹不透；热病口渴，阴虚消渴；湿热泻痢，脾虚泄泻；扩张血管，降压	
6	金银花	寒	甘	肺、心、胃	清热解毒、疏散风热	痈肿疔疮；外感风热，温病初起，咽喉肿痛；热毒血痢；小儿热疮及痱子	脾胃虚寒及气虚疮疡脓清者忌用
7	蒲公英	寒	苦、甘	肝、胃	清热解毒、消肿散结、利湿通淋	痈肿疔毒，乳痈内痈，热淋涩痛，湿热黄疸，目赤肿痛	用量过大，可致缓泻
8	鱼腥草	微寒	辛	肺	清热解毒、消痈排脓、利尿通淋	肺痈吐脓，肺热咳嗽；热毒疮痈；湿热淋证；清热止痢，湿热泻痢	不宜久煎。虚寒证及阴证疮疡忌服

续表

序号	名称	性	味	归经	功效	应用	使用注意
9	木瓜	温	酸	肝、脾	舒筋活络、和胃化湿、消食、生津止渴	风湿痹证；脚气水肿；吐泻转筋	内有郁热，小便短赤者忌服
10	薏苡仁	凉	甘、淡	脾、胃、肺	利水渗湿、健脾、除痹、清热排脓	水肿，小便不利，脚气；脾虚泄泻；湿痹拘挛；肺痈，肠痈	津液不足者慎用
11	干姜	热	辛	脾、胃、心、肺、肾	温中散寒、回阳通脉、温肺化饮	腹痛，呕吐，泄泻，亡阳证；寒饮喘咳	阴虚内热、血热妄行者忌用
12	肉桂	大热	辛、甘	肾、脾、心、肝	补火助阳、散寒止痛、温经通脉、引火归元	阳痿，宫冷；腹痛，寒疝；腰痛，胸痹，阴疽，闭经，痛经；虚阳上浮证	阴虚火旺，里有实热，血热妄行出血及孕妇忌用
13	茴香	温	辛	肝、肾、脾、胃	散寒止痛、理气和胃	寒疝腹痛，睾丸偏坠胀痛，少腹冷痛，痛经；中焦虚寒气滞证	阴虚火旺者慎用
14	丁香	温	辛	脾、胃、肺、肾	温中降逆、散寒止痛、温肾助阳	胃寒呕吐、呃逆；脘腹冷痛，阳痿，冷宫	热证及阴虚内热者忌用
15	胡椒	热	辛	胃、大肠	温中止痛、下气消痰，调味，开胃进食	胃寒腹痛，呕吐泄泻；癫痫证	
16	花椒	温	辛	脾、胃、肾	温中止痛、杀虫止痒	中寒腹痛，寒湿吐泻；虫积腹痛，湿疹，阴痒	
17	陈皮	温	辛、苦	脾、肺	理气健脾、燥湿化痰	脾胃气滞证；呕吐，呃逆；湿痰、寒痰咳嗽；胸痹	
18	山楂	微温	酸、甘	脾、胃、肝	消食化积、行气散瘀	饮食积滞；泻痢腹痛，疝气痛；瘀阻胸腹痛，痛经	脾胃虚弱而无积滞者或胃酸分泌过多者均慎用
19	麦芽	平	甘	脾、胃、肝	消食健胃、回乳消胀兼疏肝解郁	米面薯芋食滞；断乳，乳房肿痛	哺乳期妇女不宜使用
20	白果	平	甘、苦	肺	敛肺化痰定喘、止带缩尿	哮喘痰嗽；带下，白浊，尿频，遗尿	有毒，不可多用，小儿尤当注意。过食白果可致中毒，出现腹痛、吐泻、发热、发绀以及昏迷、抽搐，严重者可致呼吸麻痹而死亡
21	罗汉果	凉	甘	肺、大肠	清肺利咽、化痰止咳、润肠通便	咳喘，咽痛；便秘	
22	山药	平	甘	脾、肺、肾	益气养阴、补脾肺肾、固精止带	脾虚证，肺虚证，肾虚证，消渴气阴两虚证	

NOTE

续表

序号	名称	性	味	归经	功效	应用	使用注意
23	甘草	平	甘	心、脾、肺、胃	补脾益气、祛痰止咳、缓急止痛、清热解毒、调和诸药	心气不足，脉结代，心动悸；脾气虚证；咳喘；脘腹、四肢挛急疼痛；热毒疮疡，咽喉肿痛，药食中毒	湿盛胀满、水肿者不宜用。大剂量久服可导致水钠潴留，引起浮肿。不宜与京大戟、芫花、甘遂、海藻同用
24	大枣	温	甘	脾、胃、心	补中益气、养血安神、保护胃气、缓和其毒烈药性之效	脾虚证；脏躁、失眠证	
25	蜂蜜	平	甘	肺、脾、大肠	补中，润燥，止痛，解毒	脾气虚弱，脘腹挛急疼痛；肺虚久咳，肺燥咳嗽；肠燥便秘；解乌头类药毒	湿阻中满及便溏泄泻者慎用
26	龙眼肉	温	甘	心、脾	补益心脾、养血安神	思虑过度，劳伤心脾，惊悸怔忡，失眠健忘	湿盛中满或有停饮、痰、火者忌服
27	百合	微寒	甘	肺、心、胃	养阴润肺、清心安神	阴虚燥咳，劳嗽咯血；阴虚有热之失眠心悸及百合病心肺阴虚内热证	
28	枸杞子	平	甘	肝、肾	滋补肝肾、益精明目	肝肾阴虚证及早衰证	
29	桑椹	寒	甘、酸	肝、肾	滋阴补血、生津润燥	肝肾阴虚证，津伤口渴、消渴及肠燥便秘等证	
30	黑芝麻	平	甘	肝、肾、大肠	补益肝肾，润肠通便	精血亏虚，头晕眼花，须发早白；肠燥便秘	
31	乌梅	平	酸、涩	肝、脾、肺、大肠	敛肺止咳、涩肠止泻、生津止渴、安蛔止痛	肺虚久咳；久泻久痢；蛔厥腹痛，呕吐；虚热消渴；炒炭后可治疗崩漏不止，便血，胬肉外突，头疮	外有表邪或内有实热积滞者均不宜服
32	莲子	平	甘	脾、肾、心	补脾止泻、固涩止带、益肾固精、养心安神	遗精滑精；带下，脾虚泄泻；心悸，失眠	
33	芡实	平	甘	脾、肾	健脾止泻、益肾固精、除湿止带	遗精滑精，脾虚久泻，带下	
34	赤小豆	平	甘、酸	心、小肠	利水消肿，解毒排脓	水肿胀满，脚气肢肿，黄疸尿赤，风湿热痹，痈肿疮毒，肠痈腹痛	
35	马齿苋	寒	酸	肝、大肠	清热解毒、凉血止血、止痢	热毒血痢；热毒疮疡；崩漏，便血；湿热淋证、带下	脾胃虚寒，肠滑作泄者忌用
36	鸡内金	平	甘	脾、胃、小肠、膀胱	消食健胃、涩精止遗	饮食积滞，小儿疳积；肾虚遗精、遗尿；砂石淋证，胆结石	脾虚无积滞者慎用

附录2：常用食疗方运用举例

一、生姜粥

【来源】《饮食辨录》。

【组成】粳米50g，生姜5片，连须葱数茎，米适量。

【制法与用法】将生姜捣烂，与粳米同煮粥，粥将熟时加入葱、醋，稍煮即成。趁热食，覆被取微汗出。

【功效与应用】解表散寒，温胃止呕。适用于外感风寒之邪引起的头痛身痛、无汗呕逆等症。

【使用注意】本品为辛温之剂，素有阴虚内热及热盛之证者忌用；外感表证属风热者忌用。

二、当归生姜羊肉汤

【来源】《伤寒论》。

【组成】当归20g，生姜12g，羊肉300g，胡椒粉2g，花椒粉2g，食盐适量。

【制法与用法】羊肉去骨，剔去筋膜，入沸水锅内焯去血水，捞出晾凉，切成5cm长，2cm宽，1cm厚的条；砂锅内加适量清水，下入羊肉，放当归、生姜，武火烧沸，去浮沫，文火炖一个半小时，至羊肉熟烂，加胡椒粉、花椒粉、食盐调味即成。每周2～3次，饮汤食肉。

【功效与应用】温阳散寒，养血补虚，通经止痛。适用于寒凝气滞引起的脘腹冷痛，寒疝腹中痛，产后腹痛，虚劳不足以及形寒畏冷阳虚等。

【使用注意】本方为温补散寒之剂，凡阳热证、阴虚证、湿热证等不宜服用。

三、薏苡仁粥

【来源】《本草纲目》。

【组成】薏苡仁60g，粳米6g，盐5g，味精2g，香油3g。

【制法与用法】将薏苡仁洗净捣碎，粳米淘洗，同入煲内，加水适量，同煮为粥。粥熟后调入盐、味精、香油，温热食之，日服2次。

【功效与应用】健脾补中，渗湿消肿。适用于水肿，小便不利；脾虚泄泻；湿痹经脉挛急，四肢屈伸不利；肺痈咳脓痰及扁平疣等。

【使用注意】本粥为清补健胃之品，功力较缓，食用时间需长，方可奏效。大便秘结及孕妇慎用。

四、泥鳅炖豆腐

【来源】《泉州本草》。

【组成】活泥鳅 150g，鲜嫩豆腐 100g，生姜 5g，料酒、油、盐、味精适量。

【制法与用法】将泥鳅去内脏洗净，放入油锅中，下生姜、料酒调味，再将豆腐加入锅中，加盐、水，用文火慢炖，至泥鳅炖烂、豆腐成蜂窝状，调入味精，即可食用。

【功效与应用】清热，利湿，退黄。适应肝炎属脾虚有湿者，症见面目及全身皮肤微黄，胁肋微胀痛，饮食不振，体倦乏力，小便泛黄不利等。

五、良姜鸡肉炒饭

【来源】《中国食疗大全》。

【组成】高良姜 6g，草果 6g，陈皮 3g，鸡肉 150g，粳米饭 150g，葱花、食盐、料酒、味精各适量。

【制法与用法】前 3 味洗净，加水煎取浓汁 50mL，鸡肉切片。起油锅，放入鸡肉片，加料酒、葱花煸炒片刻，倒入米饭，加食盐、味精及药汁再炒片刻即成。

【功效与应用】温胃散寒除湿，行气止痛降逆。适用于脾胃中寒、湿阻中焦之脘腹冷痛胀满、嗳气吐逆反胃等症。

【使用注意】此方性偏温燥，宜于寒湿之证，故胃热或阴虚所致者不宜使用。

六、酸枣仁粥

【来源】《太平圣惠方》。

【组成】酸枣仁 10g，熟地黄 10g，粳米 100g。

【制法与用法】将酸枣仁置砂锅内，用文火炒至外皮鼓起并呈微黄色，取出，放凉，捣碎，与熟地黄共煎，去渣，取汁待用；将粳米淘洗干净，加水适量，煮至粥稠时，加入药汁，再煮 3～5 分钟即可食用。温热服。

【功效与应用】养心安神。适应于心肝血虚引起的心悸、心烦、失眠、多梦等症。

七、人参炖乌骨鸡

【来源】《中国食疗大典》。

【组成】乌骨鸡 2 只，人参 100g，母鸡 1 只，猪肘 500g，精盐、料酒、味精、葱、姜及胡椒粉各适量。

【制法与用法】将乌骨鸡宰杀，去毛，折爪，去头，去内脏；将腿别在肚子里，出水，将人参用温水洗净；并将猪肘清洗干净，出水；葱切成段，姜切成片备用。将大砂锅置旺火上，加足清水，放入母鸡、猪肘、葱段、姜片，沸后去浮沫，移小火上慢炖，炖至母鸡和猪肘五成烂时，将乌骨鸡和人参加入同炖，用精盐、料酒、味精、胡椒粉调好味，炖至鸡酥烂即可。作菜肴食用。

【功效与应用】养阴安神，清热除烦。适应于阴虚内热引起的虚烦少寐，心悸神疲，五心烦热等症。

【使用注意】本方略滋腻，故凡素有湿热内蕴，或阳气不足者慎用。

八、菠菜猪肝汤

【来源】《中国药膳学》。

【组成】菠菜 30g，猪肝 100g，调料适量。

【制法与用法】将菠菜洗净，在沸水中烫片刻，去掉涩味，切段，鲜猪肝切成薄片，与食盐、味精、水豆粉拌匀；将清汤（肉汤、鸡汤亦可）烧沸，加入洗净拍破的生姜、切成短节的葱白、熟猪油等，煮几分钟后，放入拌好的猪肝片及菠菜，至肝片、菠菜煮熟即可。佐餐常服。

【功效与应用】补血养肝，润燥滑肠。适用于血虚萎黄，视力减退，大便涩滞等。

【使用注意】

1. 菠菜质滑而利，善能润燥滑肠，故脾胃虚寒泄泻者不宜用。

2. 肾炎及肾结石患者不宜食用。

九、茯苓饼子

【来源】《儒门事亲》。

【组成】白茯苓 120g，精白面 60g，黄蜡适量。

【制法与用法】将茯苓粉碎成极细末，与白面混合均匀，加水调成稀状，以黄蜡代油，制成煎饼，当主食食用。每周食用 1 ～ 2 次。

【功效与应用】补气健脾，饱腹减食。适用于单纯性肥胖，食欲旺盛者。

【使用注意】本方原为"辟谷"而设，食后可致食欲降低，凡营养不良、贫血、脾虚食欲不振、神经性厌食等禁用。食用本方后食欲下降，可任其自然，但必须防治胃肠空虚，原书常用少许芝麻汤、米汤等"小润肠胃，无令涸竭"。有饥饿感时再进正常饮食。老年人脱肛和小便多者不宜服食。

十、花生米大枣炖猪蹄

【来源】《中华临床药膳食疗学》。

【组成】猪蹄 1000g，花生米（带红衣）100g，大枣 40 枚，料酒、油、白糖、葱、生姜、味精、花椒、大香、盐各适量。

【制法与用法】猪蹄刮去毛，洗净，剖开砍成段块；花生米、大枣洗净；葱切段，姜切片备用。用砂锅先将猪蹄煮至四成熟后捞出，用酱油搽涂均匀，放入植物油内炸成黄棕色，再放入洗净的砂锅内，注入清水，放入花生米、枣及其他佐料。在旺火上烧开后，改用文火炖至熟烂。分 4 顿佐餐食用，连服 10 ～ 15 日。

【功效与应用】补益气血，养发生发。适用于气血亏虚所致的毛发枯黄，容易脱落，稀少而早白者，并伴有面色不华，心悸气短，自汗乏力等。

【使用注意】本膳用于气血虚少者，若阳虚较重，或痰湿内蕴等病证所致的毛发不荣，不适宜用本方治疗。脾虚肠滑，大便稀溏者，忌用本膳。

十一、八宝饭

【来源】《方脉正宗》。

【组成】芡实、山药、莲子肉、茯苓、党参、白术、苡仁、白扁豆各 6g，糯米 150g，冰糖适量。

【制法与用法】先将党参、白术煎煮取汁；糯米淘洗干净，将芡实、山药、莲子、茯苓、薏苡仁、扁豆打成粗末，与糯米混合；加入党参、白术煎液和冰糖，上笼蒸熟。亦可直接加水煮熟，作主食食用。

【功效与应用】益气健脾，养生延年。用于脾虚体弱，食少，大便乏力者。

【使用注意】阴虚津枯者不宜久服。本膳亦可制成其他剂型，如《中华临床药膳食疗学》"长寿粉"，即是将本方药研为细末，沸水冲成糊状服用。此外，还可以熬粥食用。八宝饭是广泛流行于民间的健康膳食，有多种不同配方，但偏甜偏腻，胃弱腹胀者不宜。

十二、桂圆莲子粥

【来源】《食疗与治病》。

【组成】桂圆肉 15 ～ 30g，莲子肉 15 ～ 30g，红枣 5g，米 30 ～ 60g，白糖适量。

【制法与用法】桂圆肉略冲洗，莲子去皮心，大枣去核，与糯米同煮，烧开后，改用文火熬至粥成。食时加糖适量。宜早餐食用。

【功效与应用】养心安神，健脾和中。适用于心脾两虚所致的贫血体弱，心悸怔忡，健忘，少气，面黄肌瘦，大便溏软等。

【使用注意】本膳偏甜，痰湿内阻，气滞不化，症见腹胀食少者不宜食。

主要参考书目

1. 徐桂华，胡慧 . 中医护理学基础 .3 版 . 北京：中国中医药出版社，2016.

2. 陈偶英，张广清 . 中医基础护理学 . 北京：中国中医药出版社，2017.

3. 孙秋华 . 中医护理学 .18 版 . 北京：人民卫生出版社，2013.

4. 陈莉军，刘兴山 . 中医学基础（中医特色）. 北京：人民卫生出版社，2017.

5. 孙秋华，孟繁洁 . 中医护理学 . 北京：人民卫生出版社，2013.

6. 高学清，姚洁 . 中医护理学 . 北京：人民卫生出版社，2014.

7. 徐桂华，刘虹 . 中医护理学基础 . 北京：中国中医药出版社，2012.

8. 谭燕泉，周兵 . 中医护理学 . 南京：南京大学出版社，2013.

9. 徐桂华，李佃贵 . 中医护理学 . 北京：人民卫生出版社，2009.

10. 刘虹 . 中医护理学基础 .2 版 . 北京：中国中医药出版社，2009.

11. 谭兴贵 . 中医药膳学 . 北京：中国中医药出版社，2003.

12. 蔡东联，拓西平，胡同杰 . 老年饮食营养 . 上海：上海科学技术出版社，1998.

13. 冷方南，王凤歧，王洪图 . 中华临床药膳食疗学 . 北京：人民卫生出版社，1993.

14. 沈雪勇 . 经络腧穴学 . 北京：中国中医药出版社，2016.

15. 梁繁荣，王华 . 针灸学 . 北京：中国中医药出版社，2016.

16. 周庆海 . 传统养生功法 . 北京：化学工业出版社，2011.

17. 陈岩 . 中医养生与食疗 . 北京：人民卫生出版社，2012.

18. 马烈光 . 中医养生学 . 北京：中国中医药出版社，2012.

19. 郭海英 . 中医养生康复学 . 北京：人民卫生出版社，2012.

20. 代金刚 . 中医导引养生学 . 北京：人民卫生出版社，2016.

21. 刘天君，章文春 . 中医气功学 . 北京：中国中医药出版社，2016.

22. 吕立江 . 中医养生保健学 . 北京：中国中医药出版社，2016.

23. 俞大方 . 推拿学 . 上海：上海科学技术出版社，1985.

24. 朱宏斌，辛玲芳，荆萍 . 常见疾病中西医结合护理丛书 . 武汉：湖北科学技术出版社，2013.

25. 徐国华，陈力 . 中医护理技术 . 武汉：华中科技大学出版社，2013.

26. 王莉，杨娟，潘亚兰，等 . 临床常用护理操作规程 . 武汉：华中科技大学出版社，2014.

27. 徐国华，陈力 . 中医护理技术 . 武汉：华中科技大学出版社，2013.

28. 张广清，彭刚艺 . 中医护理技术规范 . 广州：广东科技出版社，2012.

29. 王富春 . 刺法灸法学 . 上海：上海科学技术出版社，2009.

30. 欧阳欣，吴杞 . 图解刺血疗法 . 北京：人民军医出版社，2009.

31. 杨继军，佘延芬 . 刮痧疗法 . 北京：中国中医药出版社，2011.

32. 张学勋 . 足疗法入门 . 北京：人民卫生出版社，2009.